U0885704

农村饮水安全管水员培训教材

贵州省水利厅
贵州省水利科学研究院　编

中国质量标准出版传媒有限公司
中　国　标　准　出　版　社

北　京

图书在版编目（CIP）数据

农村饮水安全管水员培训教材／贵州省水利厅，贵州省水利科学研究院编．—北京：中国质量标准出版传媒有限公司，2021.10

ISBN 978－7－5026－4905－0

Ⅰ.①农…　Ⅱ.①贵…　②贵…　Ⅲ.①农村给水—饮用水—给水卫生—卫生管理—贵州—职业培训—教材
Ⅳ.①R123.9

中国版本图书馆 CIP 数据核字（2021）第 048293 号

中国质量标准出版传媒有限公司
中　国　标　准　出　版　社　出版发行
北京市朝阳区和平里西街甲 2 号（100029）
北京市西城区三里河北街 16 号（100045）
网址：www.spc.net.cn
总编室：(010)68533533　发行中心：(010)51780238
读者服务部：(010)68523946
中国标准出版社秦皇岛印刷厂印刷
各地新华书店经销

*

开本 880×1230　1/16　印张 12.75　字数 291 千字
2021 年 10 月第一版　2021 年 10 月第一次印刷

*

定价 **58.00** 元

编写组成员

主　编： 付　杰

副主编： 吴海宽　张　辉

参　编： 李长江　蔡长举　安美运　刘　浏　伯彦萍　史涵丹
张春雷　费基勇　张　萍　余蘇霖　杨贞贞　黄　澄
赵松波　余军林　朱伯文　张再军　王国铸　黎　业
李　琪　张　平　张　燕

前言

FOREWORD

“两不愁三保障一安全”是农村贫困人口脱贫的基本要求和核心指标，事关千家万户农村群众的切身利益，事关是否能脱贫出列的大局。

贵州山多地少、石多土少、雨多库少，是典型的工程性缺水地区，农村群众居住分散，造成农村饮水安全工程“边、散、小”的现状。据2019年农村饮水大普查统计，集中式供水工程中，百吨千人以下小型供水工程（含分散工程）数量占比较高（占95.59%）且受益人口数量较多（占40.48%），这部分工程数量多、分布广，大都以村组为管理单位，管水员负责工程管理工作，因此管理好这部分工程，事关工程能否长久发挥效益，事关广大群众的民生福祉。而管好这些工程，就需要建立一套行之有效的建后管护制度，落实管护主体，落实农村供水工程从源头到龙头有专人管理，督促各地建立以水养水机制，强化水费收缴，做到取水计量、用水收费。

管水员在解决农村群众“饮水保障”问题中发挥着重要的作用，是农村供水“最后一公里”的具体实施者，主要参与水源保护、水质检测、工程设施运行、设备管护维修、水费收取等工作环节，管水员的责任心、管理水平、技能水平，是直接影响“以水养水”良性运行机制能否建立，工程能否长久发挥效益的关键。本书以农村饮水管水员为教学对象，以农村饮水从水源→取水→供水→用水四个主要环节的基础知识和管理知识为教学内容，以让管水员知晓基本理论知识、掌握基础管理手段为教学目的，最终目的是提升管水员工作和管理水平，从而进一步促进贵州省农村供水工程管理水平更上一个台阶，确保农村供水工程建得成、管得好、用得起、长受益，确保群众喝上稳定水、干净水、放心水。

编者

2021. 2

目　　录

第1章　贵州省农村饮水安全工程基本情况

1.1　农村饮水安全工程建设历程

1996—2020年，贵州省农村饮水工程的建设大致分为四个阶段，分别是“有水喝”建设阶段、“喝好水”建设阶段、巩固提升阶段和攻坚决战行动阶段。

“有水喝”建设阶段（1996—2004年）：贵州省通过实施两期“渴望工程”和“解困工程”，解决了贵州省1800多万农村人口存在的饮水难问题。

“喝好水”建设阶段（2005—2015年）：国家开始部署实施农村饮水安全工程，旨在从确保水质安全、水量安全、方便程度和保证率四个方面，全面提高农村供水标准。从2005—2015年年底，贵州省累计投入资金约130亿元，累计解决了全省2528万农村居民和222万农村学校师生的饮水安全问题，使贵州省与全国同步基本解决了农村饮水安全问题。自来水普及率达71%，集中供水率达80%，大部分农村饮水安全工程供水保证率达95%。农村饮水安全工程建成后，山区农村与饮用水有关的肠道传染病发病率大幅度降低，农民特别是妇女儿童的健康水平普遍得到提高，相应减少了医药费支出，减轻了农民的经济负担。

巩固提升阶段（2016—2018年）：经省政府审定批复贵州省《农村饮水安全巩固提升工程“十三五”规划》目标任务是进一步解决501.43万人（贫困人口252.43万人，非贫困人口249万人）的饮水安全问题。突出强调四个方面：一是，落实饮水安全保障行政首长负责制。二是，单列“十三五”脱贫攻坚工程实施范围的地区和人口，相关数据要与各级扶贫部门无缝对接。三是，数据精准到村到组，并将农村建档立卡贫困人口单列，由组、村、乡（镇）、县、市（州）逐级核实把关上报，确保数据的准确性、完整性。四是，以国家发展改革委、水利部明确的水质、水量、用水方便程度、供水保证率四项标准为核查依据，到2020年，全省自来水普及率达到80%（与全国农村自来水普及率达到80%的总体目标一致）。

贵州省全面解决农村饮水安全攻坚决战行动阶段（2018—2020年）：贵州省委、省政府高度重视农村饮水安全工作，脱贫攻坚期间相继启动了农村饮水安全巩固提升工程、攻坚决战行动和挂牌督战行动，巩固和解决了740.9万人的饮水安全问题，其中包括贫困人口252.3万人，投入资金、解决人数居全国前列。在脱贫攻坚普查、国家脱贫攻坚成效省际交叉考核中，贵州省农村饮水安全工程均以“零问题"高质量通过评审，现行标准下全省农村饮水安全问题得以如期全面解决。

1.2　农村饮水工程与管理现状及存在问题

贵州省地形地理条件比较特殊，是典型的喀斯特岩溶山区，92.5%的面积为山地和丘陵，喀斯特出露面积占全省73%，石漠化面积占17.1%。虽然降雨量不小但“山高谷深水源低、雨多水少不易蓄”，水源工程不能覆盖的地区，工程性缺水较为严重，由于贵州特殊的地形地理条件，全面解决农村饮水安全问题存在明显的难点。

2018 年，滇桂黔石漠化片区水利扶贫贵州工作组在贵州部分地区开展专题调研工作，在调研报告中提出我省农村饮水普遍存在的困难主要体现在“三难”：建设难、巩固难和管理难。

1. 建设难

建设难首先体现在骨干水源工程仍然不足，水源保证率较低。贵州山高水深、人高水低，“望得见河、用不上水”，水源条件较差，相当大部分农村缺乏稳定水源。尽管贵州省在中央支持下正加快构建“市州有大型水库、县县有中型水库、乡乡有稳定水源”的骨干水源格局，但距离完成既定目标还有一定的差距。骨干水源工程数量少、规模小、分布不均，造成了贵州丰富的水资源无法得到充分利用和优化配置，加之山区人居分散的实际情况，农村供水工程水源只能因地制宜、就地取材，靠引山泉水、打井取水、河道远距离取水、自建山塘水窖蓄水等，给供水工程的选址、选型造成了巨大的困难。据 2019 年农村饮水安全大普查统计，全省 15.8 万处供水工程中，百吨千人以下小型供水工程（含分散工程）数量占比就高达 95.59%，其中百吨千人以下小型供水工程占比为 30.67%，受益人口占比 40.48%；分散供水工程占比最高为 64.92%，受益人口占比却仅为 3.41%。形成这种格局，水源工程的缺乏是重要原因。

建设难的另一个表现是建设成本高。由于山高水远、居住分散，供水管线长、供水范围大，远距离输水、高扬程提水普遍存在，有的地方最高提水扬程达 500m 以上，需要多级提水，建设成本、维护成本、用水成本等较高。一些财力有限的贫困地区只能因陋就简，采用下限标准、简易措施以保证完成任务。标准低、先天不足不利于工程的长效运行。

2. 巩固难

巩固难主要体现在水源不稳定、养护不到位、设备设施易损坏等方面。

首先，贵州农村点多量大面广的“边、散、小”供水工程在水源上受季节、气候和环境变迁等因素影响较大，水源保证率普遍较低。贵州省季节性缺水现象明显，冬季和春季（11 月至次年 4 月）干旱较为严重，降雨不足全年 20%，部分已建成工程的水源由于受干旱、山洪地质灾害、铁路公路工程施工、矿山开采、生态移民、环境污染等影响而水量减少、水质恶化甚至枯竭，重新出现饮水不安全问题。

其次，工程运行管护技术要求高、成本高，后续管理问题多。乡镇以下的规模较小的供水工程后续管理基本上为村或村民组自行管理。供水工程中有大量的管网、水泵、电器和水处理设备，都要进行经常维护和修理，必须有足够的经费和专业人员及时给予服务，才能保证饮水工程良性运行。不少乡村饮水工程只有一两个人管理，而且绝大多数是没有经过培训的农民，素质较低，难以很好地承担管护任务。

较高的建设成本必然带来较高的制水成本和设备设施管护成本，终端水费较高。有的村寨为了节约用水成本，在雨水期关停泵站，枯水期再启用，间歇性使用，设备易损坏；有些用户缺少水费缴纳意识，喝“福利水”“大锅水”的现象还普遍存在，有的甚至故意拖欠；相当多村寨外出打工的人数多，“多水源”并存，当地群众又有长期饮用山泉、山塘水等“生水”的习惯，许多供水工程实际供水量小于设计供水规模，水费收取困难，工程运行举步维艰。

管理和维护维修资金缺乏、工程运行不良、设备设施（尤其是净水设施）管护不到位、损坏得不到及时修复等等问题往往互为因果，容易形成恶性循环，造成相当一部分工程在投入运行后，没有达到设计年限就不能正常运行，甚至报废。

难巩固、易反复，成为当前农村饮水安全保障中的“顽疾”。

3. 管理难

管理难主要体现在水质达标率低、水源地保护难以到位。

水质达标率低是广大小型农村饮水工程的普遍现象。其中既有自然条件下丰水期水质较好枯水期水质较差的原因，也有水源保护不到位易受周边生产生活等人类活动污染的原因；既有小型工程的简易净水装置自动化程度低，村寨管水员操作不规范不到位的问题，也有村民不习惯不爱用忽视饮水净化的问题。而大规模、自动化、效果好的净水装置往往又受到建设投入和运行成本的制约。

水源地保护不到位是农村饮水工程管理上的另一个短板。尽管近年来情况有了较大的改观，大型工程的保护区（范围）施划有所改进，但划定后全面设立警示标志和建设隔离防护设施，以及对保护区（范围）内的生产生活项目和活动进行取缔等仍受到投资和人力的较大制约。广大“边、散、小”工程的水源地保护更加薄弱。

第 2 章　农村饮水知识

2.1　什么是农村饮水安全

广义上的农村饮水安全指农村居民能及时取得足量够用的生活饮用水，且长期饮用不影响人身健康。饮水安全有保障主要是让农村人口喝上放心水，统筹研究解决农村饮水安全问题。

狭义上的农村饮水安全指村镇饮水工程从取水、供水、用水整个过程中所建立的安全保障体系，该体系主要由水质、水量、方便程度、保证率四项指标组成，其中只要有一项不满足标准要求，就属于饮水不安全。贵州省农村饮水安全评价指标要求详见《精准扶贫农村饮水工程评价准则》(DB52/T 1285—2018)。

2.2　什么是村镇供水工程

村镇供水工程是指向县（市）城区以下的镇（乡）、村、学校、农场和林场等居民区及分散住户供水的工程，以满足村镇居民，企事业单位的日常生活用水和二、三产业用水，不包括灌溉用水。村镇供水工程可分为集中式和分散式两大类，集中式供水工程是指以村为单位，从水源集中取水，经净化和消毒，水质达到饮用水卫生标准后，利用配水管网统一送到用户或集中供水点的供水工程，其他以户为单位和联户建设的供水工程为分散式供水工程。

2.3　饮水安全的标准和依据

2.3.1　法律法规

涉及农村饮水的法律法规较多，但结合现阶段农村管水员的工作职责，管水员首先要知晓并熟悉《中华人民共和国水法》(以下简称《水法》）中与农村饮水相关的法律知识，包括水资源所有权、水资源的管理和监督、水资源和水工程的保护、水资源配置和节约、水事纠纷处理与执法监督检查等。

在水资源所有权方面。《水法》第三条规定：水资源属于国家所有。水资源的所有权由国务院代表国家行使。农村集体经济组织的水塘和由农村集体经济组织修建管理的水库中的水，归各该农村集体经济组织使用。第七条规定：国家对水资源依法实行取水许可制度和有偿使用制度。但是，农村集体经济组织及其成员使用本集体经济组织的水塘、水库中的水的除外。国务院水行政主管部门负责全国取水许可制度和水资源有偿使用制度的组织实施。

1. 水资源的管理和监督

《水法》规定：国务院水行政主管部门负责全国水资源的统一管理和监督工作。国务院水行政主管部门在国家确定的重要江河、湖泊设立的流域管理机构（以下简称流域管理机构），在所管辖的范围内行使法律、行政法规规定的和国务院水行政主管部门授予的水资源管理和监督职责。县级以上地方人民政府水行政主管部门按照规定的权限，负责本行政区域内水资源的统一管理和监督工作。同时还规定：农村集体经济组织或者其成员依法在本集体经济组织所有的集体土地或者承包土地上投资兴建水工程设施的，按照谁投资建设谁管理和谁受益的原则，对水工程设施及其蓄水进行管理和合理使用。

2. 水资源和水工程的保护

《水法》第三十一条规定：从事水资源开发、利用、节约、保护和防治水害等水事活动，应当遵守经批准的规划；因违反规划造成江河和湖泊水域使用功能降低、地下水超采、地面沉降、水体污染的，应当承担治理责任。第三十二条规定：国务院水行政主管部门会同国务院环境保护行政主管部门、有关部门和有关省、自治区、直辖市人民政府，按照流域综合规划、水资源保护规划和经济社会发展要求，拟定国家确定的重要江河、湖泊的水功能区划，报国务院批准。跨省、自治区、直辖市的其他江河、湖泊的水功能区划，由有关流域管理机构会同江河、湖泊所在地的省、自治区、直辖市人民政府水行政主管部门、环境保护行政主管部门和其他有关部门拟定，分别经有关省、自治区、直辖市人民政府审查提出意见后，由国务院水行政主管部门会同国务院环境保护行政主管部门审核，报国务院或者其授权的部门批准。同时，水质监测方面，县级以上地方人民政府水行政主管部门和流域管理机构应当对水功能区的水质状况进行监测，发现重点污染物排放总量超过控制指标的，或者水功能区的水质未达到水域使用功能对水质的要求的，应当及时报告有关人民政府采取治理措施，并向环境保护行政主管部门通报。第四十三条规定：国家对水工程实施保护。国家所有的水工程应当按照国务院的规定划定工程管理和保护范围。国务院水行政主管部门或者流域管理机构管理的水工程，由主管部门或者流域管理机构商有关省、自治区、直辖市人民政府划定工程管理和保护范围。

3. 水资源配置和节约使用

《水法》第四十九条规定：用水应当计量，并按照批准的用水计划用水。用水实行计量收费和超定额累进加价制度。第五十五条规定：使用水工程供应的水，应当按照国家规定向供水单位缴纳水费。供水价格应当按照补偿成本、合理收益、优质优价、公平负担的原则确定。具体办法由省级以上人民政府价格主管部门会同同级水行政主管部门或者其他供水行政主管部门依据职权制定。

4. 水事纠纷处理与执法监督检查

《水法》第五十七条规定：单位之间、个人之间、单位与个人之间发生的水事纠纷，应当协商解决；当事人不愿协商或者协商不成的，可以申请县级以上地方人民政府或者其授权的部门调解，也可以直接向人民法院提起民事诉讼。县级以上地方人民政府或者其授权的部门调解不成的，当事人可以向人民法院提起民事诉讼。在水事纠纷解决前，当事人不得单方面改变现状。第五十八条规定：县级以上人民政府或者其授权的部门在处理水事纠纷时，有权采取临时处置措施，有关各方或者当事人必须服从。第五十九条规定：县级以上人民政府水行政主管部门和流域管理机构应当对违反本法的行为加强监督检查并依法进行查处。

在《水法》和其他相关国家法律的框架下，贵州省出台了《贵州省农村供水管理办法》《贵州省水利工程管理条例》《贵州省河道管理条例》《贵州省环境保护条例》等地方法规，进一步全面、系统和具体地规定了贵州省农村饮水相关要求和规定。

2.3.2 标准、规范

2.3.2.1 水质

水中的物质对人体的身体健康影响很大，优良的水质可促进人体健康，但因水质问题所引起的疾病也不鲜见。世界卫生组织报道称80%的疾病和50%的儿童死亡率多与饮用水水质不良有关。我国流行病学调查表明50多种疾病是由于饮用水不卫生引起的，包括介水传染病、中毒性地方病、水致地方病。饮用水中微生物（细菌、病毒、原虫、蠕虫藻类等）指标超标，可引起腹泻、伤寒、痢疾、霍乱、肝炎等疾病。饮用水中化学物质超标，一般会引起慢性中毒性疾病，如水中氟超标引起的氟斑牙、氟骨症；水中砷超标引起的皮肤角质症、皮肤癌等。而对于突发事故造成饮用水毒理学指标超标，则可引起人体急性、亚急性中毒。

为保证饮水安全，2006年卫生部、国家标准化管理委员会发布了《生活饮用水卫生标准》(GB 5749—2006)，对原标准《生活饮用水卫生标准》(GB 5749—1985）做了修订。标准中对生活饮用水的感官性状和一般化学指标、微生物指标、毒理学指标以及放射性指标进行了限值，总共106项，具体而言常规指标42项，非常规指标64项，见表2.1～表2.3。

表2.1 水质常规指标及限值

指　　标	限　　值
1. 微生物指标[①]	
总大肠菌群/(MPN/100mL 或 CFU/100mL)	不得检出
耐热大肠菌群/(MPN/100mL 或 CFU/100mL)	不得检出
大肠埃希氏菌/(MPN/100mL 或 CFU/100mL)	不得检出
菌落总数/(CFU/mL)	100
2. 毒理指标	
砷/(mg/L)	0.01
镉/(mg/L)	0.005
铬（六价）/(mg/L)	0.05

表 2.1（续）

指　　标	限　　值
铅/(mg/L)	0.01
汞/(mg/L)	0.001
硒/(mg/L)	0.01
氰化物/(mg/L)	0.05
氟化物/(mg/L)	1.0
硝酸盐（以 N 计）/(mg/L)	10；地下水源限制时为 20
三氯甲烷/(mg/L)	0.06
四氯化碳/(mg/L)	0.002
溴酸盐（使用臭氧时）/(mg/L)	0.01
甲醛（使用臭氧时）/(mg/L)	0.9
亚氯酸盐（使用二氧化氯消毒时）/(mg/L)	0.7
氯酸盐（使用复合二氧化氯消毒时）/(mg/L)	0.7
3. 感官性状和一般化学指标	
色度/铂钴色度单位	15
浑浊度/NTU-散射浊度单位	1；水源与净水技术条件限制时为 3
嗅和味	无异嗅、异味
肉眼可见物	无
pH	不小于 6.5 且不大于 8.5
铝/(mg/L)	0.2
铁/(mg/L)	0.3
锰/(mg/L)	0.1
铜/(mg/L)	1.0
锌/(mg/L)	1.0
氯化物/(mg/L)	250
硫酸盐/(mg/L)	250
溶解性总固体/(mg/L)	1 000
总硬度（以 $CaCO_3$ 计）/(mg/L)	450
耗氧量（以 CODMn 计）/(mg/L)	3；水源限制，原水耗氧量 >6mg/L 时为 54

表 2.1（续）

指　　标	限　　值
挥发酚类（以苯酚计）/(mg/L)	0.002
阴离子合成洗涤剂/(mg/L)	0.3
4. 放射性指标②（指导值）	
总 α 放射性/(Bq/L)	0.5
总 β 放射性/(Bq/L)	1

① MPN 表示最可能数；CFU 表示菌落形成单位。当水样检出总大肠菌群时，应进一步检验大肠埃希氏菌或耐热大肠菌群；水样未检出总大肠菌群，不必检验大肠埃希氏菌或耐热大肠菌群。

② 放射性指标超过指导值，应进行核素分析和评价，判定能否饮用。lBq = 2.2 × 10^{-5} mSv。超过 100mSv 时，会对人体造成危害；100 ~ 500mSv 时，人们不会有感觉，但血液中白细胞数会减少；1 000 ~ 2 000mSv 时，可导致轻微的射线疾病，如疲劳、呕吐、食欲减退、暂时性脱发、红细胞减步等；2 000 ~ 4 000mSv 时，人的骨髓和骨密度受到破坏，红细胞和白细胞数量大量减少，有内出血、呕吐等症状；大于 4 000mSv 时能危及生命，但依然可以救治，成功率可达 90%；超过 6 000mSv 时，救治存在一定困难；超过 8 000mSv 时，救治希望会比较渺茫。

表 2.2　饮用水中消毒剂常规指标及要求

消毒剂名称	与水接触时间	出厂水中限值/(mg/L)	出厂水中余量/(mg/L)	管网末梢水中余量/(mg/L)
氯气及游离氯制剂(游离氯)	≥230min	4	≥0.3	≥0.05
一氯胺（总氯）	≥120min	3	≥0.5	≥0.05
臭氧（O_3）	≥12min	0.3		0.02；如加氯，总氯≥0.05
二氧化氯（ClO_2）	≥30min	0.8	≥0.1	≥0.02

表 2.3　水质非常规指标及限值

指　　标	限　　值
1. 微生物指标	
贾第鞭毛虫/(个/10L)	<1
隐孢子虫/(个/10L)	<1
2. 毒理指标	
锑/(mg/L)	0.005
钡/(mg/L)	0.7
铍/(mg/L)	0.002
硼/(mg/L)	0.5

表 2.3（续）

指　　标	限　　值
钼/(mg/L)	0.07
镍/(mg/L)	0.02
银/(mg/L)	0.05
铊/(mg/L)	0.000 1
氯化氰（以 CN^- 计）/(mg/L)	0.07
一氯二溴甲烷/(mg/L)	0.1
二氯一溴甲烷/(mg/L)	0.06
二氯乙酸/(mg/L)	0.05
1,2-二氯乙烷/(mg/L)	0.03
二氯甲烷/(mg/L)	0.02
三卤甲烷（三氯甲烷、一氯二溴甲烷、二氯一溴甲烷、三溴甲烷的总和）	该类化合物中各种化合物的实测浓度与其各自限值的比值之和不超过 1
1,1,1-三氯乙烷/(mg/L)	2
三氯乙酸/(mg/L)	0.1
三氯乙醛/(mg/L)	0.01
2,4,6-三氯酚/(mg/L)	0.2
三溴甲烷/(mg/L)	0.1
七氯/(mg/L)	0.000 4
马拉硫磷/(mg/L)	0.25
五氯酚/(mg/L)	0.009
六六六（总量）/(mg/L)	0.005
六氯苯/(mg/L)	0.001
乐果/(mg/L)	0.08
对硫磷/(mg/L)	0.003
灭草松/(mg/L)	0.3
甲基对硫磷/(mg/L)	0.02
百菌清/(mg/L)	0.01
呋喃丹/(mg/L)	0.007
林丹/(mg/L)	0.002
毒死蜱/(mg/L)	0.03
草甘膦/(mg/L)	0.7

表2.3（续）

指　　标	限　　值
敌敌畏/(mg/L)	0.001
莠去津/(mg/L)	0.002
溴氰菊酯/(mg/L)	0.02
2,4-滴/(mg/L)	0.03
滴滴涕/(mg/L)	0.001
乙苯/(mg/L)	0.3
二甲苯/(mg/L)	0.5
1,1-二氯乙烯/(mg/L)	0.03
1,2-二氯乙烯/(mg/L)	0.05
1,2-二氯苯/(mg/L)	1
1,4-二氯苯/(mg/L)	0.3
三氯乙烯/(mg/L)	0.07
三氯苯（总量）/(mg/L)	0.02
六氯丁二烯/(mg/L)	0.000 6
丙烯酰胺/(mg/L)	0.000 5
四氯乙烯/(mg/L)	0.04
甲苯/(mg/L)	0.7
邻苯二甲酸二（2-乙基己基）酯/(mg/L)	0.008
环氧氯丙烷/(mg/L)	0.000 4
苯/(mg/L)	0.01
苯乙烯/(mg/L)	0.02
苯并（a）芘/(mg/L)	0.000 01
氯乙烯/(mg/L)	0.005
氯苯/(mg/L)	0.3
微囊藻毒素-LR/(mg/L)	0.001
3. 感官性状和一般化学指标	
氨氮（以N计）/(mg/L)	0.5
硫化物/(mg/L)	0.02
钠/(mg/L)	200

GB 5749—2006规定了生活饮用水水质卫生要求、生活饮用水水源水质卫生要求、集中式供水单位卫生要求、二次供水卫生要求、涉及生活饮用水卫生安全产品卫生要求、水

质监测和水质检验方法。标准适用于城乡各类集中式供水的生活饮用水，也适用于分散式供水的生活饮用水。

标准规定生活饮用水水质应符合下列基本要求，保证用户饮用安全。

（1）生活饮用水中不得含有病原微生物。

（2）生活饮用水中化学物质不得危害人体健康。

（3）生活饮用水中放射性物质不得危害人体健康。

（4）生活饮用水的感官性状良好。

（5）生活饮用水应经消毒处理。

（6）生活饮用水水质应符合表 2.1 和表 2.3 卫生要求。集中式供水出厂水中消毒剂限值、出厂水和管网末梢水中消毒剂余量均应符合表 2.2 要求。

（7）农村小型集中式供水和分散式供水的水质因条件限制，部分指标可暂按照表 2.4 执行，其余指标仍按表 2.1、表 2.2 和表 2.3 执行。

（8）当发生影响水质的突发性公共事件时，经市级以上人民政府批准，感官性状和一般化学指标可适当放宽。

表 2.4　农村小型集中式供水和分散式供水部分水质指标及限值

指　标	限　值
1. 微生物指标	
菌落总数/(CFU/mL)	500
2. 毒理指标	
砷/(mg/L)	0.05
氟化物/(mg/L)	1.2
硝酸盐（以 N 计）/(mg/L)	20
3. 感官性状和一般化学指标	
色度/铂钴色度单位	20
浑浊度/NTU-散射浊度单位	3；水源与净水技术条件限制时为 5
pH	不小于 6.5 且不大于 9.5
溶解性总固体/(mg/L)	1500
总硬度（以 $CaCO_3$ 计）/(mg/L)	550
耗氧量（CODMn 法，以 O_2 计）/(mg/L)	5
铁/(mg/L)	0.5
锰/(mg/L)	0.3
氯化物/(mg/L)	300
硫酸盐/(mg/L)	300

2.3.2.2 农村实施《生活饮用水卫生标准》准则

经处理后的生活饮用水，应满足GB 5749—2006的要求。但是对于农村饮水安全工程而言，其技术管理和检验设备都不如城市，根据我国农村供水的具体特点，全国爱国卫生运动委员会和卫生部于1991年批准实施了《农村实施〈生活饮用水卫生标准〉准则》，对饮用水的基本要求是水量充足、水质良好。在水质方面的要求是：①流行病学方面安全，要求饮用水中不含有病原体，以防止急性传染病的发生和传播；②水中所含的化学物质对人体健康不产生急性或慢性不良影响；③感官性状良好。

由于我国幅员辽阔，水质情况复杂，广大农村经济发展极不平衡，根据具体情况，《农村实施（生活饮用水卫生标准）准则》提出了农村供水水质分级的要求，把农村生活饮用水水质划分为三个等级：Ⅰ级为期望值，符合国家标准GB 5749—2006要求，属安全饮用水；Ⅱ级为允许值，属基本安全的饮用水；Ⅲ级为缺乏其他可选择水源时的放宽值；超过Ⅲ级的为不安全饮用水。因此，农村供水部分指标可暂按照表2.5执行，其余指标仍按照表2.1、表2.2和表2.3执行。但对于常规的几项指标必须检验，如浊度和余氯等。同时，对于有机物污染严重的地区，还应增加对耗氧量的检测，饮用水的一般不应超过3mg/L，特殊情况下不应超过5mg/L；对于一些特殊水源水质，要重点监测特殊项目，如高氟水须检验处理后的氟化物含量，含铁锰地下水和矿化度高的水源，要重点检验铁锰和硬度等指标。

表2.5 《农村实施〈生活饮用水卫生标准〉准则》规定的水质指标及限值

项　目	Ⅰ　级	Ⅱ　级	Ⅲ　级
感官性状和一般化学指标			
色/度	15，并不呈现其他异色	20	30
浑浊度/度	3，特殊情况不超过5	10	20
肉眼可见物	不得含有	不得含有	不得含有
pH	6.5~8.5	6~9	6~9
总硬度/(mg/L)	450	550	700
铁/(mg/L)	0.3	0.5	1.0
锭/(mg/L)	0.1	0.3	0.5
氯化物/(mg/L)	250	300	450
硫酸盐/(mg/L)	250	300	400
溶解性总固体/(mg/L)	1 000	1 500	2 000
毒理学指标			
氟化物/(mg/L)	1.0	1.2	1.5
伸/(mg/L)	0.05	0.05	0.05
汞/(mg/L)	0.001	0.001	0.001
镉/(mg/L)	0.01	0.01	0.01

表 2.5（续）

项　　目	Ⅰ　级	Ⅱ　级	Ⅲ　级
微生物指标			
铬（六价）/(mg/L)	0.05	0.05	0.05
铅/(mg/L)	0.05	0.05	0.05
硝酸盐（以 N 计）/(mg/L)	20	20	20
微生物指标			
细菌总数/(个/mL)	100	200	500
总大肠菌群/(个/L)	3	11	27
游离余氯/(mg/L)（接触 30min 后出厂水不低于）	0.3	不低于 0.3	不低于 0.3
末梢水不低于	0.05	不低于 0.05	不低于 0.05

一般新建工程的供水水质应达到Ⅰ级要求，而Ⅱ级、Ⅲ级水质要求主要是考虑某些地区由于经济、地理等因素所致的水源选择和处理条件受到限制的情况，对某些指标适当放宽了要求。农村给水的水质应达到Ⅱ级以上，但是，在特殊情况下，如水源选择和处理条件受限制的地区，容许按Ⅲ级水质要求处理。

2.3.2.3　水量

按照 2004 年水利部和卫生部联合制定的《农村饮用水安全卫生评价指标体系》的有关规定，每人每天可获得的水量不低于 40～60L 为安全；不低于 20～40L 为基本安全。农村生活用水包括居民的餐饮用水、洗涤用水、散养畜禽用水等日常用水，必须每天获取，关系到群众的正常生活。根据气候特点、地形、水资源条件和生活习惯，将全国分为 5 个类型区，不同地区的具体水量标准可参照表 2.6 确定。

表 2.6　不同地区农村生活饮用水量评价指标　　单位：L/(人·d)

分　区	一区	二区	三区	四区	五区
安全	40	45	50	55	60
基本安全	20	25	30	35	40

注：一区包括：新疆、西藏、青海、甘肃、宁夏、内蒙古西北部，陕西、山西黄土高原丘陵沟壑区，四川西部。

二区包括：黑龙江、吉林、辽宁、内蒙古西北部以外地区，河北北部。

三区包括：北京、天津、山东、河南、河北北部以外地区，陕西关中平原地区，山西黄土高原丘陵沟壑区以外地区，安徽、江苏北部。

四区包括：重庆、贵州、云南南部以外地区，四川西部以外地区，广西西北部，湖北、湖南西部山区，陕西南部。

五区包括：上海、浙江、福建、江西、广东、海南、安徽、江苏北部以外地区，广西西北部以外地区，湖北、湖南西部山区以外地区，云南南部。

本表不含香港、澳门和台湾的数据。

实行分质供水的地区，可根据具体情况分别确定饮用水水量与其他生活用水量，以降低工程造价。

2.3.2.4 方便程度

按照2004年水利部和卫生部联合制定的《农村饮用水安全卫生评价指标体系》的有关规定，供水到户或人力取水往返时间不超过10min为安全；人力取水往返时间不超过20min为基本安全。这里，人力取水往返时间20min，大体相当于水平距离800m或垂直高差80m的情况。

2.3.2.5 保证率

按照2004年水利部和卫生部联合制定的《农村饮用水安全卫生评价指标体系》的有关规定，供水水源保证率不低于95%为安全；不低于90%为基本安全。水源保证率是保证用水量的首要条件，规定的水源保证率不低于90%为基本安全，是指在十年一遇的干旱年，供水水源水量能满足基本生活用水量要求。

2.3.3 地方规章

2.3.3.1 贵州省农村供水管理办法（试行）

第一条 为改善农村居民饮用水条件，保障供水安全，维护供水、用水双方合法权益，规范供水活动，根据《中华人民共和国水法》《中华人民共和国水污染防治法》等法律法规以及水利部《关于建立农村饮水安全管理责任体系的通知》中关于全面建立“三个责任”，落实“三项制度”等相关要求，结合贵州省实际，制定本办法。

第二条 在贵州省行政区域内从事农村供水规划建设、运行维护、供水用水、水源保护和水质检测监测等活动，应当遵守本办法。

本办法所称农村供水，是指通过农村供水工程向县（市、区）城区以下的乡（镇、街道）、村（居、社区）、学校、农场、林场等区域供水，以满足农村居民、企事业单位的日常生活用水和二三产业用水需求，不包括农业用水。农村供水工程包括农村集中供水工程和农村分散供水工程。

城市供水工程管网覆盖农村范围内的供水管理，适用《贵州省城市供水管理办法》。

第三条 农村供水工程属于公益性基础设施，应建立政府主导、市场参与、城乡统筹的建设机制，推进农村供水规模化、标准化、专业化、企业化管理，逐步实现城乡供水一体化。

第四条 农村供水实行地方行政首长负责制。全面落实农村供水管理地方人民政府的主体责任、水行政主管等部门的行业监管责任、供水单位的运行管理责任。完善县级农村供水工程运行管理机构、运行管理办法和运行管理经费，确保农村供水工程有机构和人员管理，有政策支持、有经费保障。

建立“省负总责、市县抓落实”的工作机制，将农村供水工作纳入市（州）和县域经济发展综合测评体系。

乡级政府应当加强本辖区内供水工程运行管护工作，指导村（居、社区）建立完善相关管理制度和村规民约。

第五条　县级人民政府应当将农村供水工作纳入国民经济和社会发展规划，建立和完善农村供水投入机制，鼓励社会资金参与农村供水工程建设和经营管理。

第六条　水行政主管部门是本行政区域内农村供水工作的行业主管部门，负责农村供水的规划、建设、监督、管理和业务指导。

发展改革部门会同水行政主管部门负责农村供水工程项目审批、核准、备案；负责农村供水价格管理，合理制定和调整实行政府定价的农村集中供水价格。

财政部门负责审核下达预算、拨付资金、监督管理资金、审批项目竣工财务决算等工作，落实财政扶持政策、公益性管水员岗位补贴。

生态环境部门负责千人以上集中式饮用水水源保护和水源地水质监测工作。

卫生健康部门负责开展卫生学评价，按照国家和省级卫生健康行政部门计划任务开展水质监测工作。

农业农村部门、住房城乡建设、自然资源和相关行政主管部门应当按照各自职责，负责农村供水保障的相关工作。

其他部门按职责分工，做好农村供水工作。

第七条　县级以上人民政府及其有关职能部门应当组织开展农村饮用水安全的宣传教育工作，提高村民的饮用水安全健康以及节约用水、保护供水设施意识。

第八条　任何单位和个人不得破坏农村供水工程，对破坏农村供水工程的行为应依法追究责任。

第九条　对农村供水工作中有突出贡献的单位和个人，由县级以上人民政府及其有关部门根据当地实际给予奖励。

第十条　县级人民政府应健全完善农村供水统一运行管理机构，负责农村供水运行管理工作。鼓励通过购买公共服务等方式实施农村供水具体管理服务工作。

第十一条　县级以上水行政主管部门会同发展改革、财政、卫生健康、生态环境、农业农村、自然资源、住房城乡建设等有关部门编制农村供水工程规划，报同级人民政府批准后实施。经批准的农村供水规划需要修改的，应当按照原程序报批。

第十二条　农村供水工程规划应与城乡公共基础设施建设总体规划、乡村振兴规划等相衔接。

新建、改建、扩建农村供水工程应当符合农村供水规划。

第十三条　规划建设农村供水工程时，应对项目受益区农村居民用水需求、水费缴纳意愿和能力等进行调查，调查结果作为工程规划建设的重要依据。项目规划建设方案应当向项目受益群众广泛征求意见。

第十四条　农村供水工程使用管材、管件、水处理和消毒设备、防腐材料、滤料、化学药剂和粘结剂等材料与设备应符合生活饮用水标准（GB 5749）。

鼓励单位和个人研究开发、推广应用农村供水用水的新技术、新工艺、新材料、新设备，为节约用水和安全供水提供技术支持。

第十五条 农村供水工程建成后，工程建设单位应及时组织工程验收，验收合格后，建设单位应及时与供水管理单位办理交接手续。

第十六条 农村供水工程取用水源应当统筹规划地表水水源和地下水水源，优先开发利用地表水水源。万人及以上供水工程，应配置调蓄工程或应急备用水源。

第十七条 县级人民政府应当加强农村饮用水水源地保护。对1 000人以上的农村集中式饮用水水源，要依法划定保护区，按照规范和标志技术要求，建立和完善饮用水水源保护区界碑、界桩、警示牌、围网等环境保护设施，明确地域界限并予以公告。对1 000人以下的农村集中式饮用水水源，要通过设立警示牌、制定乡规民约等方式加强保护。

县级人民政府要组织相关部门依法查处破坏饮用水水源保护设施行为，确保农村集中式饮用水水质安全。

第十八条 县级人民政府应当采取措施保障农村供水水质符合国家生活饮用水卫生标准，落实资金和人力投入，确保检测、监测工作正常进行。

县级农村供水工程水质检测中心应当按照相关标准和规定开展水质检测工作。万人及以上集中供水单位应当建立完善水质检测制度，按照规定的项目、频次和方法开展水质检测，并向水行政主管部门报送检测结果。

第十九条 县级水务、卫生健康、生态环境等部门应当建立水质检测、监测数据共享机制，对水质出现异常的要督促供水单位立即调查整改。

第二十条 农村供水工程按照下列规定确定所有权：

（一）由政府投资建设为主的，其所有权归国家所有；

（二）由农村集体经济组织筹资，政府予以补助的，其所有权归农村集体经济组织所有；

（三）由政府、农村集体经济组织、企业（个人）共同投资的，其所有权按照出资比例由投资者共同所有；

（四）国家补助、群众筹资投劳兴建的单村及以下的农村集中供水工程，所有权归群众集体所有；一家一户、自管自用的分散供水工程所有权归受益户所有。

第二十一条 政府投资为主建设的农村集中供水工程所有权人可以按照所有权和经营权分离的原则，采取承包、租赁、拍卖、股份合作等方式，确定供水单位或委托管理组织，也可由村集体自行管护。分散供水工程由村集体或受益户自行管护。以村、组为管理单位的小型供水工程，应当落实公益性管水员岗位，确保所有农村供水工程都有管护责任人。

逐步推进建立区域性、专业化供水组织对农村供水实行统一经营管理。

第二十二条 供水单位应当遵守下列规定：

（一）承担工程运行管护责任，定期检查、维护供水设施，保证正常供水。

（二）供水水质、水量和水压符合国家规定标准。

（三）依照核定的价格计量收取水费。

（四）接受水行政及卫生健康、生态环境、价格、审计、质量技术监督等有关部门的监督。

（五）设立供水服务电话，并向社会公布，接受用水户的监督。

（六）建立规范的供水档案管理制度，保护用水户个人信息。

第二十三条 已投入运行的农村供水工程，供水单位不得随意停止运行。供水单位确需停止或退出供水运行的，应当提前向原授权单位提出申请，并采取措施保障正常供水。

第二十四条 县级水行政主管部门应当制订农村供水应急预案，建立农村供水应急机制，组建应急抢险队伍，配备必要的工作设备和抢险物资，定期组织应急队伍演练。

第二十五条 因供水工程施工或者供水设施检修等原因，确需临时停止供水的，应当在临时停止供水前 24h 发布公告。

因发生灾害或者紧急事故，无法提前通知的，应及时抢修并发布紧急停水公告，尽快恢复正常供水，同时报告当地人民政府和水行政主管部门。

连续超过 48 小时不能恢复正常供水的，农村供水单位应当采取必要的应急供水措施，保证用户生活用水的需要。

第二十六条 县级人民政府应加强供水设施的保护和管理，划定安全控制范围、设置标识牌。任何单位和个人不得擅自损害、改装、迁移、拆除农村供水设施。

经批准新建、改建、扩建铁路、公路、电力、电信、燃气等设施对农村供水水源或者农村供水设施造成损害或改装、迁移、拆除农村供水设施的，按照“谁损坏、谁修复、谁赔偿”原则进行恢复或赔偿，短期内不能恢复供水的，应采取应急供水措施。

第二十七条 农村集中供水设施的维修和管理实行分段负责制。公共供水管道和设施由供水单位维修和管理，入户供水管道和设施由用水户维修和管理。

第二十八条 供水单位应当建立巡查制度，定期对供水设施进行巡查，及时制止并举报危害农村供水设施安全的行为。

第二十九条 农村供水价格按照下列方式确定：

（一）农村集中供水基础设施具备完整的制水设备和输配管网并由供水企业等主体统一运行维护的，供水价格可参照城镇供水价格制定，对农民生活用水价格原则上实行成本水价（不计利润），承受能力较差的地方可实行运行维护水价（只补偿制水和输配成本，不计期间费用和利润）。

（二）建立提升农村供水服务质量激励机制，将农村地区自来水普及率、供水保证率、水质达标率等指标与供水企业收益率相挂钩。

（三）县级人民政府可根据实际情况对运营管理单位进行合理补贴，对水源条件差、工程建设难度大、成本高、人口居住偏远分散的地区，补贴力度应进一步加大。

（四）城镇供水管网设施向农村延伸、实现城乡供水一体化的，实行县域内供水同网同价、供水服务均等化。

第三十条 供水单位应当与用水户签订供水用水合同，明确双方权利义务，建立合理完善的水费收取机制。

供水单位按照合同向用水户提供供水服务，并按合同约定收取水费及相关费用，推行一户一表、计量收费。

用水户违反合同约定，未按标准交纳水费，供水管理单位可以按照合同约定停止供水，造成损失由用水户自行负责。用水户不按期交纳水费，可以按照合同收取违约金。

为维持工程运行，在用水量较少的地方推行保底水费，对困难群众在供水价格上可给予一定优惠。

第三十一条 县级以上人民政府每年要通过财政预算、水费提留等方式筹集维修养护资金（基金），积极支持做好农村供水工程运行管理维修养护和公益性管水员岗位补贴，确保工程持续运行。

第三十二条 县级维修养护基金要专账核算，专款专用，用于农村供水工程的运行管理、维修和养护，任何单位和个人不得截留挪用。

2.3.3.2 贵州省水利工程管理条例

2016 年制定的《贵州省水利工程管理条例》，适用于贵州省行政区域内水利工程的管理、保护和利用，结合农村饮水管水员的工作特点和范围，涉及的相关规定如下：

1. 水利工程管理方面，第七条规定，“集体和个人所有的水利工程，由工程所有者负责管理，或者采取拍卖、租赁、承包、委托等方式落实管护主体和责任。”；第九条规定，“水利工程所有者、管理者或者经营者对水利工程安全负直接责任；在涉及公共安全的危险部位应当设置警示标志。”第十条规定，“水利工程所有者或者经营者可以采取购买服务方式，对水利工程实行专业化、社会化管护。”

2. 水利工程保护方面，第十四条规定，“农村集体经济组织、农民用水合作组织及其他组织或者个人投资兴建的水利工程的管理范围，由水利工程的所有者、管理者报请有管辖权的县级人民政府批准。”；第十九条规定，“任何单位和个人不得侵占、破坏水利工程建筑物及其观测、防汛、通讯、输变电、水文、交通等附属设施，不得擅自移动、覆盖、涂改、拆除、损毁界桩、界碑、标识，不得在水利工程专用输电、通信线路上架线和接线。”第二十一条规定，“任何单位和个人不得擅自占用水利工程或者在水利工程管理范围内建设项目及开展经营活动，不得擅自占用农灌水源或者从水库、引水、提水工程内取水、截水，不得擅自在水利工程水域内设置或者增大排污口，排放污水、弃水以及改变水利工程原有功能、综合调度方案等。”

3. 水利工程利用方面，第二十二条规定，“小型水利工程的所有权、使用权、水资源使用权，可以依法拍卖、转让、租赁、承包。”；第二十四条规定，“用水单位和个人应当节约用水、计划用水。利用水利工程供水的，实行有偿供水和计量收费，超定额用水的实行累进加价。”

4. 法律责任方面，第三十二条规定，“违反本条例规定，国家机关及其工作人员，有下列行为之一，尚不构成犯罪的，对直接负责的主管人员和其他直接责任人给予处分：（一）违反水利工程调度规程造成危害的；（二）供水水质不符合国家规定标准而继续供水的；（三）不按照规定收取水费或者截留、挪用水费的；（四）不履行监督检查职责的；（五）其他玩忽职守、滥用职权、徇私舞弊的行为。”

2.4　农村饮水安全若干问题解答

2018 年 3 月，中国水利学会发布了《农村饮水安全评价准则》(T/CHES 18—2018)(以下简称《准则》)；2018 年 8 月，水利部、国务院扶贫办、国家卫生健康委联合印发了《关于坚决打赢农村饮水安全脱贫攻坚战的通知》(水农〔2018〕188 号)，明确指出各地可直接使用《准则》，也可根据这一评价准则，结合本省实际情况，制定适合本省实际的农村饮水安全评价细则，作为各省脱贫攻坚农村饮水安全精准识别、制定解决方案和达标验收的依据。

脱贫攻坚农村饮水安全评价和验收时可参考使用本《解答》。

1. 什么叫农村饮水安全?

答： 农村饮水安全系指农村居民能及时取得足量够用的生活饮用水，且长期饮用不影响人身健康。饮水安全有保障主要是让农村人口喝上放心水，统筹研究解决农村饮水安全问题。但各地具体情况不一样，执行时要结合实际情况进行把握，不能一刀切。比如，西北地区重点解决有水喝的问题，西南地区重点解决储水供水和水质达标问题。

2. 农村饮水安全评价依据什么标准?

答： 农村饮水安全评价执行《农村饮水安全评价准则》(T/CHES 18—2018)（以下简称《准则》)，也可根据这一评价细则，结合本省实际情况，制定适合本省实际的农村饮水安全评价细则，但不得低于《准则》的要求。如果水量、水质、用水方便程度、供水保证率四项评价指标全部基本达标或达标，就可以评价为饮水安全。截至 2019 年 1 月，有 11 个省区制定了本省区的农村饮水安全评价准则或细则，其中河北、内蒙古、河南、广西、海南、四川、云南、甘肃、宁夏等 9 个省区在《准则》基础上补充细化；贵州、西藏以地方标准的形式制定了评价细则。

3. 饮水安全 4 项评价指标的评价方法和尺度如何把握?

答： 由于我国各地自然、经济和社会条件差异性较大，饮水安全评价需要结合不同区域、不同规模的农村供水工程，进行分区、分类评价。在水量方面，根据不同区域年均降水量和人均水资源占有量的不同，水量标准不同；丰水地区不低于 35L/(人·d)，缺水地区不低于 20L/(人·d)，具体见《准则》的规定。在具体评价时，如果每人每天可获取的生活饮用水水量难以明确界定时，对于水龙头入户且 24h 连续供水，只要水龙头能正常出水，可视为水量满足要求；或在水龙头入户、采取定时供水以及水龙头尚未入户，但用水户日常取水的水井、水窖或家中水缸等储水设施有水并能满足日常生活饮用水量（喝水、煮饭、洗涤等家庭生活必需饮用水量和散养畜禽等用水量）的需求，也可视为水量满足要求。在水质方面，根据不同农村供水工程规模，如万人工程（供水服务人口在 10 000 人以上的工程）、万人以下集中工程（供水服务人口在 20 ~ 9 999 人的工程）、分散工程（供水服务人口在 20 人以下的工程），对水质评价的要求，根据实际需要和现实可行性，可以有适当差别。在用水方便程度方面，相较于农区，牧区可适当放宽，具体参照各地有关标准或规定执行。

4. 水质检测指标怎么确定？如何评价？

答：水质检测指标应由省级相关行政主管部门（卫生健康、水利、扶贫）根据当地农村供水水质特点、污染源分布特征、工程规模、人群健康风险的可控性等方面综合确定。对万人工程的用水户，水质评价应依据工程当年或一年内的出厂水或末梢水的水质检测报告，水质检测结果符合《生活饮用水卫生标准》(GB 5749—2006）的规定为达标。万人以下集中工程可依据工程当年或一年内的出厂水水质检测报告，也可采用现场检测和实验室检测相结合的方式进行水质评价，符合《生活饮用水卫生标准》(GB 5749—2006）中的农村供水水质宽限规定为达标。对分散供水工程的用水户，受到自然条件限制等影响的地区，可采用“望、闻、问、尝”等简便方法进行水质现场评价，饮用水中无肉眼可见杂质、无异色异味、用水户长期饮用无不良反应可评价为基本符合要求。县级及以上的卫生健康、水利等部门的水质检测机构和有 CMA 资质的第三方水质检测机构正式出具的水质检测报告可作为水质评价依据。关于氟化物的相关工作要求，可按照水利部和卫生健康委印发的《关于做好饮水型氟超标地方病防治工作的通知》(办农水〔2018〕234 号）执行。

5. 烧开有水垢是不是饮水不安全？

答：水烧开后有水垢表明水中硬度比较高，水质是否达标应以饮用水中总硬度含量是否符合《生活饮用水卫生标准》(GB 5749—2006）规定限值作为评价依据。对于万人工程和万人以下工程，饮用水中总硬度限值分别为 450mg/L 和 550mg/L。总硬度是指溶解在水中钙镁离子的含量，二者是人体必需的微量元素，一般情况下，饮用水中总硬度大于 200mg/L 时，烧开后就会出现水垢，但在标准规定限值范围以内时，不影响人体健康。

6. 分质供水的用水户如何评价？

答：分质供水是将直接饮用、做饭等饮用水，和其他生活杂用水分开、分别供水的情况。如用水户家中安装净水机、村里建立分质供水站（供水小站）等，只要出水水质达标，而且用水户饮用处理后的水，就可以评价为饮水安全。

7. 是不是必须供水入户才能评价为用水方便程度达标？

答：农村集中供水工程供水到户（含小区或院子），或者用水户到集中供水点等取水，只要人力取水往返时间或取水距离符合《准则》规定（牧区可以适当放宽），都可视为用水方便程度达标。

8. 是不是用水户必须都要每天 24 小时不间断供水？

答：考虑到节约用水和节省能源的需要，农村供水可以是定时供水或分时供水。定时供水或分时供水时，用水户家中有储水蓄水设施，通过储水可以满足《准则》要求，都可视为饮水有保障。

9. 定时供水用水户的水量、供水保证率如何评价？

答：定时供水用水户的水量评价应以单位周期内的供水量（或用水户储水量）与实际供水人口的比值进行测算，计算得到水量，就可依据标准评价水量是否达标。在水量评价的基础上，结合用水户问询情况，根据一年中实际供水量符合标准的天数与一年总天数的比值，计算得到供水保证率，就可依据标准评价供水保证率是否达标。

10. 用水户有多种供水方式的供水保证率如何评价？

答： 无论采取一种还是多种供水方式，只需统计或测算能供给用水户符合《准则》水量要求的天数，再除以一年的总天数所得到的比值，即供水保证率。

11. 对特殊原因造成临时断水或水质不好，采取应急方式解决，如何评价？

答： 因干旱、冰冻等极端天气造成水源水量不足、供水设施损坏，导致用水户季节性水量不足或临时断水；或因雨季浑浊等造成水质偶尔不好，在此期间当地政府或供水单位等采取送水车送水或用水户储水、使用自备水源等方式应急供水，只要符合《准则》要求，均可视为饮水有保障。

第 3 章　管水员工作要求

管水员工作“十个三”工作要点

一	制度三保障	责任主体保障、管护制度保障、应急预案保障
二	供水三保障	保障设施正常、保障通水正常、保障水质安全
三	信息三公示	公示管护人员电话和监督电话、公示收费标准、公示水费收支
四	业务三娴熟	熟知政策、熟悉职责、熟练操作
五	管理三及时	调配水量及时、维修处理及时、配件储备及时
六	日常三巡查	巡查水源、巡查管线、巡查设施
七	养护三定期	定期清洗水池、定期投药消毒、定期维护保养
八	记录三本账	巡查记录台账、维修养护台账、水费收支台账
九	用水三引导	引导村民爱护饮水设施、引导村民自觉缴纳水费、引导村民节约用水和煮沸饮用
十	工具三必备	必备一套热熔焊接机、必备一把管子钳、必备一把水管剪刀

通过本章的学习，管水员能初步了解本职工作的职责和工作内容，即我是干什么的，我要做哪些事情。

3.1　岗位职责

农村饮水管水员是农村饮水管理的关键主体，是“三个责任”中供水单位管理责任落实到人的具体体现，是推动农村饮水基层管理工作的基本人员保障。管水单位要建立针对管水员的管理制度，建立健全工程生产运行、水质检测、维护保养、计量收费、安全生产、应急供水预案等规章制度，并参照村镇供水工程运行管理规程开展日常管理工作。现阶段贵州省管水员身份跨度较大，有供职于水厂的具有一定技术水平的工作人员，有服务于村委的当地农户，但都是在供水单位（水厂和村委）的管理下开展农村饮水供水服务工作，无论什么身份，其主要职责都是为农村饮水管理做好服务工作。农村饮水管水员的职责体现，主要集中于公益性方面，具体如下：

（1）宣传、贯彻有关农村饮水的法律、法规、规范性文件和规章制度。

（2）听从指挥，服从分配，团结协作，保守秘密，安全工作，联系群众，服务生产。

（3）身体健康，认真履行岗位职责，有责任感，通过培训，持证上岗。

（4）做好水源地保护巡查工作，协助完成水质检测和监测相关工作。

（5）做好供水工程设备设施的养护、维修等供水管理工作，并做好工程设施运行维修等记录。

（6）做好用水计量、水费收取、档案管理等农村饮水用水管理工作。

（7）处置水安全事故，协助完成因干旱或突发事件应急供水。

（8）检举揭发各种破坏水资源和农村供水设施的违法行为。

（9）调解处理水事纠纷。

（10）向群众宣传爱护供水设施、节约用水、自觉缴纳水费等。

（11）遵守当地考核制度。

管水员另一项主要职责，是协助分散供水工程用水户做好工程和设备的维修、养护工作，具体职责和工作内容详见本书第 8 章分散供水工程管理。

3.2　管水员工作内容

根据农村饮水工程管理相关规定，结合贵州省农村饮水实际情况，农村饮水管水员的工作内容包括农村饮水水源管理、集中供水工程管理、分散供水工程管理、用水管理，共 4 个类别 14 项工作（表 3.1）。管水员应根据供水单位的要求，开展具体管理工作。

表 3.1　农村饮水管水员工作内容统计表

工作分类		工作项目		工作内容
一	水源水质管理工作	1	水源地保护巡查工作	开展水源地保护按时巡查工作
		2	水源地水质管理	协助水质检测部门开展水源点的水质采样工作
		3	水源水量管理	开展水源点水量巡查和记录工作
		4	供水水质管理	观察供水水质情况，协助开展水质采样工作
二	集中式供水工程管理工作	5	取水管理	开展取水工程的操作和养护维修工作
		6	净水管理	开展净水、消毒设施的操作和养护维修工作
		7	泵房与输配水管理	开展泵站、输配水管道、调节（蓄水）池等工程的养护维修工作
三	分散式供水工程管理工作	8	分散式供水工程管理	协助用水户开展分散式供水工程的养护维修工作
		9	分散式供水水质管理	协助分散式供水工程用水户完成水质管理工作

表 3.1（续）

工作分类		工作项目		工作内容
四	用水管理工作	10	水费管理	开展用水计量、水费收取、档案管理等工作
		11	安全生产管理	根据制定的安全生产制度，开展安全生产管理工作
		12	突发事件应急处置	根据制定的供水应急预案，开展责任范围内的工作
		13	调处水事纠纷	责任范围内，协调处理水事纠纷
		14	宣传教育	向群众宣传爱护供水设施、节约用水、自觉缴纳水费等

以泵站取水形式为例，图 3.1 为管水员从水源保护→泵站管理→净水管理→管网管理→用水管理的示意图。对照该示意图，管水员的工作项目就包括了水源管理中的水源地保护巡查工作、水源地水质管理、水源水量管理，集中式供水管理工作中的取水管理、净水管理、泵站与输配水管理，用水管理中的水价管理、安全生产管理、突发事件应急处置、调处水事纠纷等工作。

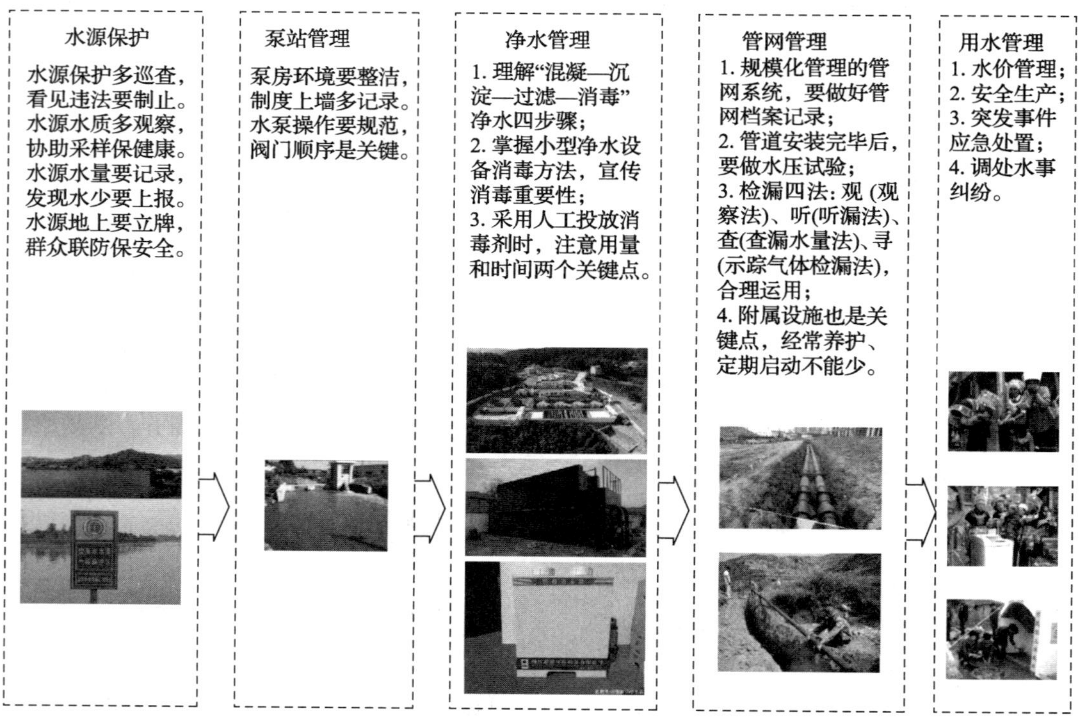

图 3.1　管水员工作内容示意图

第4章 水源管理

> **水源管理工作要点**
>
> 水源保护多巡查，看见违法要制止。
> 水源水质多观察，协助采样保健康。
> 水源水量要记录，发现水少要上报。
> 水源地上要立牌，群众联防保安全。

良好的生态环境是人类生存与健康的基础，也是饮用水水源安全的基本保障。绿水青山不仅是金山银山，也是人民健康的重要保障。《水利部、住房城乡建设部、国家卫生计生委关于进一步加强饮用水水源保护和管理的意见》指出，要按照绿色发展理念，以问题为导向，全面加强水源涵养和水质保护，着力解决饮用水水源安全方面存在的突出问题，构建从源头到龙头的安全保障体系，确保人民群众的饮用水安全，为人民健康把好"水关"。由此可见，水源管理是保障农村饮水安全的第一道"防线"，管水员就是维护"防线"安全的"巡查员"。本章节的教学内容是让管水员学习水源管理基础知识后，知道自己要巡什么，查什么。

4.1 水源管理基础知识

4.1.1 水源保护

水源的水质关系到人民群众的身体健康和村镇供水工程的良性运转，因此加强饮用水水源保护，设置防护地带对涵养水源和保障水源水质至关重要。地表水源和地下水水源的保护必须按照相关的法律法规要求执行。

4.1.1.1 水源保护分级

1. 地表水源保护区分级

饮用地表水源保护区一般设三级，即一级保护区、二级保护区和水源涵养区（准保护区）。特殊情况下可以只设一级保护区。

一级保护区指从取水点起计算，上游1 000m至下游100m的水域及其两侧河岸外延100m的陆域。一级保护区的水质标准不得低于GB 3838Ⅱ类标准，并须符合GB 5749的要求。

二级保护区指从一级保护区上界起上溯2 000m的水域，及其两侧河岸外延200m的区域。二级保护区的水质标准不得低于国家规定的GB 3838Ⅲ类标准，应保证一级保护区的水质能满足规定的标准。

根据需要可在饮用水地表水源二级保护区划定一定的水域及陆域作为饮用水地表水源准保护区。准保护区为从二级保护区上界起上溯3 000m的水域，及其两侧河岸外延300m的路域。准保护区的水质标准应保证二级保护区的水质能满足规定的标准。

2. 地下水源保护区分级

饮用地下水源保护区一般设三级，即一级保护区、二级保护区和污染监控区。特殊情况下可以只设一级保护区。

饮用水地下水源一级保护区位于开采井的周围，以取水井为中心，半径55m的圆形区域，其作用是保证集水有一定滞后时间，防止一般病原菌的污染。直接影响开采井水质的补给区地段，必要时也可划为一级保护区。二级保护区位于一级保护区外，以取水井为中心，半径55m至二倍影响半径的圆环形区域，其作用是保证集水有足够的滞后时间，防止病原菌以外的其他污染。准保护区位于二级保护区外的主要补给区，可视情况确定，主要是保护水源地补给水源的水量和水质。

4.1.1.2 饮用水源保护区的保护

1. 地表水源各级保护

一级保护区内禁止新建、扩建与供水设施和保护水源无关的建设项目；禁止向水域排放污水，已设置的排污口必须拆除；不得设置与供水需要无关的码头，禁止停靠船舶；禁止堆置和存放工业废渣、城市垃圾、粪便和其他废弃物；禁止设置油库；禁止从事种植、放养禽畜，严格控制网箱养殖活动；禁止可能污染水源的旅游活动和其他活动。

二级保护区内不准新建、扩建向水体排放污染物的建设项目。改建项目必须削减污染物排放量；原有排污口必须削减污水排放量，保证保护区内水质满足规定的水质标准；禁止设立装卸垃圾、粪便、油类和有毒物品的码头。

准保护区内直接或间接向水域排放废水，必须符合国家及地方规定的废水排放标准。当排放总量不能保证保护区内水质满足规定的标准时，必须削减排污负荷。

水厂生产区范围应明确划定并设立明显标志，在生产区外围不小于10m的范围内，不得设置生活居住区和修建禽畜饲养场、渗水厕所、渗水坑；不得堆放垃圾、粪便、废渣或铺设污水渠道；应保护良好的卫生状况和绿化。单独设立的泵站、沉淀池和清水池的外围不小于10m的区域内，其卫生要求与水厂生产区相同。

2. 地下水源各级保护

一级保护区内禁止建设与取水设施无关的建筑物；禁止从事农牧业活动；禁止倾倒、堆放工业废渣及城市垃圾、粪便和其他有害废弃物；禁止输送污水的渠道、管道及输油管道通过本区；禁止建设油库；禁止建立墓地。

二级保护区内对于潜水含水层地下水水源地，禁止建设化工、电镀、皮革、造纸、制浆、冶炼、放射性、印染、染料、炼焦、炼油及其他有严重污染的企业，已建成的要限期治理，转产或搬迁；禁止设置城市垃圾、粪便和易溶、有毒有害废弃物堆放场和转运站，已有的上述场站要限期搬迁；禁止利用未经净化的污水灌溉农田，已有的污灌农田要限期改用清水灌溉；化工原料、矿物油类及有毒有害矿产品的堆放场所必须有防雨、防渗措施。对于承压含水层地下水水源地，禁止承压水和潜水的混合开采，做好潜水的止水措施。

准保护区内禁止建设城市垃圾、粪便和易溶、有毒有害废弃物的堆放场站，因特殊需要设立转运站的，必须经有关部门批准，并采取防渗漏措施；当补给源为地表水体时，该地表水体水质不应低于地面水环境质量标准Ⅲ类标准；不得使用不符合农田灌溉水质标准的污水进行灌溉，合理使用化肥；保护水源林，禁止毁林开荒，禁止非更新砍伐水源林。

4.1.1.3 村镇供水工程水污染防治

开展湖库流域范围内综合治理。要以小流域为单元，强化水源地、涵养区等自然生态系统的保护与建设，构筑“生态修复、生态治理、生态保护”三道防线，实施水源区污水、垃圾、厕所、环境、河道五项同步治理，采取多种措施建设生态清洁小流域。

实施水源生态修复与建设。要加大作为饮用水水源地的湖泊、水库区域退耕还湖、退耕还林的实施力度，对侵占湖库滩地进行农耕开发的行为一律予以制止，在农田和水体之间建立合理的草地或林地过滤地带，在湖库周边建设生态屏障、涵养水源；利用湖库周边自然滩地和湿地，种植芦苇、香蒲、茭等水生植物，为水生和两栖生物提供栖息地；在湖库内布设生态浮床、放置生物净化装置、除藻曝气装置等，促进水体生态健康，改善水体水质状况。

发展生态农业。要调整种植结构和生产方式，以发展生态农业为目标，大力推行有机食品、绿色食品和无公害农产品生产；加强农业耕作的科学管理，引导农民科学施肥施药，禁止使用高毒、高残留化学农药，推广生物制剂，推广病虫害生物防治技术。

村镇供水工程要建立水源卫生防护区，供水管理单位要对水源和水厂卫生防护区的具体范围、要求、措施等提出具体意见，在取得当地卫生行政主管部门和供水行政主管部门同意后报请当地人民政府批准公布。

农村饮用水水源地要按照批准的环境保护区划对饮用水水源地二级保护区（陆域）进行定桩立界，桩立面分别标注农村饮用水源地、某某人民政府字样，间距30~50m；在一级保护区取水口树立饮用水水源地宣传警示标志牌。村镇供水水源卫生防护区建立后，供水单位应经常进行巡视检查，采取专门人员和群众联防的办法，确保供水水源卫生安全。

水厂生产区范围应明确划定并设立明显标志，在生产区外围不小于10m的范围内，不得设置生活居住区和修建禽畜饲养场、渗水厕所、渗水坑；不得堆放垃圾、粪便、废渣或铺设污水渠道；应保护良好的卫生状况和绿化。

由表4.1可见，农村饮水的水质要求应为Ⅰ~Ⅲ类，Ⅳ、Ⅴ类不能作为饮用水水源。

4.1.2 水源水质

水源水质相关知识的专业性较强，针对管水员工作需要，重点掌握主要的知识点是地表水和地下水的水质分类，具体分类见表4.1：

表 4.1　水质功能分类统计表

分类	地　表　水	地　下　水
Ⅰ	主要适用于源头水、国家自然保护区	地下水化学组分含量低，适用于各种途径
Ⅱ	主要适用于集中式生活饮用地表水源地一级保护区、珍稀水生生物栖息地、鱼虾类产卵场、仔稚幼鱼的索饵场等	地下水化学组分含量较低，适用于各种途径
Ⅲ	主要适于集中式生活饮用水地表水源地二级保护区、鱼虾类越冬场、洄游通道、水产养殖区等渔业水域及游泳区	地下水化学组分含量中等，以 GB 5749—2006 为依据，主要适用于集中式生活饮用水水源及工业用水
Ⅳ	主要适用于一般工业用水区及人体非直接接触的娱乐用水区	地下水化学组分含量较高，以农业和工业用水质量要求以及一定水平的人体健康风险为依据，适用于农业和部分工业用水，适当处理后可作生活饮用水
Ⅴ	主要适用于农业用水区及一般景观要求水域	地下水化学组分含量高，不宜作为生活饮用水水源，其他用水可根据使用目的选用

4.1.3　水源水量

农村饮水水源水量的变化，主要通过如江河水位、水库（山塘）水位、地下水（泉井、池等）水位的变化来进行判断，管水员的水源水量管理工作主要以这些水源的水位观测和记录为主。

4.1.4　分散式饮用水水源地保护

分散式饮水水源指供水小于一定规模（供水人口一般在 1 000 人以下）的现用、备用和规划饮用水水源地。根据供水方式可分为联村、联片、单村、联户或单户等形式。分散式饮水水源保护是为了防治饮用水水源地污染，保障分散式饮用水水源地环境质量，在以下区域内采取必要的污染防治措施。

1. 地表水水源保护范围：河流型水源地取水口上游不小于 1 000m，下游不小于 100m，两岸纵深不小于 50m，但不超过集雨范围；
2. 湖库型水源地取水口半径 200m 范围的区域，但不超过集雨范围；
3. 水窖水源保护范围：集水场地区域。
4. 地下水水源保护范围：取水口周边 30～50m 范围。

4.2　管水员水源管理工作

4.2.1　水源地保护巡查工作

管水员水源地保护巡查工作，要做到发现以下违法行为时，要及时制止和查处，并向管理部门报告。

1. 向水体内排放污水；

2. 在水源保护区范围内堆放、倾倒、排放污染水体的化工原料、矿物油类、工业废渣、生活垃圾、粪便等物体；

3. 在水源保护区范围内清洗贮存油类或有毒污染物的车辆、容器；

4. 在水源保护区范围内进行毒鱼、电鱼、炸鱼、养殖投料、滥用化肥、倾倒施工垃圾、施工排污、喷洒剧毒和高残留农药等行为；

5. 在水源保护区范围内设置排污口；

6. 在水源一级保护区范围内新建、扩建与供水设施和保护水源无关的建设项目；

7. 其他破坏水环境、污染水源的行为。

4.2.2　水源地水质管理工作

管水员水源地水质管理工作，主要以协助水质检测部门开展水样点的选取和水样采集，做好工作记录为主。同时，如水源地出现明显的水质污染，且缺少必要的仪器设备和技术条件的应急情况下，可采用以下简易的经验判断方法来进行初判。

1. 眼看

清洁的饮水应是无色透明的，如水体颜色异常，则表明水质变坏。水体受到腐殖质污染，可出现黄棕或黄褐色；受到锰盐、铁盐污染，则出现黄褐或铁锈色；水体混有藻类，呈黄绿色；混有泥沙、黏土，则呈混浊而有异常颜色。

2. 鼻闻

清洁的水是没有异常气味的，受到污染后，往往有异味。饮水被粪便污染有粪臭味；受苯、甲苯等污染，会有芳香味；水中有含硫有机物，会有臭蛋味。根据水的气味特点，可初步判断污染源，为保护和处理水质提供条件。

3. 查水温

地面水的温度常随外界气候变化，而地下水的温度较为恒定。如果水温突然增高，则不论地面水或地下水，往往是受到污染的表现。当水质受到粪便、污物、动植物残体污染，这些有机物分解时，会放出大量热，使水温升高。从卫生角度讲，水温越低，水质越好。

4. 查沉淀物

被污染的饮水，通常含有较多的固体悬浮物和溶解性物质。因此，水中悬浮物和溶解物的含量，可作为衡量水质的重要指标。检查时，可将饮水装入透明玻璃瓶中，经过 24h 沉淀，再观察瓶底的沉淀物；沉淀物多，则水质不清洁。

5. 舌尝

清洁的饮用水应是无异常味道的。水的异味，大致可分苦、咸、酸、甜、涩 5 种。异味的存在说明水质变坏。水中含有氯化钠、氯化钾时，水变咸、变苦；含有硫酸钠、硫酸镁时，水味变苦；含有铁盐、锌盐时，水味变涩；含有某些金属氧化物、金属盐或有机物时，水味变甜；含有腐殖质、藻类、异味物质，则有鱼腥味、霉味等味道。

4.2.3 水源地水量管理工作

管水员水源地水量管理工作，以巡查、记录水源水量的变化情况为主，发现水量不足时，应初步判断原因，及时向供水管理部门报告。

4.2.4 分散式水源地管理

1. 完善环境管理机制

应结合当地实际情况，因地制宜地建立健全分散式饮用水水源地环境管理机制。联村供水的经营单位要设立专人负责水源地环境管理；单村、联户、单户取水的村应安排专人负责水源地环境管理。农村饮用水水源地保护是“以奖促治”政策重点支持之一，要认真贯彻落实《关于实行“以奖促治”加快解决突出的农村环境问题的实施方案》，环境问题突出的分散式饮用水水源地应积极申请“以奖促治”资金，有针对性地实施农村分散式饮用水水源地污染防治，切实保障分散式饮用水水源地环境安全。

2. 开展环境信息调查和风险源排查

应至少每五年组织开展一次分散式饮用水水源地基础环境调查。了解分散式饮用水水源地分布、服务人口等情况，综合考虑区域经济社会发展水平、水资源、水文地质等因素，筛选一定比例代表性强的分散式饮用水水源地开展水质监测，排查影响分散式饮用水水源地环境风险源，并对水源保护范围内污染状况进行综合评估，建立分散式饮用水水源地动态数据库。对于因受污染已达不到饮用水水源水质要求，经论证难以恢复饮用水功能的水源地，地方政府应有计划地进行撤销和调整。

4.3 水源管理案例

案例一：江苏盐城水污染事件（中国十大生活饮用水污染事件之一）

2009 年 2 月 20 日，因自来水水源受到酚类化合物污染，江苏省盐城市大面积断水近 67h，20 万市民生活受到影响，占盐城市市区人口的 2/5。据调查，盐城市标新化工厂为减少治污成本，居然趁大雨天偷排了 30t 化工废水，将含有高浓度挥发酚的工业废水偷排至盐城饮用水取水河蟒蛇河，使盐城水厂、越河水厂水源遭受严重污染，所生产的自来水中酚类物质严重超标，近 20 万盐城居民生活饮用水被迫中断近 67h，造成直接经济损失 543 万元，社会影响恶劣。事后，这家厂两名负责人因“投放危险物质罪”分别被判处 10 年和 6 年有期徒刑，这也是我国首次以这一罪名对环境污染事件做出刑事处罚。

案例二：贵州独山县重大水污染事件

2007 年 10 月，瑞丰公司擅自将国家明令淘汰、闲置近两年的落后硫酸生产线投入生产。在当地环保部门明令停产的情况下，该企业于 11 月 24 日至 12 月 9 日期间私自开工，生产过程中将 1 900t 含砷废水直接排入都柳江。12 月份，下游部分群众相继出现呕吐、恶心、头昏、浮肿等症状，经卫生部门确诊，林盘村和群建村两地患轻度砷中毒病人 13 例，亚急性砷中毒病人 4 例，病因是饮用了受污染的河水。公司 2 名主要负责人刑事拘留立案查处。

案例三：水源地环境问题典型案例

信阳市潢川县邬桥水库水源二级保护区内存在大量餐饮场所、办公场所，产生污水未进行集中收集处理，直排附近坑塘、沟渠，最终汇流进入水源一级保护区；二级保护区内存在大量投饵养殖鱼塘，产生的养殖废水经潜水泵排入水库。另外，二级保护区内存在一处生活垃圾堆场，现场存有大量生活垃圾，未采取防护措施，异味浓烈，臭气熏人，周边群众对此反映强烈。

第5章 取水工程管理

5.1 取水工程基础知识

村镇供水工程水源分为地下水和地表水两大类。地下水源有潜水、承压水、泉水等；地表水源有江河水、湖泊水、水库水等。取水构筑物随水源的不同而有多种形式，常见的地下水取水构筑物有管井、大口井、引泉池等。地表水取水构筑物则分为固定式和移动式两种，固定式中有岸边式、斗槽式、底栏栅式、低坝式，库坝式等；移动式有缆车式、浮船式等。

搞好水源及取水工程构筑物的管理与维护，对于保障村镇供水设施的正常生产、保证供水质量、降低制水成本至关重要。

5.1.1 地表水取水构筑物

5.1.1.1 地表水取水工程概述

地表水水体所处的地理环境各异，受自然因素的影响不尽相同，加之人为因素的影响，使得地表水水体具有各自的特性。地表水种类、性质和取水条件的差异，使地表水取水构筑物有多种类型和分法。

按地表水的种类分为河流、湖泊、水库、海水取水构筑物。按取水构筑物的构造分为固定式和移动式取水构筑物。固定式包括岸边式、河床式、斗槽式、低坝和底栏栅式取水构筑物。移动式包括浮船取水、缆车式取水和潜水泵直接取水。

固定式取水适用于各种取水量和各种地表水源。固定式取水构筑物具有取水可靠、维护管理简单、适应范围广等优点，但投资较大、水下工程量较大、施工期长。

移动式取水适用于水源水位变幅大，供水要求急和取水量不大的情况，多用于河流、水库和湖泊取水。移动式取水构筑物具有投资小、施工期短、见效快、水下工程量小、对水源水位变化适应性强、便于分期建设等优点，但维护管理复杂，易受水流、风浪、航运的影响．取水可靠性差。

5.1.1.1.1 位置选择考虑因素

1. 设在水质较好的地段

城市和工业企业的上游，避开污水排放口100m以上，并建立卫生防护带。岸边水质差时可伸入江心取水。避开河流中的回水区和死水区，防止泥沙、漂浮物堵塞和淤积取水口。沿海地区受潮汐影响的取水口，应考虑海水对河水影响的措施。

2. 具有稳定河床和河岸，靠近主流，有足够的水深

（1）弯曲河段上，取水构筑物位置宜设在河流的凹岸；如果在凸岸的起点，主流尚未偏离时，或在凸岸的起点或终点，主流虽已偏离，但离岸不远有不淤积的深槽时，仍可

设置取水构筑物。

(2) 在顺直河段上，取水构筑物位置宜设在河床稳定、深槽主流近岸处，通常也就是河流较窄、流速较大、水较深的地点，在取水构筑物处的水深一般要求不小于2.5～3.0m。

(3) 有边滩、沙洲河段，注意其形成原因、形态和趋势，不宜设置在可移动的边滩、沙洲下游；一般设置在其上游不小于50cm处合适地段。

(4) 有支流汇入河段，由于干流、支流涨水的先后、幅度不同，容易在汇入口形成堆积锥，取水口应离开汇入口上下游足够的距离，多设置在汇入口干流的上游河段上。

(5) 游荡性河段设置固定式取水口比较困难，必要时可改变取水构筑物形式或者对河道进行整治，保证取水河段的稳定性。

3. 具有良好的地质、地形及施工条件

(1) 取水构筑物应设在地质构造稳定、承载力高的地基上。

(2) 取水构筑物不宜设在有宽广河漫滩的地方，以免进水管过长。

(3) 选择取水构筑物位置时，要尽量考虑到施工条件，除要求交通运输方便，有足够的施工场地外，还要尽量减少土石方量和水下工程量，以节省投资，缩短工期。

4. 靠近主要用水地区

(1) 位置选择应与工业布局和城市规划相适应，全面考虑给水系统的合理布置。

(2) 在保证取水安全的前提下，应尽可能靠近主要用水地区，以缩短输水管线的长度，减少输水管的投资和输水电费。此外，输水管的敷设应尽量减少穿过天然或人工障碍物。

5. 注意人工构筑物或天然障碍物

(1) 应避开桥前水流滞缓段和桥后冲刷、落淤段，一般设在桥前0.5～1.0km或桥后1.0km以外。

(2) 与丁坝同岸时，应设在丁坝上游，与坝前浅滩起点相距一定距离处，也可设在丁坝的对岸。

(3) 拦河坝上游流速减缓，泥沙易于淤积，闸坝泄洪或排沙时，下游产生冲刷泥沙增多，取水构筑物宜设在其影响范围以外的地段。

6. 避免冰凌的影响

取水构筑物应设在水内冰较少和不受流冰冲击的地点，而不宜设在易于产生水内冰的急流、冰穴、冰洞及支流出口的下游，尽量避免设在流冰易于堆积的浅滩、沙洲、回流区和桥孔的上游附近。在水内冰较多的河段，取水构筑物不宜设在冰水混杂地段，而宜设在冰水分层地段，以便从冰层下取水。

7. 应与河流的综合利用相适应

选择取水构筑物位置时，应结合河流的综合利用，如航运、灌溉、排洪、水力发电等，全面考虑，统筹安排。在通航河流上设置取水构筑物时，应不影响航船通行，必要时应按照航道部门的要求设置航标；应注意了解河流上下游近远期内拟建的各种水工构筑物和整治规划对取水构筑物可能产生的影响。

5.1.1.1.2 取水构筑物设计的一般原则

（1）对于大型取水构筑物，当河道及水文条件复杂或取水量占枯水量比例较大时，应进行水工模型试验。

（2）取水构筑物的最高水位按1%频率设计；枯水量按90% ~97%，枯水位90% ~99%保证率进行。

（3）取水构筑物的形式，应根据水量、水质要求，结合河床地形、地质、河床冲淤，水深及水位变幅，泥沙及漂浮物、冰情和航运因素、施工条件等因素，在保证安全可靠的前提下，通过技术经济比较确定。

（4）取水构筑物应根据水源情况，采取防止下列情况发生的保护措施：

1）漂浮物、泥沙、冰凌、冰絮和水生生物的堵塞；

2）洪水冲刷、淤积，冰冻层挤压和雷击的破坏；

3）冰凌、木筏、船只的撞击；

4）在通航河道上，在取水构筑物附近无标志物。

5.1.1.2 固定式取水构筑物

5.1.1.2.1 岸边式取水构筑物

直接从江河岸边取水的构筑物，称为岸边式取水构筑物，由进水间和泵房两部分组成。它适用于江河岸边较陡、地质条件好且河床河岸稳定，主流近岸且岸边有足够的水深，水质较好，水位变幅不大且能保证设计枯水位时安全取水的河段。

根据进水间和泵房间的关系，岸边式取水构筑物的基本形式为合建式与分建式两种。

1. 合建式岸边取水构筑物

进水间与泵房合建在一起的取水构筑物称合建式岸边取水构筑物，如图5.1所示。河水从进水孔进入进水间的进水室，再经过格网进入吸水室后由水泵送至水厂或用户。进水

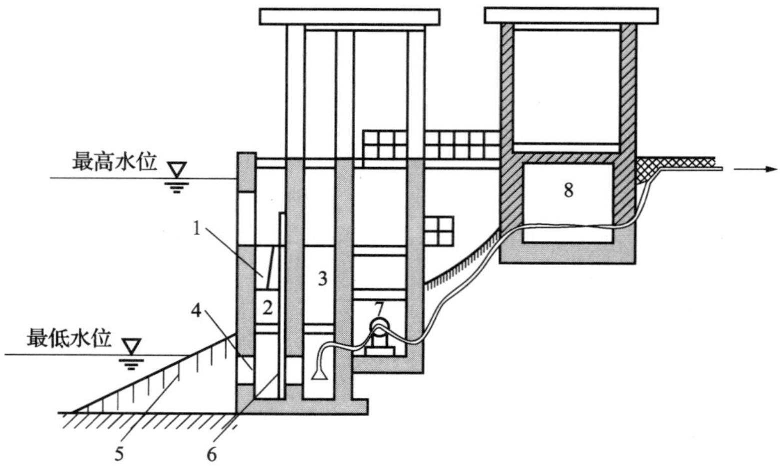

图5.1 合建式岸边取水构筑物（Ⅰ）

1—进水间；2—进水室；3—吸水室；4—进水孔；5—格栅；6—格网；7—泵房；8—阀门井

孔上设有格栅拦截水中粗大的漂浮物。设在进水间中的格网用以拦截水中细小的漂浮物。

合建式的优点是布置紧凑，总建筑面积小；吸水管路短，运行、管理方便。但该构筑物要求岸边水深相对较大、河岸较陡，对地质条件要求相对也较高，土建结构复杂，施工困难。

根据地质条件、供水要求及水位变化可将合建式岸边取水构筑物的基础设计成阶梯式或水平式。

（1）阶梯式。当地基条件较好时，进水间与泵房的基础可以建在不同的标高上，呈阶梯式布置（图 5.1）。阶梯式可以利用水泵吸水高度以减小泵房的基建高度，节省土建投资，便于施工和降低造价。但该布置要求地质条件相对较高，以保证进水间与泵房不会因不均匀沉降而产生裂缝，从而导致渗水或结构的破坏；由于泵轴高于设计最低水位，水泵房动时需要抽真空。

（2）水平式。当地基条件较差时，进水间与泵房的基础建在相同标高上，呈水平布置（图 5.2）。

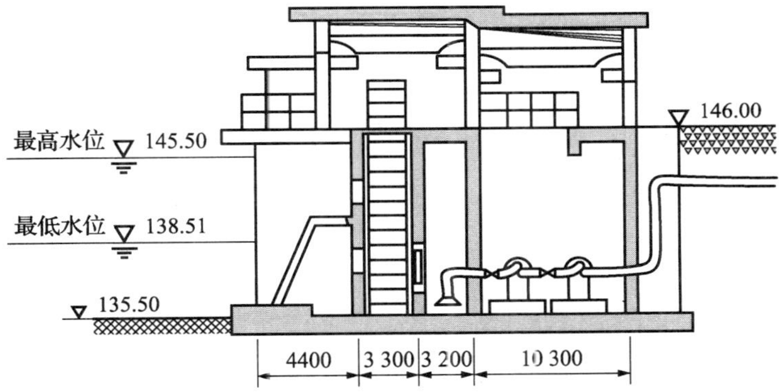

图 5.2　合建式岸边取水构筑物（Ⅱ）

为了避免产生不均匀沉降，或者由于供水安全性要求高，水平式水泵需要自灌启动。该布置对地基要求相对较低，水泵随时可自灌启动，布置方便，运行可靠，供水安全性较高。但由于泵房间建筑面积和深度都较大，土建费用增加，因而造价高，检修不便，通风及防潮条件差，操作管理不方便。

为了缩小泵房面积，减小泵房深度，降低泵房造价，可采用立式泵或轴流泵取水（图 5.3），电机设在泵房上层。在水位变化较大的河流上，水中漂浮物不多，取水量不大时，也可采用潜水泵取水，潜水泵和潜水电机设在岸边进水间内。

2. 分建式岸边取水构筑物

当河岸地质条件较差，进水间不宜与泵房合建，建造合建式对河道端面及航道影响较大，或者水下施工有困难时，采用分建式岸边取水构筑物（图 5.4）。

分建式进水间设在岸边，泵房则建于岸内地质条件较好的地点，但不宜距进水间太远，以免吸水管过长；进水间与泵房之间常采用引桥连接，有时也采用堤坝连接。分建式土建结构简单，施工容易，但操作管理不便，吸水管路较长，增加了水头损失，运行安全

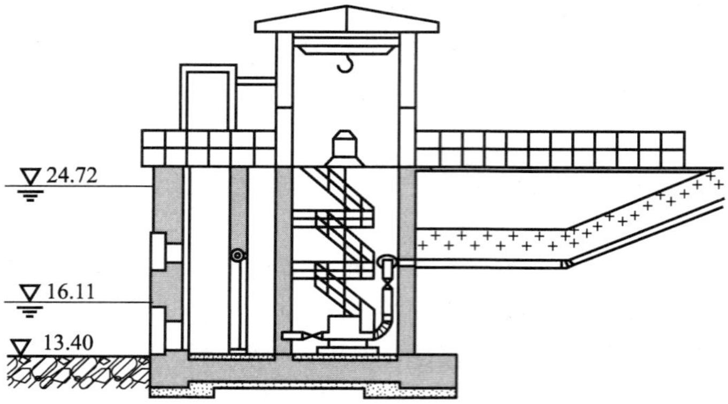

图 5.3　合建式岸边取水构筑物（Ⅲ）

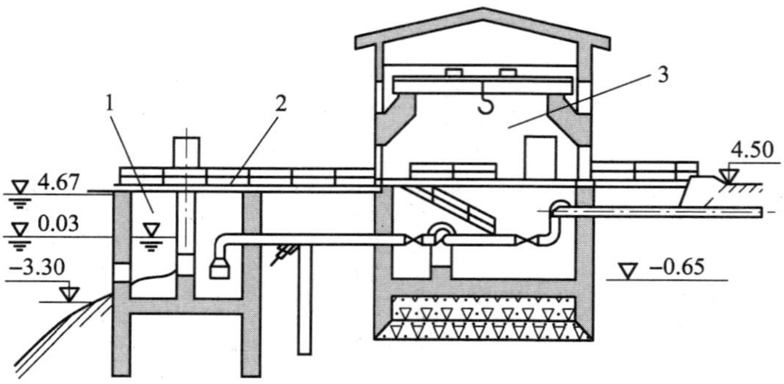

图 5.4　分建式岸边取水构筑物

1—进水间；2—引桥；3—泵房

性不如合建式。

小型岸边式取水构筑物的平面形状主要有圆形、矩形等。圆形平面结构性能好，便于施工，但布置水泵、设备等有难度，面积利用率不高；矩形构筑物结构性能不及圆形，但便于机组、设备布置。

3. *岸边取水构筑物的构造和计算*

岸边取水构筑物一般包括集水井和泵房（也适用于河床式取水构筑物），如图 5.5 所示。其中集水井包括进水室、吸水室、进水孔和附属设备等。进水间由纵向隔墙分为进水室和吸水室，在进水室和吸水室之间设有平板格网或旋转格网。进水室外壁上开有进水孔，一般为矩形。孔侧设有格栅。吸水室用于安装水泵吸水管。

集水井是岸边式取水构筑物的取水设施，一般由进水室、格栅、格网和吸水室 4 部分组成，水流经过装有格栅的进水孔进入集水井的进水室，再进入吸水室，然后由水泵抽走。

集水井顶部设有操作台，安装格栅、格网、闸门等设备的起吊装置。

（1）进水室。可与泵房分建或合建。分建时平面形状有圆形、矩形、椭圆形等。圆形结构：性能较好，水流阻力较小，便于沉井施工，但不便于布置设备。深度较大时宜采

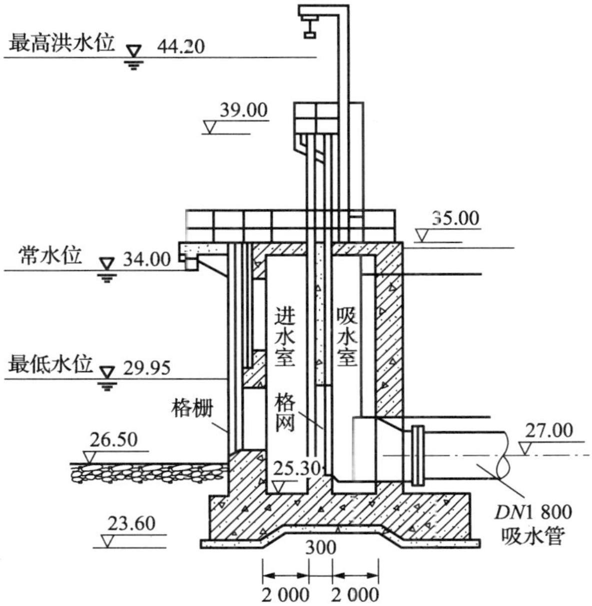

图 5.5　集水井示意图

用圆形。矩形则相反。进水间深度不大，用大开槽施工时可采用矩形。椭圆形兼有两者优点，可用于大型取水。

进水室前壁设有进水孔，孔上设有格栅和闸门槽，格栅用来拦截水中粗大的漂浮物及鱼类等。进水室和吸水室用纵向隔墙分开，在分隔墙上可以设置平板格网，用以拦截细小的漂浮物。当采用旋转格网时，应在进水室和吸水室之间设置格网室。

根据运行安全性以及检修、清洗、排泥等要求，进水间通常用横向隔墙分成几个能独立工作的分格，其分格数应按水泵的台数和容量大小以及网格的类型确定，一般不少于两格。当分格数较少时，设连通管互相连通。大型取水工程最好一台泵一个分格，小型取水工程可采用多台泵一个分格。

合建式进水间为非淹没式，分建式进水间既可是非淹没式，也可是半淹没式。非淹没式进水间的操作平台在设计洪水位时仍露出水面，操作管理方便。半淹没式进水间的操作平台当水位超过设计水位时被淹没。淹没期间格网无法清洗，积泥无法排除，只适用于高水位历时不长，泥沙及漂浮物不多的情况，投资较少。

（2）吸水室。吸水室用于安装水泵吸水管，其设计要求与泵房吸水井基本相同。吸水室的平面尺寸按水泵吸水管的直径、数量和布置要求确定。

（3）进水孔。河流水位变幅在 6m 以上时，一般设置两层进水孔，上层进水孔的上缘应在洪水位以下 1.0m，下层进水孔的下缘至少应高出河底 0.5m，其上缘至少应在设计最低水位以下 0.3m。进水孔的高宽比，宜尽量配合格栅和闸门的标准尺寸。

（4）进水间附属设备。进水间附属设备主要是格栅、格网、冲洗设备和启闭设备等。

1）格栅。格栅设于进水口（或取水头部）的进水孔上，以拦截水中粗大的漂浮物及鱼类，栅条厚度或直径一般采用10mm，净距通常采用30～120mm。根据现行国家标准《泵站设计规范》(GB/T 50265—1997）对拦污栅栅条净距规定；对于轴流泵，可取$D_0/20$；对于混流泵和离心泵，可取$D_0/30$，D_0为水泵叶轮直径。最小净距不得小于50mm。

栅条可以直接固定在进水孔上，也可放在进水孔外侧的导槽中，清洗和检修时便于拆卸。

格栅面积按式（5－1）计算：

$$F_0 = \frac{Q}{K_1 K_2 v_0} \tag{5-1}$$

式中 F_0——格栅面积，m^2；

Q——流量，m^3/s；

K_1——栅条的堵塞系数，0.75；

K_2——栅条的面积减小系数；

v_0——过栅流速，m/s。

2）格网。格网设在进水间内，用以拦截水中细小的漂浮物，分为旋转格网和平板格网两种。

a. 平板格网构造简单，所占位置小，可减小进水间尺寸；但冲洗麻烦，网眼不能太小，因而不能拦截较细小漂浮物，适用于中小取水量、漂浮物不多的情况。

平板格网面积按式（5－2）计算：

$$F_0 = \frac{Q}{K_1 K_2 \varepsilon v_0} \tag{5-2}$$

式中 v_0——过网流速，0.2～0.4m/s；

K_1——网丝导致面积减少系数，$K_1 = b_2/(b+d)^3$；

K_2——阻塞导致的面积减少系数，一般采用0.5；

ε——水流收缩系数，一般采用0.64～0.8。

平板格网由槽钢或角钢框架及金属网构成。金属格网一般设一层，面积较大时设两层（工作网和支撑网)。金属网由铜丝、镀锌钢丝或不锈钢丝等耐腐蚀材料制成。平板格网放置在槽钢或钢轨制成的导槽或导轨内。

格网冲洗时，先用起吊设备放下备用网，然后提起工作网至操作平台，用196～490kPa的高压水通过穿孔管或喷嘴进行冲洗。可由标尺或水位继电器测量格网两侧水位差，据信号及时冲洗格网。

b. 旋转格网。旋转格网构造复杂，所占面积大，但冲洗方便，拦污效果好，适用于水中漂浮物较多，取水量较大的取水构筑物。

布置方式有直流进水、网外进水和网内进水3种，如图5.6所示。

直流进水的优点是水力条件较好，滤网上水流分配较均匀；水经过两次过滤，拦污效果较好；格网所占面积小。其缺点是格网工作面积只利用一面；网上未冲净的污物有可能进入吸入室。

网外进水的优点是格网工作面积得到充分利用；滤网上未冲净的污物不会带人吸水室；污物拦截在网外，容易清除和检查。其缺点是水流方向与网面平行，水力条件较差，

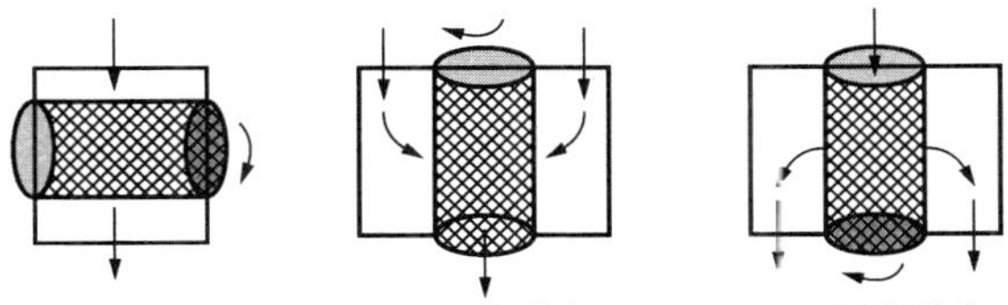

图 5.6　旋转格网布置方式

沿宽度方向格网负荷不均匀；占地面积较大。

网内进水的优缺点与网外进水基本相同，但是被截留的污物在网内，不易清除和检查，故较少采用。

旋转格网是定型产品，它是连续冲洗的，其转动速度视河中漂浮物的多少而定，一般为 2.4 ~ 6.0m/min，可以是连续转动，也可以是间歇转动。

旋转格网的冲洗，一般采用 196 ~ 392kPa 的压力水通过穿孔管或喷嘴来进行。冲洗后的污水沿排水槽排走。

3）排泥、启闭和起吊设备。河水进入进水间后流速减小，会有泥沙沉积，需及时排除。常用的排泥设备有排沙泵、排污泵、射流泵、压缩空气提升器等。

在进水间的进水孔、格网和横向连通孔上都须设置闸阀、闸板等启闭设备，常用的有平板闸门、滑阀及蝶阀等。

为便于格网、格栅的清洗和检修及闸门的启闭和检修，需在操作平台上设置起吊设备。常用的起吊设备有电动卷扬机、电动和手动单轨吊车等。

4）防冰、防草措施。在冰冻的河流上取水时，须采取防冰措加。常用的防冰措施有降低进水孔流速；利用电、热水或蒸汽加热格栅；在进水孔前引入废热水，在进水孔上游设置挡冰木排；利用渠道引水使水内冰在渠道上浮。

防止水草堵塞，可采用机械或水力方法及时清理格栅；在进水孔前设置挡草木排；在压力管中设置除草器等措施。

（5）泵房。取水泵房一般称为一级泵房，可与集水井、出水闸门井合建或分建。

1）泵房的平面形状。泵房的平面形状有圆形、矩形、椭圆形、半圆形等。矩形便于布置水泵、管路和起吊设备，常用于水泵台数较多（4 台以上）、泵房深度小于 10m 的情况。圆形受力条件好，当泵房深度较大时，土建费用较低，当泵房深度大于 10m 时，才采用圆形泵房，但水泵台数宜小于 4 台。

2）水泵选择。水泵选择包括水泵型号选择和水泵台数确定。水泵台数过多，将增大泵房面积和土建造价；水泵台数过少，不利于运行调度，一般采用 3 ~ 4 台。水泵型号应尽量相同，以便互为备用。当供水量或扬程变化较大时，可考虑大小水泵搭配，以利调节。选泵时应以近期水量为主，适当考虑远期发展。

3）泵房地面层的设计标高。泵房顶层进口平台的设计标高，当泵房位于渠道边时，采用设计最高水位加 0.5m；当泵房位于江河边时，采用设计最高水位加浪高再加 0.5m；当泵房位于湖泊、水库或海边时，采用设计最高水位加浪高再加 0.5m，并应设有防止风浪爬高的措施。

4）泵房的通风采暖及附属设备。泵房应有通风设施，深度不大时自然通风；深度较大时机械通风。寒冷地区，泵房应考虑采暖。为便于泵房内设备的安装、检修，需要设置起吊设备。当水泵启动时不能自灌时，应采用真空泵和水射器引水。地下或半地下式取水泵房须设置集水沟和排水泵，及时排除漏水及渗水。为便于调度、泵房内还应设置通信、遥控等自动化设施。

5）泵房的防渗和抗浮。取水泵房的侧壁及底部，要求在水压作用下不产生渗漏，因此必须注意混凝土的级配及施工质量。

取水泵房在岸边时，将会受到河水和地下水的浮力作用，因此在设计时必须考虑抗浮。具体方式可以依靠自重或增加重物抗浮，也可将泵房底板与基岩嵌出或锚固在一起抗浮。

5.1.1.2.2 河床式取水构筑物

河床式取水构筑物与岸边式基本相同，利用伸入江河中的进水管和固定在河床上的取水头部取水的构筑物，称为河床式取水构筑物。河床式取水构筑物由取水头部、进水管、集水井（集水间）和泵房等部分组成。河水经取水头部的进水孔流人，沿进水管流至集水间，然后由泵抽走。集水间与泵房可以合建（图5.7），也可以分建（图5.8）。

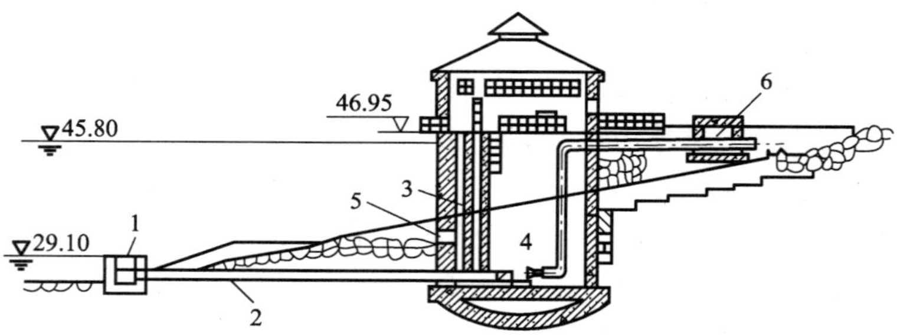

图5.7 河床式取水构筑物（集水间与泵房合建）

1—取水头部；2—自流管；3—集水井；4—泵房；5—进水孔；6—闸门井

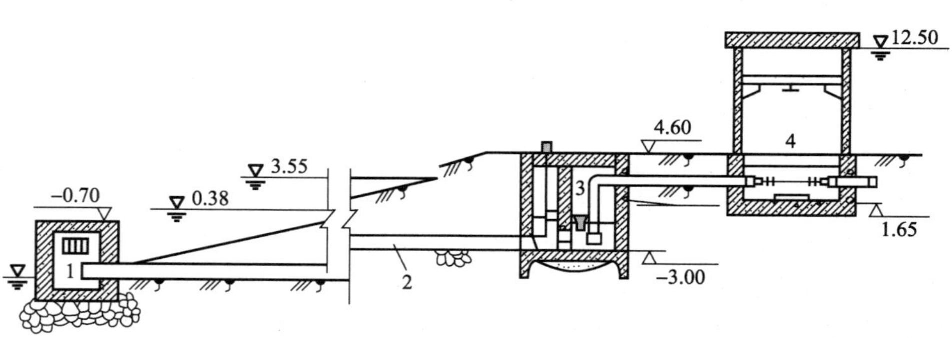

图5.8 河床式取水构筑物（集水间与泵房分建）

1—取水头部；2—进水管；3—集水井；4—泵房

河床稳定，河岸较平坦，枯水期主流离岸较远，岸边水深不够或水质不好，但河中心具有足够水深或较好水质时，可采用河床式取水构筑物。

按照进水管形式的不同，河床式取水构筑物有以下类型。

1. 自流管取水

由于自流管淹没在水中，河水在重力作用下，从取水头部流入集水井，经格网进入吸水井，然后由水泵抽走，这种取水方式可合建（图 5.7）或分建（图 5.8）。在河流水位变幅较大，洪水期历时较长，水中含沙量较高时，为避免在洪水期引入底层含沙量较多的水，可在集水间壁上开设进水孔（图 5.7），或设置高位自流管，以便在洪水期取上层含沙量较少的水。

自流管取水的集水井设于河岸，可不受水流冲击和冰凌碰击，也可不影响河床水流；河水靠重力自流，工作较可靠；在非洪水期，利用自流管取得河心较好的水而在洪水期利用集水间壁上的进水孔或设置的高位自流管取得上层水质较好的水；冬季保温、防冻条件比岸边式好。但取水头部伸入河床，检修和清洗不便；敷设自流管时，开挖土石方量较大；洪水期河底易发生淤积，河水主流游荡不定，从而影响取水。

在河床较稳定，河岸平坦，主流距离河岸较远；河岸水深较浅且岸边水质较差；自流管埋深不大或在河岸可开挖隧道以敷设自流管等情况下从河中取水时适宜于采用自流管取水。

2. 虹吸管取水

图 5.9 为虹吸管式取水构筑物。河水从取水头部靠虹吸作用流至集水井中，然后由水泵抽走。当河水位高于虹吸管顶时，无须抽真空即可自流进水；当河水位低于虹吸管顶时，须先将虹吸管抽真空方可进水。

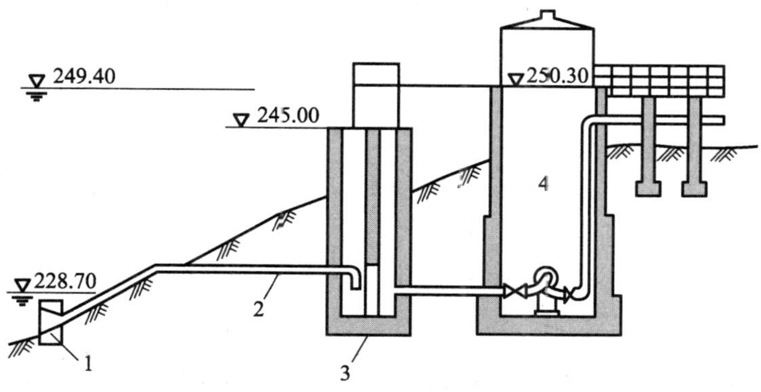

图 5.9　虹吸管式取水构筑物

1—取水头部；2—虹吸管；3—集水井；4—泵房

虹吸管取水利用虹吸高度（虹吸管高度最大可达 7m），减小管道埋深，减少水下施工的施工量和自流管的大量开挖，缩短工期，节约投资。但虹吸管对管材及施工质量要求较高，运行管理要求严格，并须保证严密不漏气；需要装置真空设备；虹吸管管路相对较长，容积也大，真空引水水泵启动时间较长，工作可靠性不如自流管。

在河水水位变幅较大，河滩宽阔，河岸较高，自流管埋设较深；枯水期主流离岸较远而水位较低；管道需要穿越防洪堤等情况下从河中取水时适宜于采用虹吸管取水。

3. 水泵直接吸水

图5.10为水泵直接吸水式取水构筑物。不设集水井，水泵吸水管直接伸入河中取水。该取水方式在高于取水水位时，情形与自流管相似；在低于取水水位时，情形则与虹吸管引水相似，设计应考虑按自流管或虹吸管处理。

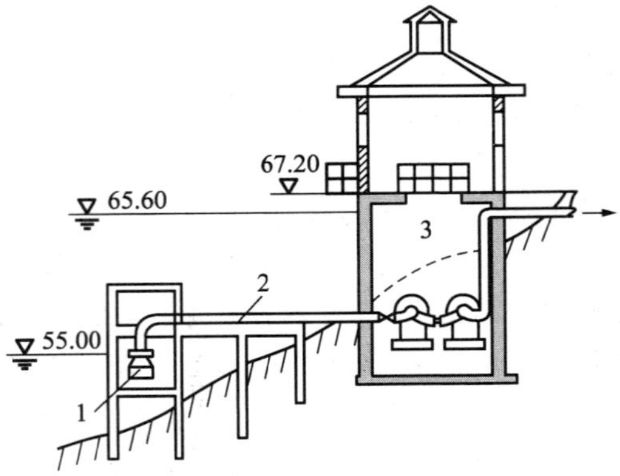

图5.10 水泵直接吸水式取水构筑物

1—取水头部；2—水泵吸水管；3—泵房

由于不设集水井，利用水泵吸水高度，可以减小水泵房埋深，结构简单，施工方便，造价较低。但要求施工质量较高，不允许吸水管漏气；在河流泥沙颗粒较大时，易受堵塞且对水泵叶轮磨损较快。

水泵直吸水宜在河水水质较好、水位变幅不大、水中漂浮杂质少、取水量小、吸水管不长且不需要设格网的中小型取水泵房使用。

4. 桥墩式取水

桥墩式取水构筑物也称为江心式或岛式取水构筑物，整个取水构筑物建在水中，集水井与泵房合建，河水通过井壁的进水孔流人集水井，如图5.11所示。取水构筑物无进水管，免除进水管淤塞的担忧，需建与岸边联系的引桥。

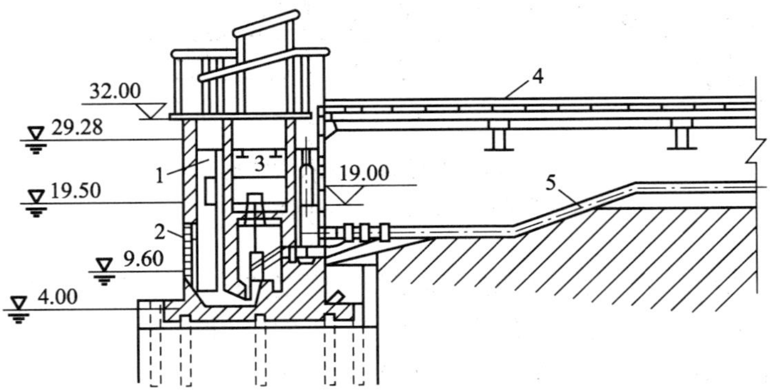

图5.11 桥墩式取水构筑物

1—集水井；2—进水孔；3—泵房；4—引桥；5—出水管

由于取水构筑物建在江内，缩小了水流过水断面，容易引起附近河床冲刷；基础埋深较大，施工复杂，造价昂贵，管理不便，影响航运，非特殊情况一般不采用。

大河的河床地质条件较好，含沙量较高，取水量较大，岸坡平缓，岸边无建泵房条件的情况下使用。

根据桥墩式取水构筑物取水泵房的结构形式和特点，泵房可分为湿井型、淹没型、瓶型、框架型等。

湿井型取水泵房如图 5.12 所示，采用深井泵取水，集水井设在泵房下部。其优点是结构简单，面积较小，造价较低，操作条件较好，但检修水泵时需吊装全部泵管，拆卸及安装工作量大。

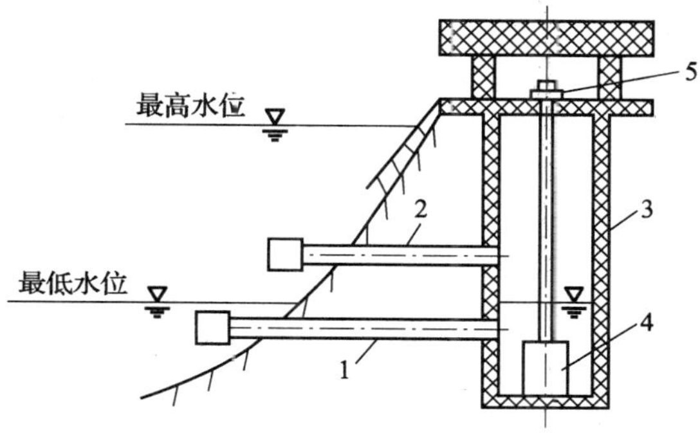

图 5.12 湿井型取水泵房

1—低位自流管；2—高位自流管；3—集水井；4—深水井；5—水泵电动机

淹没型取水泵房如图 5.13 所示。其优点是交通廊道沿岸坡地形修建，比较隐蔽，土石方量较少，构筑物所受浮力小，结构简单，造价较低，适宜在水位变幅较大，河岸平缓，岸坡稳定，洪水期历时不长，漂浮物较少时采用。泵房的通风和采光条件差，操作管理、设备检修以及运输不便，结构防渗要求高。

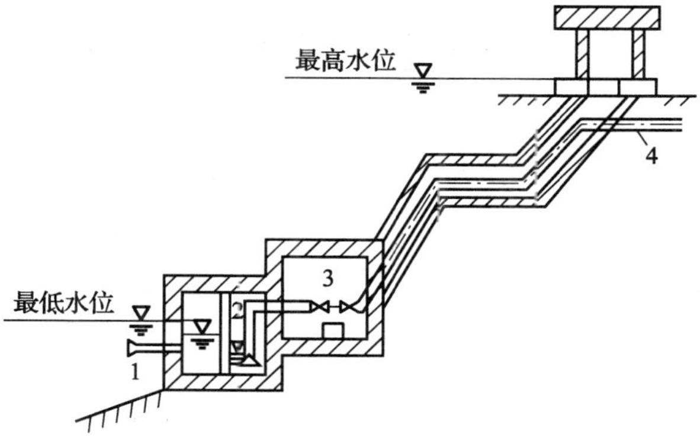

图 5.13 淹没型取水泵房

1—自流管；2—集水井；3—泵房；4—出水管

5. 河床式取水构筑物的构造

河床式取水构筑物是由泵房、集水间、进水管和取水头部组成。由于泵房和集水间与岸边式取水构筑物的泵房、进水间基本相同，因此只重点介绍取水头部和进水管。

（1）取水头部。

1）取水头部的形式和构造。取水头部的形式繁多，一般有管式、蘑菇式、鱼形罩式、箱式、桥墩式、岸边隧洞式、桩架式、纵向底流槽敞开式、活动式、斜板（管）式等。结构材料分有钢筋混凝土结构、钢结构、石砌结构等。

取水头部布置和形式的确定，除满足水流条件外，还应考虑地质、结构、施工、航运等因素。应尽量减少水流对于取水头部的阻力及局部冲刷，要防止因设置取水头部而产生泥沙淤积，或导致河床演变。在一些河床变迁严重、河水含沙量大的河流中设置取水头部时。应进行水工模型试验，以较合理地选取水头部的位置和形式。

a. 喇叭管式取水头部。喇叭管式取水头部一般采用钢结构，是设有格栅的金属喇叭管，用桩架或支墩固定在河床上，具有构造简单，造价较低，施工方便等优点。在河流水质较好的条件下，中小型取水构筑物采用较多。喇叭口式取水头部一般有顺水流式、水平式、垂直水流向上式和垂直水流向下式 4 种布置形式，如图 5. 14 所示。

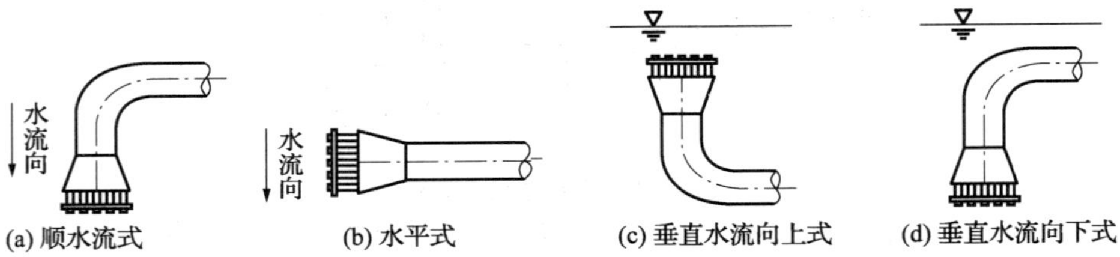

图 5. 14　喇叭管布置图

b. 蘑菇式取水头部。蘑菇式取水头部在向上的喇叭管上加金属帽盖，如图 5. 15 所

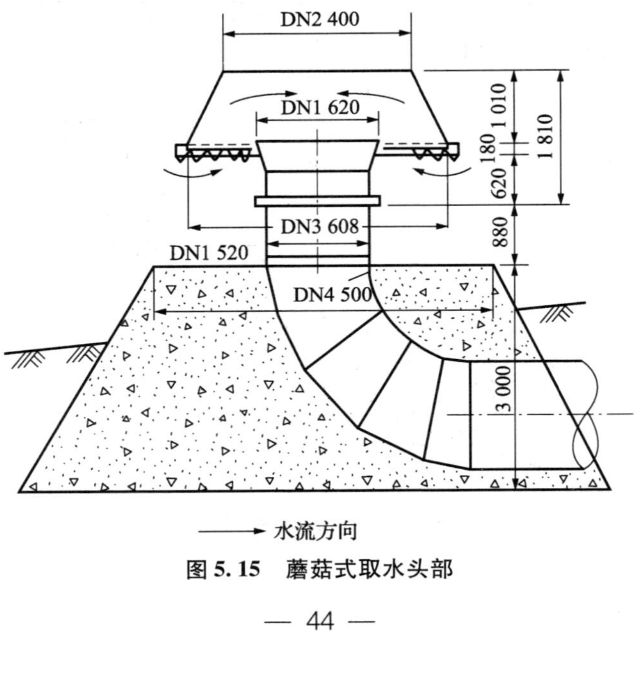

图 5. 15　蘑菇式取水头部

示。这种取水头部进水方向是自帽盖底下曲折流入，因进水时水层厚度最小，所以泥沙和悬浮物带入较少。由于其头部高度较大，所以只适用于设置在枯水期时仍有一定水深（>1m）的河流中的中小型取水构筑物。

c. 鱼形罩式取水头部。鱼形罩式取水头部，是改进的莲蓬头式，在筒身及其尾部圆锥头上钻有圆形孔眼，如图 5.16 所示。外形趋于流线型，进水面积大，进水孔流速小，水流阻力小，漂浮物难于吸附在罩上，可减轻水草堵塞。鱼形罩式取水头部适用于水泵直吸式的中、小型取水构筑物。

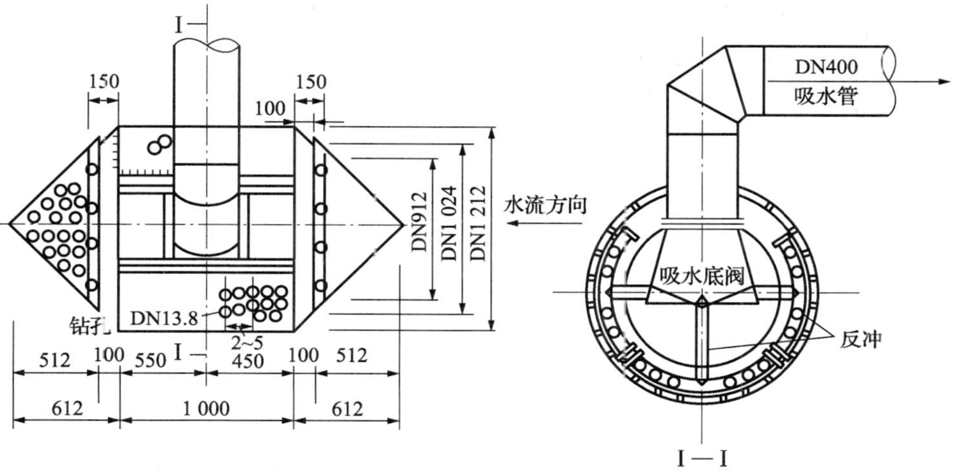

(a) 平面图　　(b) 剖面图

图 5.16　鱼形罩式取水头部

d. 箱式取水头部。箱式取水头部一般采用钢筋混凝土制成的箱子，安置在河底，从一侧设格栅进水，或在四周壁上开条缝进水，如图 5.17 所示。自流喇叭管设在箱内，由于进水总面积大（一般为自流管断面积的 10～15 倍），故能使泥沙进入箱内。箱式取水头部适用于水深较浅、含沙量不大，冬季潜冰较多的河流，在中小型取水工程中用得较多。

e. 斜板式取水头部。在取水头部设斜板，如图 5.18 所示。河水经过斜板时，粗颗粒泥沙即沉淀在斜板上，并滑落至河底，为河水所冲走。这种取水头部除沙效果较好，适用于粗颗粒泥沙较多的河流。

2）取水头部的设计。取水头部应满足以下要求：尽量减少吸入泥沙和漂浮物，防止头部周围河床冲刷，避免船只和木排碰撞，防止冰凌堵塞和冲击，便于施工，便于清洗检修等。因此，在设计中要考虑以下一些问题：

a. 取水头部的位置和朝向：取水头部应设在稳定河床的深槽主流，有足够的水深处。

为避免推移质泥沙，侧面进水孔的下缘应高出河底，一般不小于 0.5m、顶部进水孔应高出河底 1.0～1.5m 以上；取水头部进水孔的上缘在设计最低水位以下的淹没深度：当顶部进水时不小于 0.5m，侧面进水时不小于 0.3m，虹吸管和吸水管进水时，其上缘的淹没深度不小于 1.0m（避免吸入空气）。从顶部进水时，应考虑当进水流速大时产生被混而影响淹没深度。

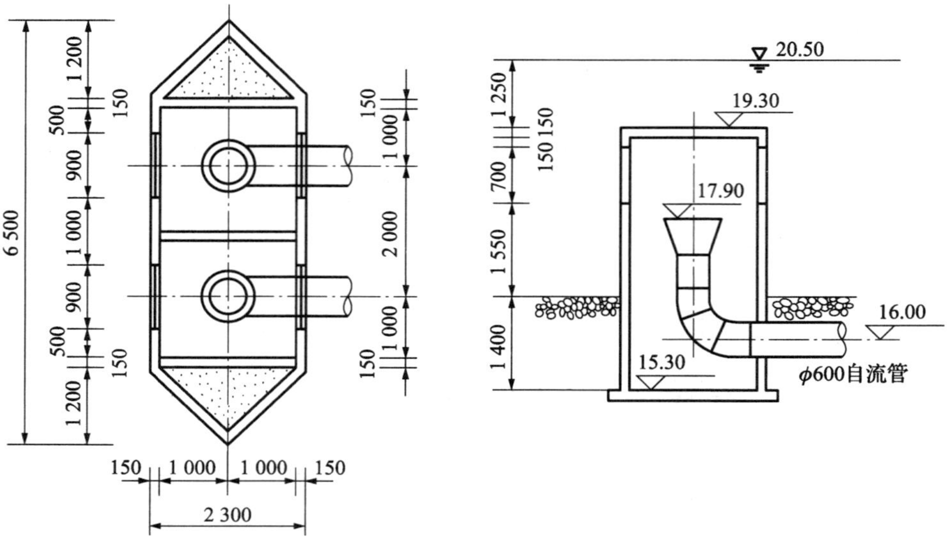

(a) 平面图　　(b) 剖面图

图 5.17　箱式取水头部

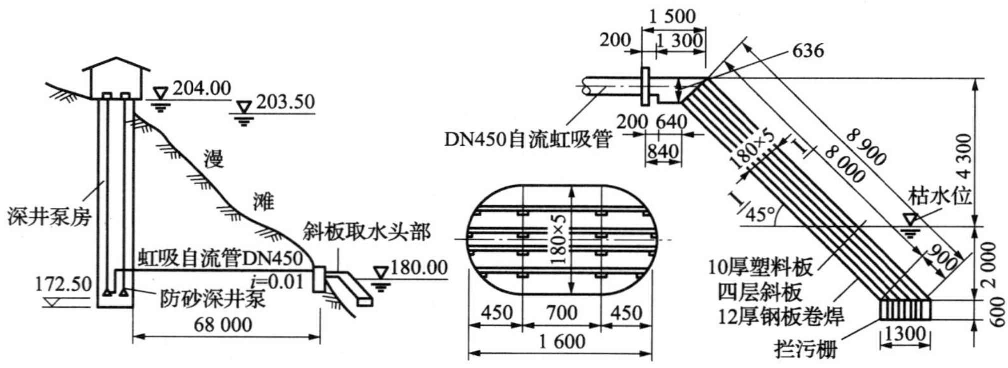

(a) 剖面图　　(b) Ⅰ—Ⅰ断面图　　(c) 斜板细部图

图 5.18　斜板式取水头部

b. 取水头部的外形与水流冲刷：为了减少取水头部对水的阻力，避免引起河床冲刷，取水头部应具有合理的外形，迎水面一端作成流线形，并使头部长轴与水流方向一致。流线形对水流阻力最小，但不便于施工和布置设备，实际应用较少。棱形、长圆形的水流阻力较小，常用于箱式取水头部。圆形水流阻力虽较大，但能较好的适应水流方向的变化，且施工较方便。

c. 进水孔流速和面积：进水孔的流速要选择恰当。流速过大，易带入泥沙、杂草和冰凌；流速过小，又会增大进水孔和取水头部的尺寸，增加造价和水流阻力。一般有冰絮时为0.1～0.3m/s，无冰絮时为0.2～0.6m/s。

（2）进水管。进水管一般不少于两根，当其中一根停止工作时，其余管仍能保证70%的设计流量。

进水管的管径应按正常供水时的设计水量和流速决定。管中流速不应低于泥沙颗粒的不淤流速，以免泥沙沉积；但也不宜过大，以免水头损失过大，增加集水间和泵房的深度。进水管的设计流速一般不小于0.6m/s。设计流速为：1～1.5m/s。当一根管检修时，流速允许达到1.5～2m/s。此外，冲洗流速也可达1.5～2m/s。

1）进水管的形式。

a. 自流管。自流管一般采用钢管、铸铁管或钢筋混凝土。自流管管顶应设在河床冲刷深度以下0.25～0.3m，不易冲刷的河床外，管顶的最小埋深应在河床以下0.5m。另外，考虑放空检修时管道不致因减少重量而上浮，因此埋深必须满足抗浮要求。

b. 虹吸管。虹吸管宜采用钢管，以保证密封不漏气。虹吸管的虹吸高度一般采用不大于4～6m，虹吸管进水端在设计最低水位下的淹没深度不小于1m，出水端至少应进入集水井最低动水位以下1m，以免空气进入。虹吸管应朝集水间方向上升，其最小坡度为0.003°～0.005°。每条虹吸管宜设置单独的真空管路，以免互相影响。

2）进水管的冲洗。管内可能淤积，这时应考虑冲洗措施。进水管的冲洗方法有顺冲、反冲两种。

a. 顺冲法。顺冲是关闭一部分进水管，使全部水量通过待冲的一根进水管，以加大流速的方法来实现冲洗；或在河流高水位时，先关闭进水管上的阀门，从该格集水间抽水至最低水位，然后迅速开启进水管阀门，利用河流与集水间的水位差来冲洗进水管。顺冲法比较简单，不需另设冲洗管道，但附在管壁上的泥沙难于冲掉，冲洗效果较差。

b. 反冲法。反冲是当河流水位低时，先关闭进水管末端阀门，将该格集水间充水至高水位，然后迅速开启阀门，利用集水间与河流的水位差来反冲进水管；或者将泵房内的水泵压水管与进水管连接，利用水泵压力水或高位水池来水进行反冲洗。这种方法冲洗效果较好，但管路较复杂。虹吸进水管还可在河流低水位时，利用破坏真空的办法进行反冲洗。

5.1.1.2.3 斗槽式取水构筑物

在岸边式或河床式取水构筑物之前设置“斗槽”进水口（图5.19），称为斗槽式取水构筑物。斗槽是在河流岸边用堤坝围成的，或者在岸内开挖的进水槽，目的在于减少泥沙和冰凌进入取水口。

因斗槽中流速较小，水中泥沙易于沉淀、潜冰易于上浮，从而减少泥沙和冰凌进入取水口，进一步改善水质。当河流含沙量大、冰凌严重，取水量要求大时宜采用斗槽式取水构筑物。按斗槽中水流方向与河水方向的关系有顺流式斗槽、逆流式斗槽、双流式斗槽（图5.19）。

1. 顺流式斗槽

斗槽中水流方向与河水流向基本一致。由于斗槽中的流速远小于河水的流速，一部分动能迅速转化为位能，在斗槽进口处形成壅水和横向环流，所以进入斗槽的水流主要是河流表层水。由于表层水含泥沙较少，含冰凌较多，因此顺流式斗槽适用于含泥沙甚多、而

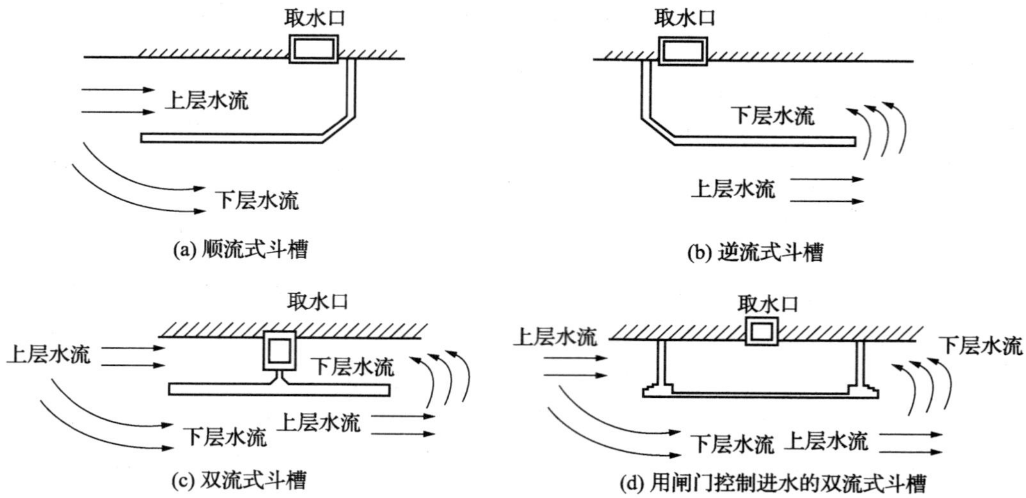

图 5.19　斗槽式取水构筑物

冰凌不严重的河流。

2. 逆流式斗槽

斗槽中水流方向与河水流向基本相反。由于河流水流在斗槽进口处受到抽吸，形成水位跌落，斗槽进口处的水位低于河流的水位，产生横向环流，故进入斗槽的水流主要是河流底层含冰凌较少、含泥沙较多的水，因此逆流式斗槽适用于冰凌严重，面泥沙较少的河流。

3. 双流式斗槽

当洪水季节含沙量大时，可开上游端闸门，顺流进水。当冬季冰凌严重时，可开下游端闸门，逆流进水。适用于河流含沙量较大而冰凌又严重时采用。

斗槽式取水构筑物要求岸边地质稳定，河水主流近岸，并应设在河流凹岸处。斗槽式取水构筑物施工量大造价高，槽内排泥困难，现较少采用。

5.1.1.3　移动式取水构筑物

5.1.1.3.1　浮船式取水构筑物

浮船式取水构筑物如图 5.20 所示，将取水设备直接安装在浮船上，浮船能随水位涨落而升降，可随河流主航道的变迁而移动。

浮船式取水构筑物一般由浮船、联络管、输水斜管、船与岸之间的交通联络设备、锚固设施等组成。浮船可采用木船、钢板船、钢网水泥船等。浮船一般制造成平底围船式，平面为矩形，横截面可为矩形或梯形。浮船的尺寸应根据设备及管路布置、操作及检修要求、浮船的稳定性等因素而定。目前，一般船宽多在 5 ~ 6m，船长与船宽之比 2∶1 ~ 3∶1，吃水深 0.5 ~ 1.0m，船体深 1.2 ~ 1.5m，船首、船尾长 2 ~ 3m。

浮船式取水构筑物的优点是工程用材少，投资小；无复杂的水下施工作业，又无大量

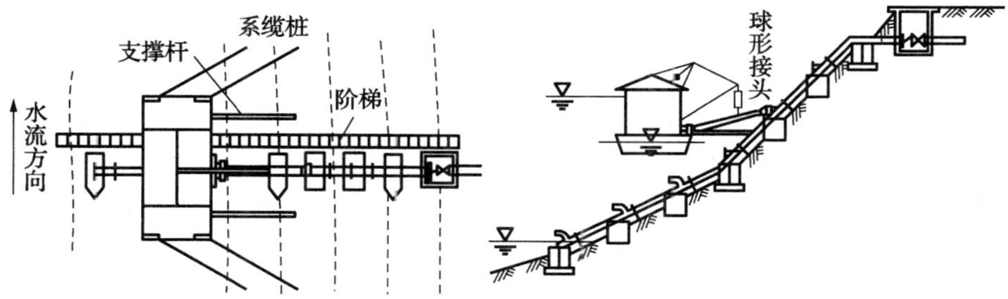

图 5.20 浮船式取水构筑物

的土石方工程，施工简单，基建费用较低；在河流水文和河床易变化的情况下，能经常取得含沙量小的表层水。但浮船式取水构筑物受风浪、航运、漂木及浮筏、河流流量、水位的急剧变化影响较大，安全可靠性差；取水需随水位的涨落拆换接头，移动船位，紧固缆绳，收放电线电缆，尤其水位变化幅度大的洪水期，操作管理更为频繁；浮船必须定期维护，且工作量大。

浮船式取水构筑物适用于河岸比较稳定，河床冲淤变化不大，岸坡角度在20°~30°；水位变化幅度在10~35m，枯水期水深不小于1.5~2m，河水涨落速度在2m/h以内；水流平缓，风浪不大；河流漂浮物少、无冰凌且不易受漂木、浮筏、船只等撞击条件下。

考虑供水规模、供水安全程度等因素，浮船的数量一般情况下不少于两只，若可间断供水或有足够容积的调节水池，可考虑设置一只。

1. 浮船式取水构筑物取水位置的选择

浮船式取水构筑物取水位置的选择应注意以下几点：

（1）河岸有适宜的坡度。岸坡过于平缓，不仅联络管增长，而且移船不方便，容易搁浅。采用摇臂式连接时，岸坡宜陡些。

（2）设在水流平缓、风浪小的地方，以利于浮船的锚固和减小颠簸。在水流湍急的河流上，浮船位置应避开急流和大回流区，并与航道保持一定距离。

（3）尽量避开河漫滩和浅滩地段。

2. 浮船式取水构筑物的布置

水泵在浮船上的竖向布置可为上承式[图5.21(a)]和下承式[图5.21(b)]。

上承式布置，水泵机组安装在甲板上。设备安装和操作方便，船体结构简单，通风条件较好，可适用于各种船体，但重心偏高，稳定性差。

下承式布置，水泵机组安装在甲板以下的船体骨架上，其重心低且稳定性好，可降低水泵的吸水高度。但下承式通风条件差，操作管理不便，因吸水管需穿越船舷，只适于钢板船。

水泵机组平面布置形式有纵向和横向布置（图5.22）。一般双吸泵多布置成纵向，单吸泵多布置成横向。机组布置时应考虑重心的位置，一般机组布置重心偏于吸水侧。

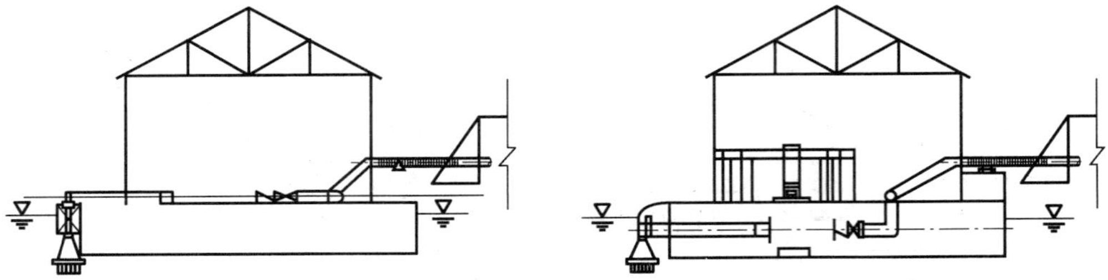

(a) 上承式浮船布置　　(b) 下承式浮船布置

图 5.21　浮船的竖向布置

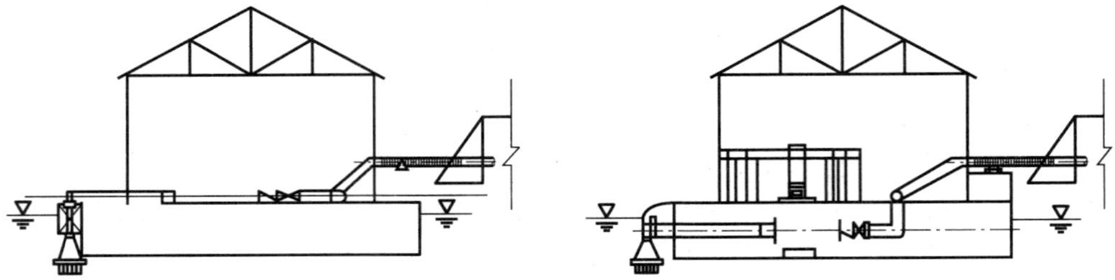

(a) 上承式浮船布置　　(b) 下承式浮船布置

图 5.22　浮船的竖向布置

3. 浮船的平衡与稳定

为了保证运行安全，浮船应在正常运转、风浪作用、移船、设备装运时均能保持平衡与稳定。首先应通过设备布置使浮船在正常运转时接近平衡。在其他情况下（如不平衡），可用平衡水箱或压舱重物来调整平衡。为保证操作安全，在移船和风浪作用时，浮船的最大横倾角以不超过 7°～8°为宜。为了防止沉船事故，应在船舱中设水密隔舱。

4. 联络管和输水管

浮船随河水涨落而升降，随风浪而摇摆，因此船上水泵压水管与岸边输水管之间的联络管应转动灵活。常用的连接方式有阶梯式和套筒式。

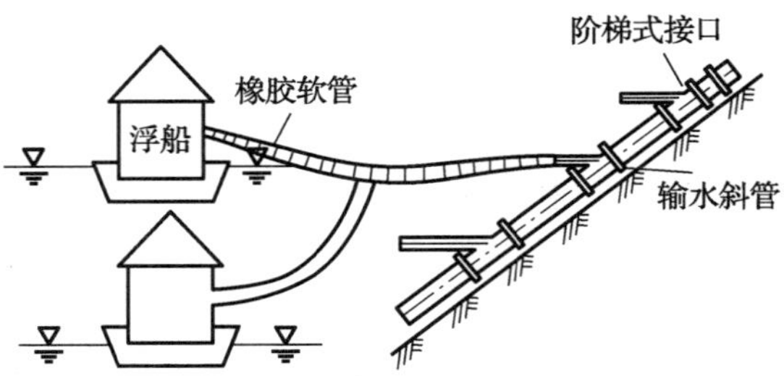

图 5.23　柔性联络管连接

（1）阶梯式连接。按选用连接管材的不同，又分为柔性连接和刚性连接：

1）柔性联络管连接。如图 5.23 所示，采用两端带有法兰接口的橡胶软管当联络管，管长一般 6～8m。橡胶软管使用灵活，接口方便，但承压一般不大于 490kPa，使用寿命较短，管径较小（一般为 350mm 以下），故适宜在水压和水量不大时采用。

2）刚性联络管连接。如图 5.24 所示，采用两端各有一个球形万向接头的焊接钢管作为联络管，管径一般在 350mm 以下，管长一般为 8～12m，钢管承压高，使用年限长，故采用较多。球形万向接头（图 5.25），转动灵活，使用方便，转角一般采用 11°~15°，制造较复杂。

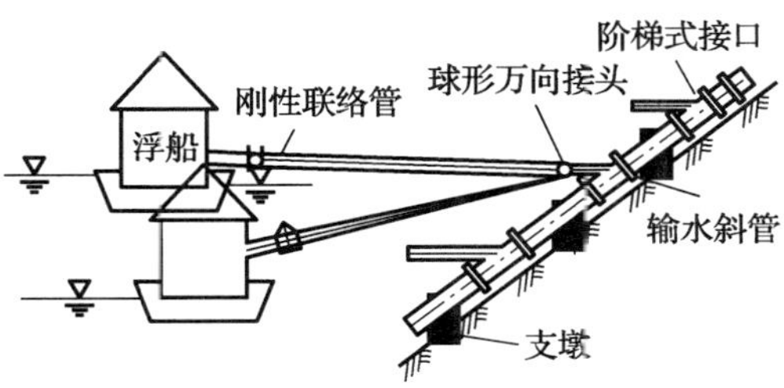

图 5.24　刚性联络管连接

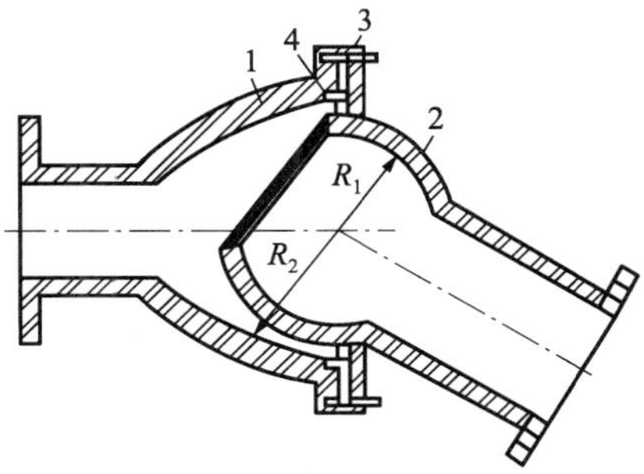

图 5.25　球形万向接头

1—外壳；2—球心；3—压盖；4—油麻填料

阶梯式连接，由于受联络管长度和球形接头转角的限制，在水位涨落超过一定范围时，就需移船和换接头，操作较麻烦，须短时间停止取水。但船靠岸较近，连接比较方便，可用在水位变幅较大的河流。

（2）套筒式连接。套筒式连接又可称为摇臂式连接。该连接的联络管由钢管和几个套管旋转接头组成。水位涨落时，联络管可以围绕岸边支墩上的固定接头转动。这种连接的优点是不需要拆换接头，不用经常移船，能适应河流水位的大幅涨落，管理方便，不中断供水，因此采用广泛。但洪水时浮船离岸较远，上下交通不便。

由于 1 个套筒接头只能在 1 个平面上转动，因此 1 根联络管上需要设置 5 个或 7 个套筒接头，才能适应浮船上下、左右摇摆运动。

图 5.26（a）为由 5 个套筒接头组成的摇臂式联络管。由于联络管偏心，两端套筒接头受到较大的扭力，接头填料易磨损漏水，从而降低接头转动的灵活性与严密性。这种接头只在水压较低、联络管重量不大时采用。

图 5.26（b）为由 7 个套筒接头组成的摇臂式联络管。这种连接，由于套筒接头处受力较均匀，增加了接头转动的灵活性与严密性，故能适应较高水压和较大水量的要求，并能使船体在远离岸边时，能做水平位移，以避开洪水主流及航运、漂木等的冲撞。

（3）输水管。输水管一般沿岸敷设。当采用阶梯式连接时，输水管上每隔一定距离设置叉管。叉管垂直高差取决于 U 形输水管的坡度、联络管长度、活动接头的有效转角等，一般在 1.5~2.0m。在常年低水位处布置第一个叉管，然后按高度差布置其余叉管。当有两条以上输水管时，各输水管上的叉管在高程上应交错布置，以便于浮船交错移位。

5. 浮船的锚固

浮船需用缆索、撑杆、锚链等锚固（图 5.27）。锚固方式根据浮船停靠位置的具体条件决定。用系缆索和撑杆将船固定在岸边，适宜在岸坡较陡，江面较窄，航运频繁，浮船靠近岸边时采用。在船首尾抛锚与岸边系留相结合的形式，锚固更为可靠，同时还便于浮船移动。它适用于岸坡较陡、河面较宽、航运较少的河段。在水流急、风浪大、浮船离岸较远时，除首尾抛锚外，还应增设角锚。

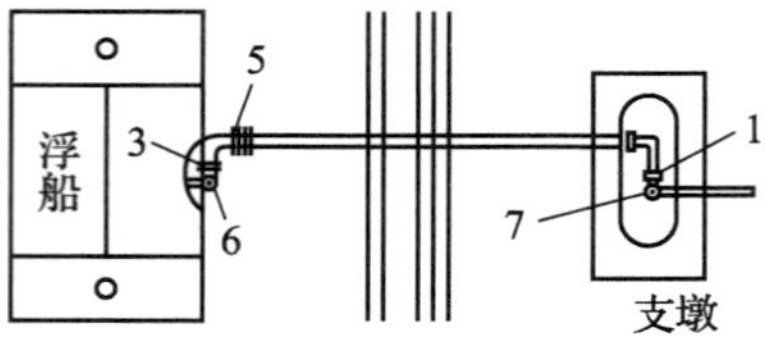

(a) 单摇臂联络管边接(Ⅰ)

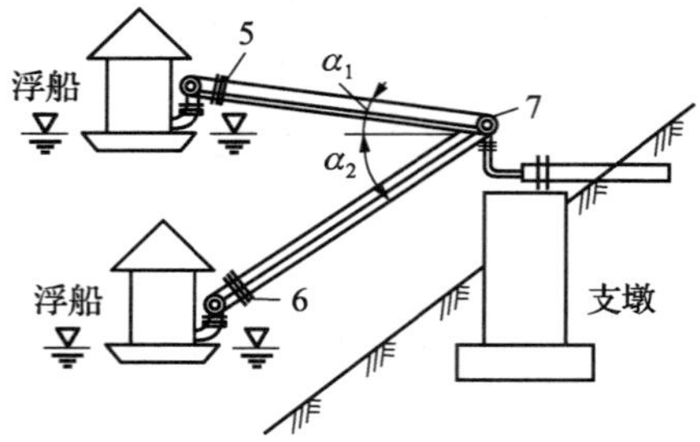

(b) 单摇臂联络管边接(Ⅱ)

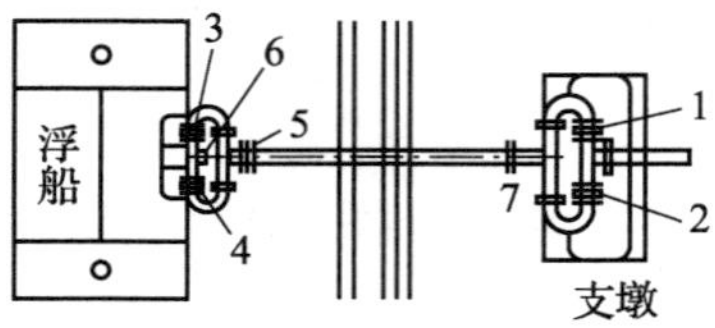

(c) 双摇臂联络管边接

图 5.26　套筒式连接

1—压盖；2—套筒；3—油麻填料；4—挡圈；5—短管；6—滚珠轴承；7—管座

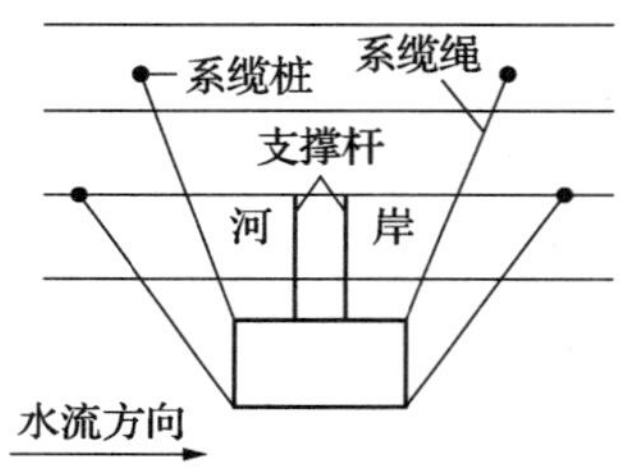

(a) 岸边系留式布置

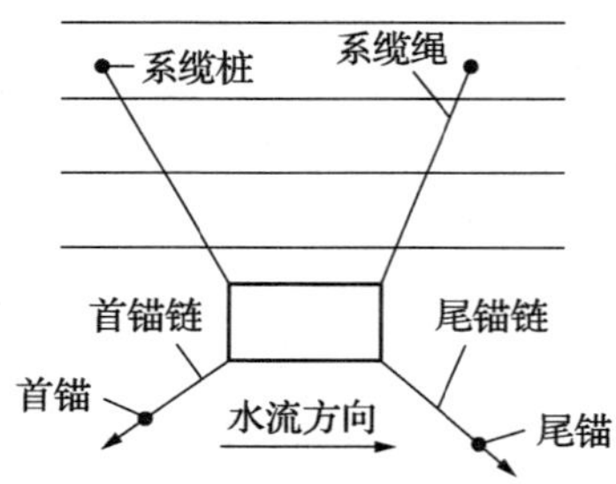

(b) 船首尾抛锚与岸边系留相结合布置

图 5.27　浮船式取水构筑物的锚固

5.1.1.3.2　缆车式取水构筑物

缆车式取水构筑物是用卷扬机绞动钢丝绳牵引泵车，使其沿坡道上升或下降以适应河水的涨落，从而取得较好的水质的水。由泵车、坡道或斜桥、输水管和牵引设备等部分组成，如图 5.28 所示。

缆车式取水构筑物的施工固定式取水构筑物简单，水下施工量小，工期短；投资小于固定式，但大于浮船式；比浮船式稳定，能适应较大风浪。但只能取岸边表层水，水质较差；生产管理人员较固定式多，移车困难，安全性差；取水位置固定，需经常按水位涨落拆转接头，在水位变化较大的情况下，不如浮船取水机动灵活；泵车内面积和空间较小，工作条件较差。

适用条件为河水涨落在 10 ~ 35m，涨落速度不大于 2m/h；河床比较稳定，河岸地质条件较好，且岸坡有适宜的角度（一般在 10° ~ 28°）；河段顺直，靠近主流；河流漂浮物

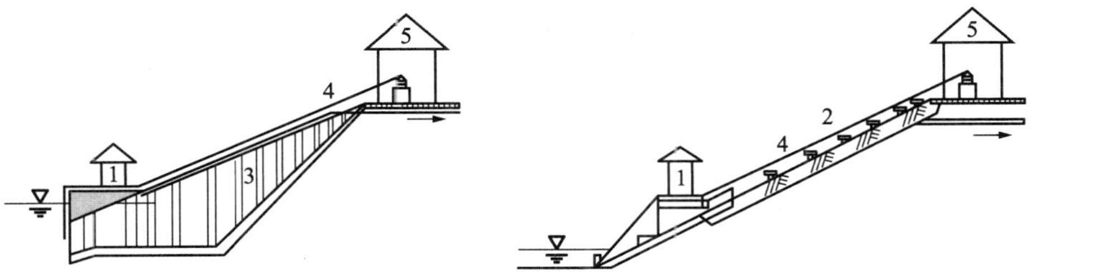

(a) 斜桥式　　(b) 斜坡式

图 5.28　缆车式取水构筑物

1—泵车；2—坡道；3—支墩；4—输水管；5—绞车房

较少、无冰凌且不易受漂木、浮筏、船只等撞击。缆车式取水构筑物各部分构造如图5.28所示。

1. 泵车与水泵

当取水量不大允许中断供水时，可考虑采用一部泵车。当供水量较大、供水可靠性要求较高时，应考虑选用两部或两部以上的泵车，每部泵车选用2～3台水泵。泵车上的水泵宜选用吸水高度不小于4m、$Q—H$特性曲线较陡的水泵，以减少移车次数，并在河流水位变化时，取水量变化不致太大。

泵车的平面布置主要是机组与管路的布置。由于受坡道的倾角、轨距的影响，泵车尺寸不宜过大，小型泵车面积为12～20m^2。

小型水泵机组宜采用平行布置（图5.29），将机组直接布置在泵车的桁架上，使机组重心与泵车轴线重合，运转时振动小，稳定性好。大中型机组宜采用垂直布置（图5.30），机组重心落在两桁架之间，机组放在短腹杆处，振动较小。

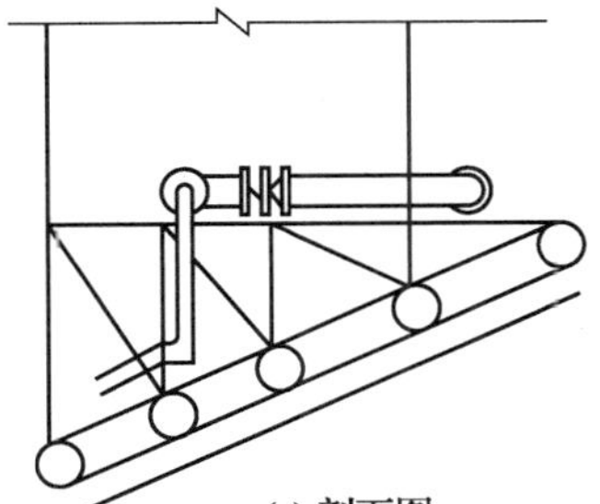

(a) 剖面图

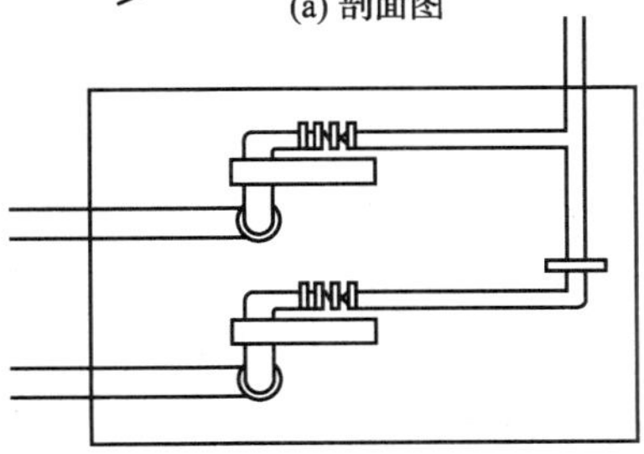

(b) 平面图

图 5.29　水泵平行布置的泵车

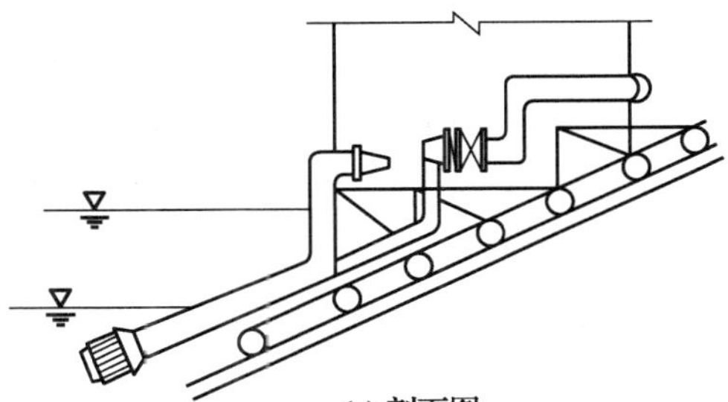

(a) 剖面图

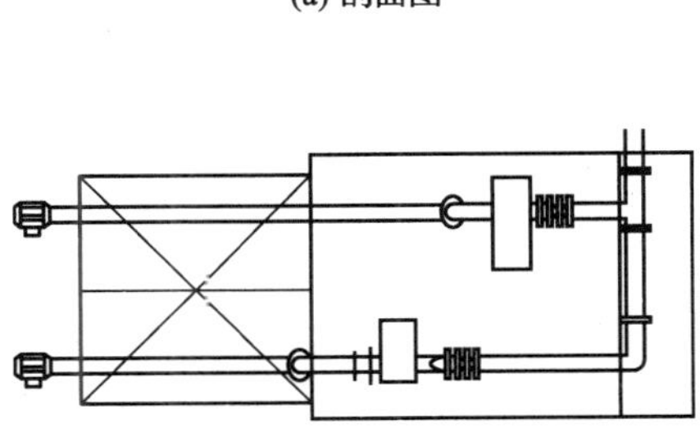

(b) 平面图

图 5.30　水泵垂直布置的泵车

泵车车厢净高，在无起吊设备时采用2.5～3.0m；有起吊设备时采用4.0～4.5m。泵车的下部车架为型钢组成的桁架结构，在主桁架的下节点处装有2～6对滚轮。

2. 坡道

坡道的坡度一般为10°～25°，有斜坡式和斜桥式（图5.28）。当岸边地质条件较好、坡度适宜时，可采用斜坡式坡道；当岸坡较陡或河岸地质条件较差时，可采用斜桥式坡道。

斜桥式坡道基础可做成整体式、框式挡土墙和钢筋混凝土框格式。坡道顶面应高出地面0.5m左右，以免积泥。斜桥式坡道一般采用钢筋混凝土多跨连续梁结构。

在坡道基础上敷设钢轨，当吸水管直径小于300mm时，轨距采用1.5～2.5m；当吸水管直径为300～500mm时，轨距采用2.8～4.0m。

坡道上除设有轨道外，还设有输水管、安全挂钩座、电缆沟、接管平台及行人道等。当坡道上有泥沙淤积时，应在尾车上设置冲沙管及喷嘴。

3. 输水管

一般一部泵车设置一根输水管。输水管沿斜坡或斜桥敷设。管上每隔一定距离设置叉管，以便与联络管相接。叉管的高差主要取决于水泵吸水高度和水位涨落速度，一般采用1～2m。当采用曲臂式联络管时，叉管高差可取2～4m。

在水泵出水管与叉管之间的联络管上需设置活动接头，以便移车时接口易于对准。动接头有橡胶软管、球形万向接头、套筒转接头和曲臂式活动接头等。橡胶软管使用灵活，但使用寿命较短，一般用于管径300mm以下。套筒接头由1～3个旋转套管组成（图5.31），装拆接口较方便，使用寿命较长，应用较广。

4. 牵引设备及安全装置

牵引设备由绞车及连接泵车和绞车的钢丝绳组成。轿车一般设置在洪水位以上岸边的绞车放内。牵引力在50kN以上时宜用电动绞车。

为了保证泵车运行安全，在绞车和泵车上都必须设置制动保险装置。绞车制动装置有电磁铁刹车和手刹车，而以两者并用较安全。泵车在固定时，一般采用螺栓夹板式保险卡或钢杆安全挂钩作为安全装置，前者多用于小型泵车，后者多用于大中型泵车。泵车在移动时一般采用钢丝绳挂钩作为安全装置，以免发生事故。

5.1.1.4 湖泊和水库取水构筑物

5.1.1.4.1 湖泊和水库的水文、水质特征

1. 水量与水位

湖泊、水库的水位与其蓄水量有关，而蓄水量一般呈季节性变化，一般夏秋季节出现最高水位，冬末春初则为最低水位。水位变化除与蓄水量有关外，还会受风向与风速的影响。在风的作用下，向风岸水位上升，而背风岸水位则下降。水位的变化幅度，在不同的湖泊、水库，又有其不同的特点。一般情况下，湖泊流域面积与自身水体表面积的比值越大，水位变幅越大；蓄水构造越窄、越深，水位变幅越大。人工水库较天然湖泊水位变幅大。

2. 水生生物

由于湖泊、水库中的水流流动缓慢，阳光照射使水面表层温度较高，有利于水生生物的生长，水生生物十分丰富。水生生物的存在使水的色度增加，且产生臭味。在风的作用下，一些漂浮物聚集在下风向，可造成取水构筑物的阻塞。

3. 沉淀作用

湖泊、水库具有良好的沉淀作用，水中泥沙含量低，浊度变化不大。但在河流入口处，由于水流突然变缓，易形成大量淤积。河流挟沙量越大，淤积现象越严重。一般取水口应考虑设在淤积影响小的位置。

4. 含盐量

湖泊、水库的水质与补给水水源的水质、水量流入和流出的平衡关系、蒸发量的大小、蓄水构造的岩性等有关。一般用于给水水源的多为淡水湖，水质基本上具有内陆淡水的特点。不同的湖泊或水库，水体的化学成分不同。对同一湖泊或水库，位置不同，水体的化学成分和含盐量也不一样。

5. 风浪

湖泊或水库水面宽广，在风的作用下常会产生较大的浪涌现象。由于水的浸润和浪击作用，可以造成岸基崩塌，在迎风岸这种现象更为明显。

5.1.1.4.2　湖泊和水库取水构筑物位置选择

取水构筑物位置选择应注意以下几点：

（1）不要选择在湖岸芦苇丛生处附近。一般在这些区域有机物丰富，水生生物较多，水质较差，尤其是螺丝类软体水底动物会吸附在进水孔上，产生严重的堵塞现象。

（2）不要选择在夏季主风向的向风面的凹岸处。这些位置有大量的浮游生物聚集，并且死亡的残骸沉入湖底腐烂后，是水质恶化，水的色度增加，且产生臭味。

（3）为了防止泥沙淤积取水头部，取水构筑物的位置应远离支流的汇入口，应选在靠近大坝附近，这里水深较大，水的浊度也较小，也不易出现泥沙淤积现象。

（4）取水构筑物应建在坡度较小、岸高不大的基岩或植被完整的湖边或库边，其稳定性较好。

5.1.1.4.3　湖泊和水库取水构筑物的类型

1. 隧洞式取水和引流明渠取水

在水深大于 10m 的湖泊或水库中取水可采用引水隧洞或引水明渠取水。隧洞式取水构筑物可采用水下岩塞爆破法施工（图 5.31），就是在选定的取水隧洞的下游端，先行挖掘修建引水隧洞，在接近湖底或库底的地方预留一定厚度的岩石——岩塞，最后采用水下爆破的办法，一次性炸掉预留岩塞，从而形成取水口。这一方法在国内外均获得采用。

2. 分层取水的取水构筑物

为避免水生生物及泥沙的影响，应在取水构筑物不同高度设置取水窗（图 5.32）。这种取水方式适宜于深水湖泊或水库。在不同季节、不同水深，深水湖泊或水库的水质相差较大。例如，在夏秋季节，表层水藻类较多，在秋末这些漂浮生物死亡沉积于库底或湖底，因腐烂而使水质恶化发臭。在汛期，暴雨后的地面径流带有大量泥沙流入湖泊水库，使水的浊度骤增，显然泥沙含量越靠近湖底库底越高。采用分层取水的方式，可以根据不同水深的水质情况，取得低浊度、低色度、无嗅的水。

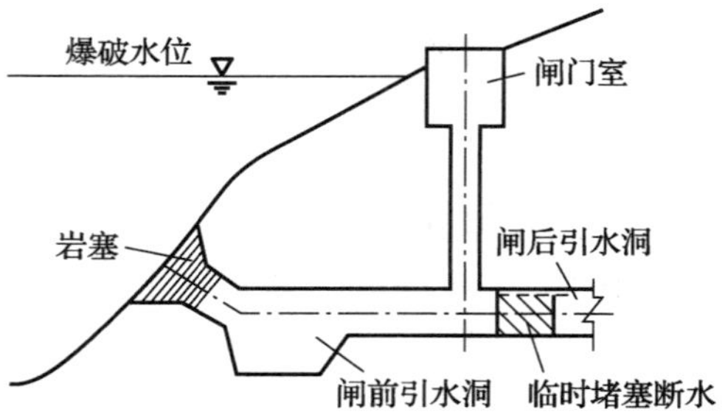

图 5.31　岩塞爆破法示意图

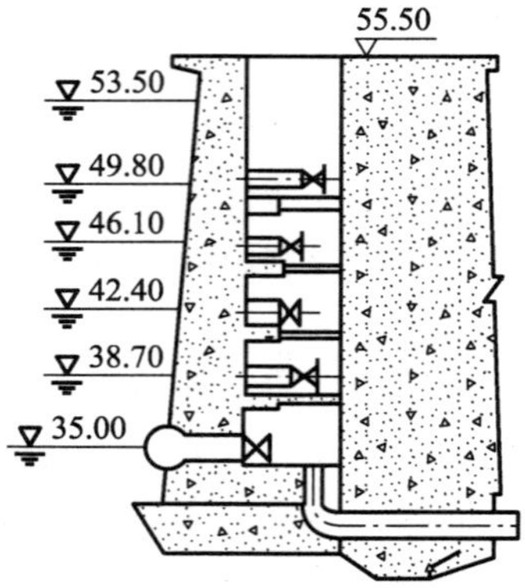

图 5.32　坝内合建式取水塔

3. 自流管式取水构筑物

在浅水湖泊和水库取水，一般采用自流管或虹吸管把水引入岸边深挖的吸水井内，然后水泵的吸水管直接从吸水井内抽水，泵房与吸水井既可台建，也可分建。图 5.33 为自流管合建式取水构筑物。

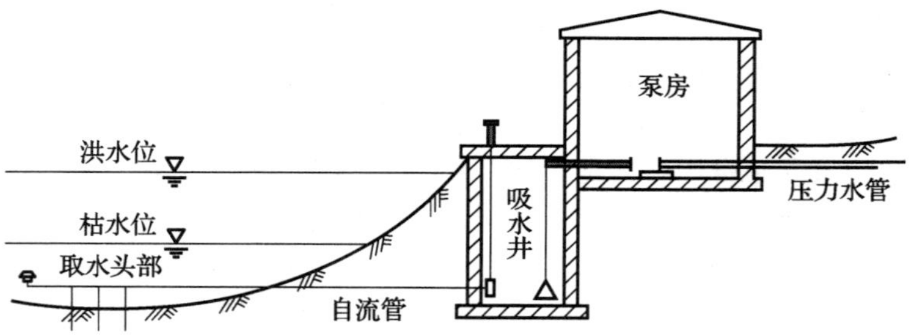

图 5.33　自流管合建式取水构筑物

5.1.1.5　山区浅水河流取水构筑物

5.1.1.5.1　山区河流及取水方式的特点

1. 山区河流的特点

（1）流量和水位变化幅度很大，水位波动幅度大，洪水持续时间不长。在枯水期内流量很小，水层很浅。有时出现多股细流，甚至地面断流。暴雨之后，山洪暴发，洪水流量可为枯水流量的数十、数百倍或更大。

（2）水质变化剧烈。枯水期水流清澈见底。暴雨后，水质骤然浑浊含沙量大，漂浮物多。雨过天晴，水又变清澈。

（3）河床常为砂卵石或岩石组成。河床坡度陡，比降大，有时甚至出现 1m 以上的，大滚石。

（4）北方某些山区河流潜冰（水内冰）期较长。

2. 山区取水方式的特点

（1）由于山区河流枯水期流量很小，因此取水量所占比例很大，可达 70% ~90% 。

（2）由于枯水期水层浅薄，因此取水深度不足，需要修筑低坝抬高水位或者采用底部进水等方式解决。

（3）由于洪水期推移质多，粒径大，因此修建取水构筑物时要考虑能将推移质顺利排除不致造成淤塞或冲击。

5.1.1.5.2　山区浅水河流取水构筑物形式

根据山区河流取水的特点，取水构筑物常采用低坝式活动坝和固定坝或底栏栅式。当河床为透水性良好的沙砾层，含水层较厚，水量较丰富时，也可采用大口井或渗渠取地下渗流水。

1. 低坝式取水

当山区河流取水深度不足、不通船、不放筏且推移质不多时，可在河流上修筑低坝来抬高水位和拦截足够的水量。低坝式取水有固定式和活动式两种。低坝式取水适用于小型山区河流。

（1）固定式低坝取水。固定式低坝取水枢纽由拦河低坝、冲沙间、进水闸或取水泵站等部分组成，其布置如图 5.34 所示。固定式拦河坝一般由混凝土或浆砌块石做成溢流坝形式，坝高 1 ~2m。

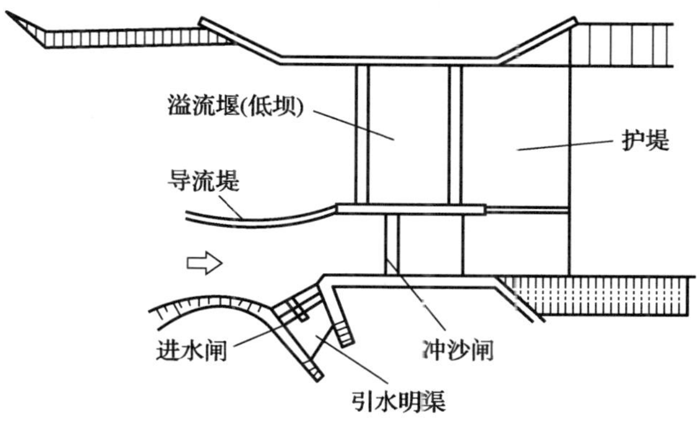

图 5.34　固定式低坝取水装置

坝的上游河床应用黏土或混凝土做防渗铺盖。当采型黏土铺盖时，还需在上面铺设 30 ~50cm 的砌石层加以保护。坝下游一定范围内也需用混凝土或浆砌块石铺筑护坦。护坦上有时设有齿栏，消力墩等辅助消能设施，防止河床冲刷。

冲沙闸设在溢流坝一侧，利用坝上下游的位差将坝上沉积的泥沙排至下游。进水闸的轴线与冲沙闸轴线的夹角为 30° ~60°，以便在取水的同时进行排沙，使含沙较少的表层水从正面进入进水闸，而含沙较多的底层水则从侧面由冲沙闸泄至下游。

（2）活动式低坝取水。低水头活动坝种类较多，如浮体闸（图 5.35），袋形橡胶坝（图 5.36），设有活动闸门（平板闸门或弧形闸门）的水闸、水力自动翻板闸等。

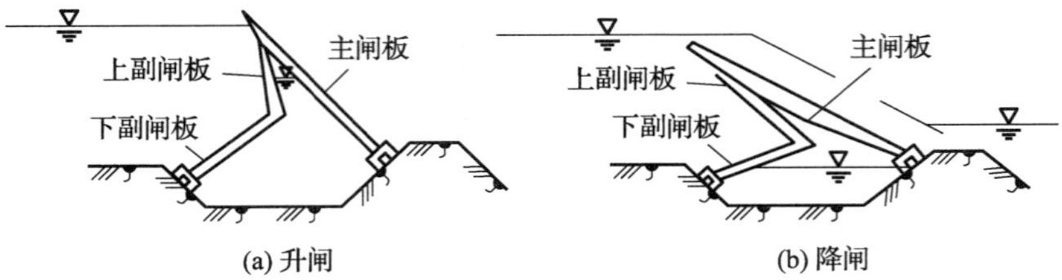

图 5.35　浮体闸升闸和降闸示意图

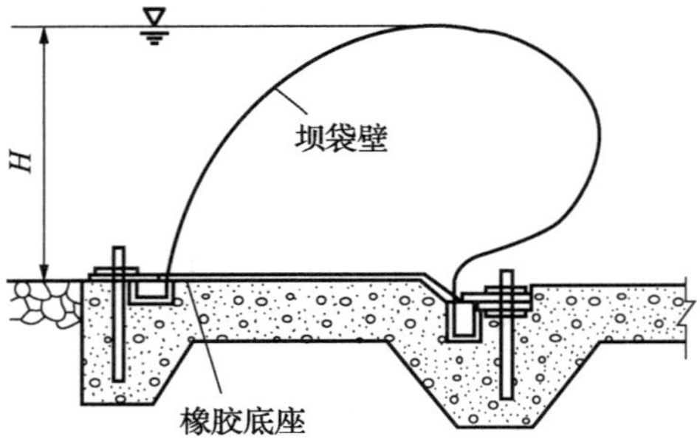

图 5.36　袋形橡胶坝断面

袋形橡胶坝是用合成纤维（尼龙、卡普隆，锦纶，维纶）织成的帆布，布面塑以橡胶，黏合成一个坝袋，锚固在坝基和边墙上，然后用水泥或空气冲胀，形成坝底挡水。当水和空气排除后，坝袋塌落便能泄水。

活动坝既能挡水又能泄水，在洪水期能减少上游淹没面积，且能便于冲走坝前沉积的泥沙，因此采用较多，但维护管理较复杂。

2. 底栏栅式取水构筑物

底栏栅式取水构筑物由拦河低坝、底栏栅、引水廊道、沉沙池、取水泵站等组成，如图 5.37 所示。

（1）拦河低坝：用以拦截水流，抬高水位。坝轴与水流垂直布置，坝身用混凝土或浆砌块石筑成。坝顶一般高出河底 0.5 ~ 1.0m。溢流坝段的顶面应较栏栅坝段的顶面高 0.3 ~ 0.5m，以便常水位时水流能全部从栏栅上通过。为防止冲刷，坝下游应做陡坡、护坦和消力设施。

（2）底栏栅：用以拦截水中大粒径推移质和漂浮物，不使其进入引水廊道。栏栅栅条断面以梯形为好不易堵塞和卡石。栅条宽度多为 8 ~ 25mm，栅条净距一般采用 6 ~ 10mm，最大为 20mm。为利于水流带动推移质顺利越过栏栅泄至下游，并减轻大石块对栏栅的冲击，栏栅应向下游以 0.1 ~ 0.2 的坡度敷设。

（3）引水廊道：一般采用矩形断面。水流按无压考虑，因此廊道内水面以上应留有

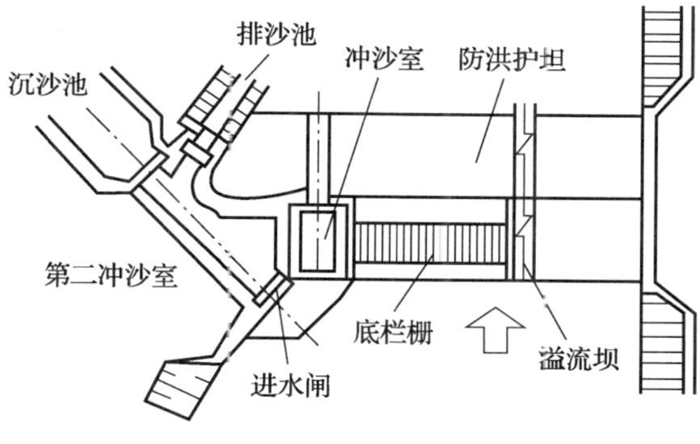

图 5.37 底栏栅式取水构筑物布置

0.2 ~ 0.3m 的保护高度。为避免泥沙淤积，廊道内的流速应从起端到末端逐渐增大，并应大于不淤流速。一般起端流速不小于 1.2m/s，末端流速不小于 2.0 ~ 3.0m/s。

（4）沉沙池：沉沙池用以去除水中粗颗粒泥沙可做成直线型或曲线型。直线型沉沙池一般为矩形，采用一格或两格，每格宽 1.5 ~ 2.0m，长 15 ~ 20m。起端水深 2.0 ~ 2.5m，底坡 0.1° ~ 0.2°。池中沉淀的泥沙利用水力定期冲走。

由于在低坝上设有顶部带栏栅的引水廊道河道，河水流经坝顶时，一部分水通过栏栅流入引水廊道，经过沉沙池去除粗颗粒泥沙后，再由水泵抽走，其余河水经坝顶溢流，并将大粒径推移质、漂浮物及冰凌带至下游。当取水量大、推移质多时，可在底栏栅一侧设置冲沙室和进水闸（或岸边进水口）。冲沙室用以排泄坝上游沉积的泥沙。进水闸用以在栏栅及引水廊道检修，或冬季河水较清时进水。它通过坝顶带栏栅的引水廊道取水。

底栏栅式取水构筑物适宜河床较窄、水深较浅、河底纵坡较大、大颗粒推移质特别多的山溪河流，且取水量占河水总量比例较大时的情况，一般建议取水量不超过河道最枯流量的 1/4 ~ 1/3。

5.1.2 地下水取水构筑物

地下水取水构筑物是给水工程的重要组成部分之一。它的任务是从地下水水源中取出合格的地下水，并送至水厂或用户。地下水取水工程研究的主要内容为地下水水源和地下水取水构筑物。由于地下水的类型、埋藏条件、含水层的性质等各不相同，开采和集取地下水的方法以及地下水取水构筑物的形式也各不相同。地下水取水构筑物按取水形式主要分为两类：垂直取水构筑物——井；水平取水构筑物——渠。井可用于开采浅层地下水，也可用于开采深层地下水，但主要用于开采较深层的地下水；渠主要依靠其较大的长度来集取浅层地下水。在我国，利用井集取地下水更为广泛。本节主要介绍地下水取水构筑物的类型、构造、形式、设计计算、施工技术及其运行管理方法。

5.1.2.1 垂直系统工程

垂直系统是指汲取地下水的主要建筑物的延伸方向与地表面基本垂直的一种汲取地下水的方式。这种形式的汲水建筑物适应于多种地质地形条件，因此应用最广泛、最普及。

筒井、管井、大口井、轻型井等各种类型的水井都属于垂直系统。常见的井型如下。

5.1.2.1.1 管井

管井是一种直径较小、深度较大，由钢管、铸铁管、混凝土管或塑料管等管材加固而成的集水建筑物。随着凿井机具和提水工具的改进，通常采用水井钻机施工，水泵抽水，群众习惯称之为机井、深井，其结构如图 5.38 所示。管井由井室、井壁管、过滤器、沉沙管 4 部分组成。

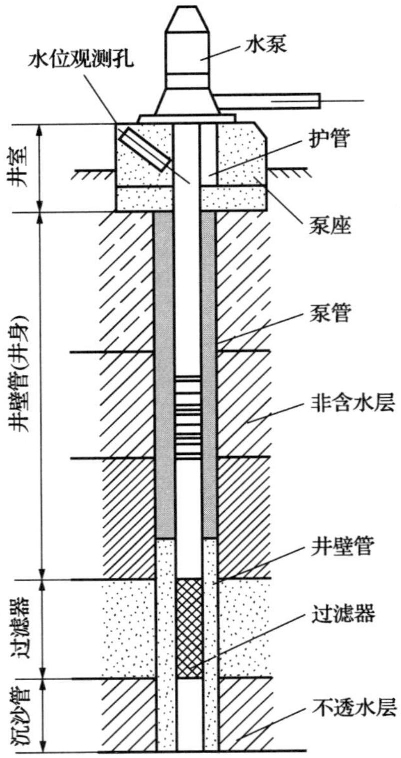

图 5.38　管井示意图

1. 井室

井室是用于安装各种设备（如水泵、电机、阀门及控制柜等）、保护井口免受污染和进行运行管理维护的场所。常见井室按所安装的抽水设备不同，可建成深井泵房、深井潜水泵房、卧式泵房等，其形式可为地面式、地下式或半地下式。为防止井室地面的积水进入井内，井口应高出地面0.3 ~0.5m。为防止地下含水层被污染，井口周围需用黏土或水泥等不透水材料封闭，其封闭深度不得小于 3m。井室应有一定的采光、通风、采暖、防水和防潮设施。

2. 井壁管

井壁管不透水，它主要安装在不需进水的岩土层段（如咸水含水层段、出水少的黏性土层段等），用以加固井壁、隔离不良（如水质较差、水头较低）的含水层。井壁管可以是铸铁管、钢管、钢筋混凝土管或塑料管，应具有足够的强度，能经受地层和人工充填物的侧压力，不易弯曲，内壁平滑圆整，经久耐用。当井深小于 250m 时，一般采用铸铁管；当井深小于 150m 时，一般采用钢筋混凝土管；当井深较小时可采用塑料管。井壁管内径应按出水量要求、水泵类型、吸水管外形尺寸等因素确定，通常大于或等于过滤器的内径，当采用潜水泵或深井泵扬水时，井壁管的内径应比水泵井下部分最大外径大 100mm。

在井壁管与井壁间的环形空间中填入不透水的黏土形成的隔水层，称作黏土封闭层。如在我国华北、西北地区，由于地层的中、上部为咸水层，所以需要利用管井开采地下深层含水层中的淡水。此时，为防止咸水沿着井壁管和井壁之间的环形空间流向填砾层，并通过填砾层进入井中，必须采用黏土封闭以隔绝咸水层。

3. 过滤器

过滤器是指直接连接于井壁管上，安装在含水层中，带有孔眼或缝隙的管段，是管井用以阻挡含水层中的沙粒进入井中，汲取地下水，并保持填砾层和含水层稳定的重要组成部分，俗称花管。过滤器的类型（图 5.39）：填砾过滤器、钢筋骨架过滤器、圆孔或条孔过滤器、缠丝过滤器、包网过滤器、砾石水泥过滤器等。填砾层高度应超过过滤器顶部

8～10m，以保证填砾层出现下沉，过滤层仍充满砾层。按过滤器是否贯穿整个含水层，可分为完整井和非完整井，其结构如图 5.40 所示。多个含水层可用多层过滤器管井。过滤器表面的进水孔尺寸，应与含水层土壤颗粒组成相适应，以保证其具有良好的透水性和阻沙性。过滤器的构造、材质、施工安装质量对管井的出水量大小、水质好坏（含沙量）和使用年限，起着决定性的作用。过滤器的基本要求是：有足够的强度和抗腐蚀性能，具有良好的透水性，能有效地阻挡含水层沙粒进入井中，并保持人工填砾层和含水层。

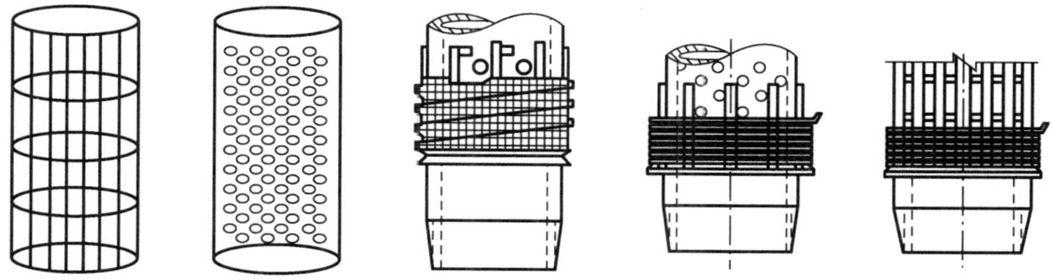

(a) 钢筋骨架　(b) 圆孔条空　(c) 包网　(c) 缠丝　(e) 缠丝

图 5.39　过滤器的类型

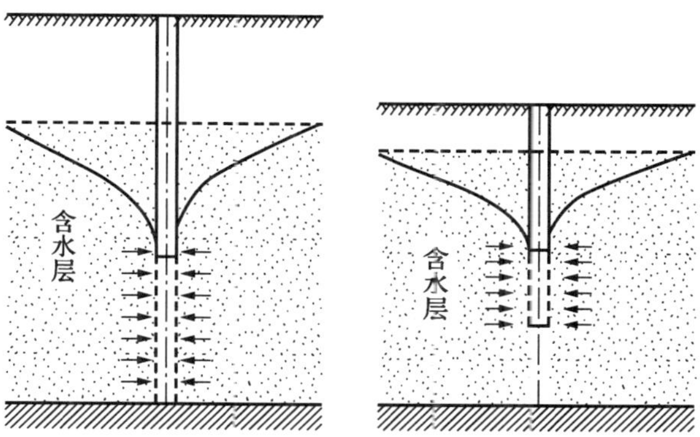

(a) 完整井　(b) 非完整井

图 5.40　完整井和非完整井示意图

为防止含水层沙粒进入井中，保持含水层的稳定，又能使地下水通畅地流入井中要在过滤器与井壁之间的环形空间内回填沙砾石。这种回填沙砾石形成的人工反滤层为填砾层。

4. 沉沙管

沉沙管接在过滤器的下面，用以沉淀进入井内的细小沙粒和自地下水中析出的沉淀物。沉淀管的长度为 2～10m，井深小于 10m，长度取 2m；井深大于 90m，长度取 10m。

在稳定的裂隙和岩溶基岩地层取水时，可不设过滤器。

井管直径与水文地质条件、单井出水量等因素有关，一般多为 200～450mm。管井深度可根据取水要求和当地的水文地质条件确定，一般农用管井的深度多为 50～100m，也有的达 200～300m，高温地热井可达 3 000m 以上。随着用水需要和钻井机具性能的提高，管井的深度也在不断增加。管井结构设计与施工包括管井结构、井管类型与连接、过滤器设计、井孔钻进、成井工艺等。成井工艺又包括电法测井、井管安装、填砾止水、洗井、抽水试验和成井验收等。

5.1.2.1.2 大口井

大口井由井径大而得名，多为人工开挖或半机械化施工，大口井是广泛用于开采浅层地下水的取水构筑物。一般井径大于1.5m即可视为大口井，常用大口井直径为3～6m，最大不宜超过10m。井深一般在15m以内。

大口井可分为完整大口井和非完整大口井，如图5.41和图5.42所示。完整大口井只有井壁进水，适用于含水层颗粒粗、厚度薄（5～8m）、埋深浅的含水层；在浅层含水层厚度较大（大于10m）时，应建造不完整大口井，井壁和井底均可进水，进水范围大，集水效果好，调节能力强，是较为常用的井型。

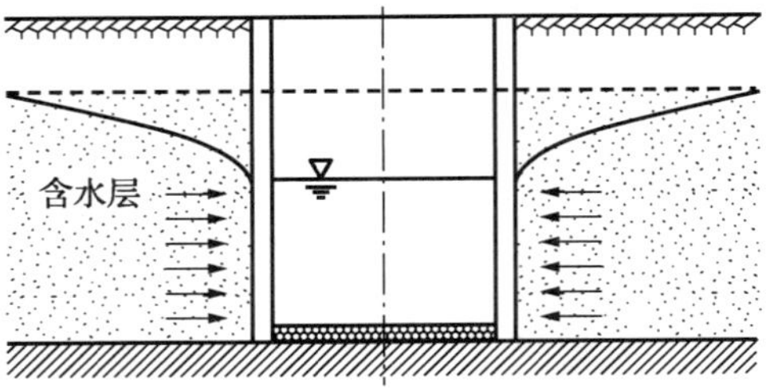

图5.41 完整大口井

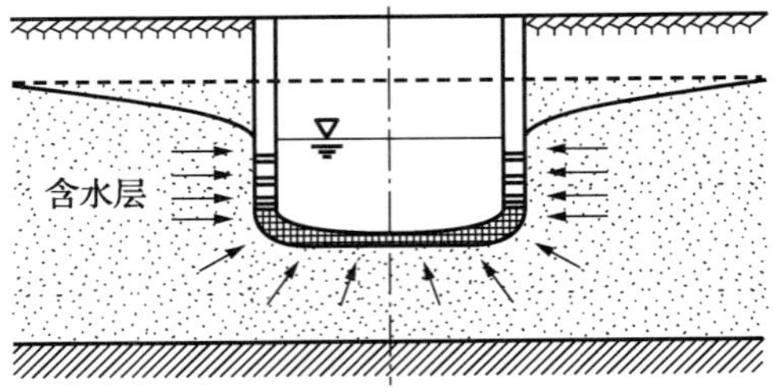

图5.42 非完整大口井

大口井具有出水量大，施工简单，就地取材，检修简易，使用年限较长等优点；但由于浅水水位变化幅度较大，对一些井深较浅的大口井来说常会因此而影响其单井出水量。另外由于大口井的井径较大，因而造井所用的材料和劳力也较多。大口井适用于地下水埋藏浅、含水层渗透性强、有丰富补给水源的山前洪积扇、河漫滩及一级阶地、干枯河床和古河道地段，以及浅层地下水铁、锰和侵蚀性二氧化碳含量较高对井管腐蚀大的地区。大口井可根据水文地质条件、施工方法和当地建材等因素选定圆筒形、阶梯形和缩径形。

大口井由3部分组成：井台、井筒、进水部分，如图5.43所示。

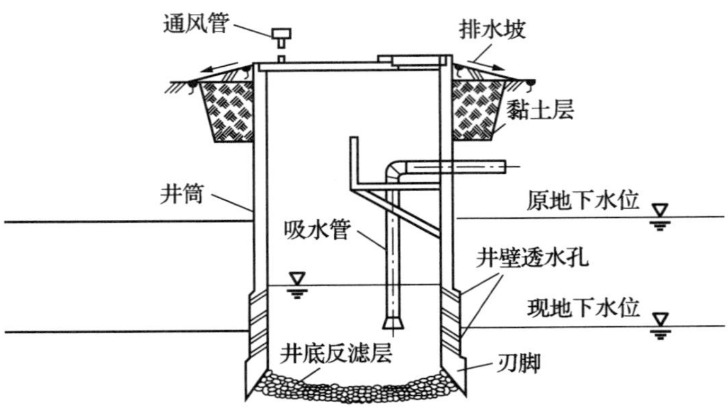

图5.43 大口井构造示意图

（1）井台。大口井地表以上部分，主要作用是防止洪水、污水以及杂物进入井内，井口应高出地表 0.5m 以上并在井口周边修建宽度为 1.5m 的排水坡。若覆盖层为透水层，排水坡下面还应填以厚度不小于 1.5m 的夯实土层。同时，还要考虑安装扬水设备等。

（2）井筒。进水部分以上的一段，通常用钢筋混凝土浇灌或砖、石砌筑而成，用以加固井壁与隔离不良水质的含水层。井筒一般多为空心圆柱体（圆管），井筒壁的厚度随造井材料不同而异，砖石井筒多为 24 ~ 50cm，钢筋混凝土井筒多为 24 ~ 40cm。

（3）进水部分。在含水层的部分，包括井壁进水和井底反滤层。常因造井材料不同，其结构也不一样。

1）井壁进水。井壁进水是在井壁上做成水平或倾斜的进水孔，斜孔倾斜角度不超过 45°。进水孔一般为圆形，直径为 100 ~ 200mm；也有做成矩形孔的，尺寸为 100mm × 200mm × 250mm。进水孔交错排列于井壁，其孔隙率在 15% 左右。为起到汲水滤沙作用，孔内装填一定级配的滤料，孔的两侧设置钢丝网，以防滤料流失。

井壁进水还可利用透水井壁，它可以用无砂混凝土制成，也可以用砖、块石和无砂混凝土砌块砌筑而成。无砂混凝土透水井壁制作方便、结构简单、造价低，但在粉、细沙含水层中和含铁地下水中易堵塞。

2）井底反滤层。为保持井底良好进水，通常井底铺设反滤层。反滤层一般为 3 ~ 4 层，成锅底状，滤料自下而上由细变粗，每层厚度 200 ~ 300mm，总厚度 0.75 ~ 1.2m。含水层为粉、细沙层时，反滤层的层数和厚度适当增加。由于刃脚处渗透压力较大，易涌沙，靠刃脚处滤层厚度应加厚 20% ~30% 。

除上述 3 部分以外，当大口井为完整井时，进水部分以下还应设沉沙部分，沉沙部分高度一般依地层颗粒大小级配情况而定，一般为 1 ~ 3m。

根据成井材料不同，大口井可分为石井、砖井、混凝土井、钢筋混凝土井等多种类型，目前农田灌溉中最常用的是砖石或加筋砖石以及混凝土或钢筋混凝土大口井。

钢筋混凝土井筒用于沉井法施工，井筒最下端设刃脚，刃脚外缘凸出井筒 5 ~ 10cm，井筒为圆形，受力条件好，节省材料。沉井法施工时，采用阶梯圆形井筒可减小下沉时的摩擦力。为便于井筒或进水井壁下沉，在井筒或进水井壁最下端应设置钢筋混凝土刃脚，在井身下沉时用以切削地层，刀刃与水平面的夹角约为 45° ~ 60°。为减小摩擦力，刃脚外缘应凸出井筒 5 ~ 10cm，刃脚高度为 50 ~ 100cm。刃脚通常在现场浇筑而成。

5.1.2.1.3 轻型井

轻型井是指直径小，深度不大，用塑料管等轻质材料加固井壁，用人力将带尖的铁管冲砸进地下或采用轻型小口径钻机施工的一种井型。直径一般为 75 ~ 150mm，深度多为 10 ~ 30m，最深不超过 50m，适合在地下水埋深小（最好不大于 5m）的平原或黄土地区。

5.1.2.2 水平系统工程

汲取地下水的主要建筑物的延伸方向，基本与地面平行，因此称为水平系统。水平系统集水建筑物只有在特定的水文地质条件下适用，其应用范围较垂直系统的要小。常见的有截潜流工程。

截潜流工程是指在河底的砂卵石层内，垂直河道主流方向修建一道截水墙，截住地下水（图 5.44）。同时在截水墙上游修筑集水廊道，将地下水汇集并引入集水井后输送给用户。截潜流工程主要适用于含大量卵石、砾石和沙的山区间歇性河流，或经常性断流却有较为丰富潜流的河流中上游，以及山前洪积扇溢出带或平原古河床、地下水位较高、潜流集中的地方。这些地区往往水井施工难度大或出水量较小，这时可采用截潜流工程取水。

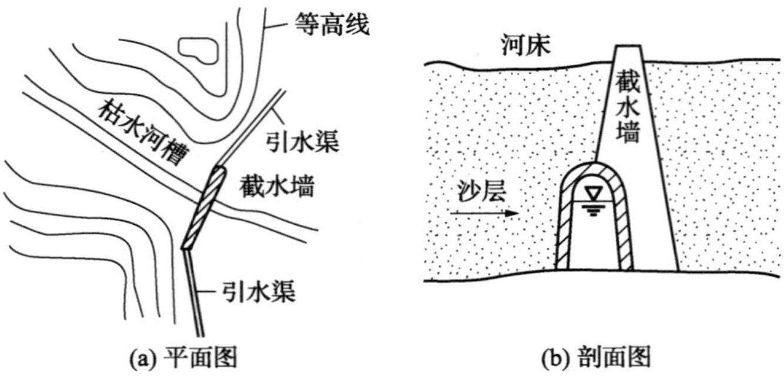

图 5.44　截潜流工程示意图

1. 截潜流工程的类型

按截潜流的完整程度，截潜流工程可分为完整式和非完整式两种。

（1）完整式。截水墙穿透含水层，与不透水层相连，将河床中的地下径流完全拦截。这种形式适用于砾卵石含水层厚度不大的河床中。

（2）非完整式。截水墙没有穿透含水层，只拦截了部分地下水径流，适用于河床中水层厚度较大或水量较充足的情况。非完整式截潜流工程按集水方式分为明沟式、暗管式和盲沟式 3 种类型。明沟式适用于流量较大的地区。暗管式适用于流量较小的地区。盲沟式指用卵、碎石回填的集水沟，适用于流量较小的地区。

2. 截潜流工程规划

截潜流工程地点的选择，关键是确定截水墙的位置。它关系到工程造价和取水工程的正常运行。工程地点的选择应考虑以下几方面。

（1）水量、水质要求。截潜流河段应有满足需要的地下径流量，且水质符合要求。

（2）地形要求。为节约成本，最好是选择在相对狭窄的河段，同时也要考虑输水和用水的方便。

（3）含水层条件为控制土方量、降低造价，含水层厚度不宜过大，以 3 ~ 5m 为宜。

（4）建筑材料。应有就地取材的条件，如石料、黏性土等。出于节约建筑材料和降低造价的目的，截水墙一般与河道的主流线方向垂直。为便于管理和检修，多将集水井、泵站和输水管线设置在河道的一侧，而另一侧一般不设任何工程建筑。通常，截潜流工程位置选在：①截潜流工程应选择在河床冲积层较厚、颗粒较粗的河段，并应避开不适水的夹层（如淤泥夹层之类）；②截潜流工程应选择在河流水力条件良好的河段，避免设在有壅水的河段和弯曲河段的凸岸，以防泥沙沉积，影响河床的渗透能力，但也要避开冲刷强烈的河岸，否则可能增加护岸工程费用；③截潜流工程应设在河床稳定的河岸，河床变迁，主流摆动不定，都会影响渗渠补给，导致出水量的降低。

3. 截潜流工程施工

（1）进（输）水管道施工。进（输）水管道施工应注意以下几点：①管沟的开挖断面要考虑截渗墙和管道的尺寸，并要便于安装施工；②管沟开挖要注意河床堆积物的稳定性，必要时应进行支护加固，以防坑壁坍塌；③防洪，如工程量大，短期内难以完成，则要考虑防洪措施，确保安全施工；④施工排水，开挖前要进行排水量校核计算，排水设备的能力必须满足排水要求．且要有备用排水设备。

（2）进（输）水廊道施工。廊道式截潜工程的施工方法大致可分两种：如潜水位较高时，多采用开挖明沟法；如潜水位埋深较大，开挖深度较深时，宜采用开挖地道法。施工中应特别注意开挖地层的稳定性，除特殊情况外，一般应护衬加固，防止坍塌，同时也要考虑施工排水问题。

5.1.2.3 联合系统工程

联合系统是指把垂直和水平集水系统联合起来，或将同一系统中的几种形式联合，共同完成集水目标的工程。联合系统主要有辐射井和引泉工程等。

5.1.2.3.1 辐射井

辐射井是由大口径的集水竖井和若干水平集水管联合构成的一种井型。其水平集水管在大口竖井的下部穿过井壁深入含水层中，由于水平集水管成辐射状分布，故称为辐射井。集水管平行于含水层，不受含水层厚度的限制，采集地下水的范围广，单井出水量大，调控能力强。辐射井是开采水位埋深浅、含水层薄而透水性差的黄土类地区地下水的理想井型。此类井型可以明显增大井的出水量，在砾卵石含水层中应用较多，因此辐射井的应用较广。

辐射井主要适用于以下条件：

（1）地下水埋藏浅、含水层透水性强，有丰富补给水源的粗沙、砾石和卵石地区。

（2）地下水埋藏浅、含水层透水性良好，有补给水源，含水层埋深在 30m 以内的粉、细、中沙地区。

（3）裂隙发育，厚度大于 20m 的黄土裂隙含水层。

（4）透水较弱，厚度小于 10m 的黏土裂隙含水层。

辐射井包括集水井和辐射管（孔）两部分，如图 5.45 所示。

集水井（竖井）外形相似于大口井，但它一般不直接从含水层进水。因此，除少数井底进水外，绝大多数集水井的井底、井壁是封死的，以利于施工和管理。集水井的用途是汇集由辐射管进来的地下水，便于安装提水机具，创造方便的提水条件，同时还可以作为辐射孔（管）施工的场所。集水井井径应根据水平钻机尺寸、施工与安装等因素确定，一般要求不小于 2.5m，但工程上多采用 3m，也有直径高达 6m。集水井井深应根据水文地质条件和设计出水量等因素确定。井底应比最低一层辐射管位置低 1～2m。根据黄土区辐射井的经验，黄土塬下的河谷阶地应保持水下深度 10～15m，黄土塬区应保持水下深度 15～20m。集水井多数深度为 10～20m，也有的深达 30m。集水井壁厚可参照大口井设计。

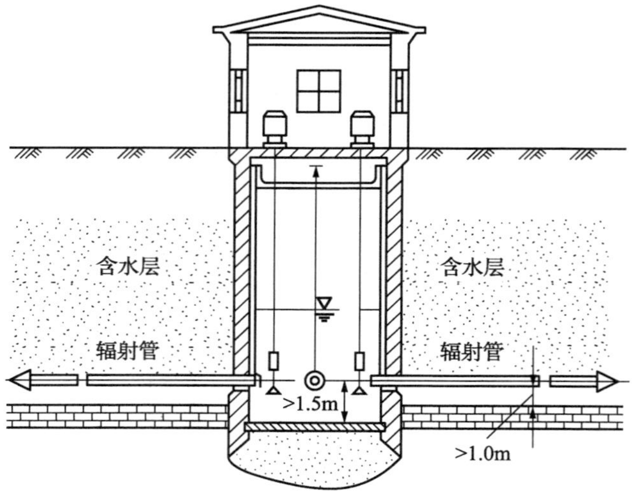

图 5.45　辐射井构造示意图

集水井多采用混凝土和钢筋混凝土井管。

辐射管均匀分布在井筒周围，适用于地下水埋深较浅的非承压水或埋深不大、水头不高的浅层承压水。松散含水层中的辐射孔中一般均穿入滤水管，而对坚固的裂隙岩层，可只打辐射孔而不加设辐射管。

辐射孔材质根据含水层地质条件确定：粗沙、卵砾石含水层，辐射管为预打孔眼的滤水钢管；粉、细、中沙含水层，辐射管为双螺纹无毒塑料滤水管。

管材直径大小与施工方法有密切关系。采用顶进法施工，滤水钢管外径一般为无缝管滤水孔，外径一般为 85 ~ 190mm，滤水孔直径一般为 6 ~ 8mm，开孔率一般为 3% ~ 8% 。采用套管法施工，滤水管外径一般为 60 ~ 70mm，开孔率一般为 1.4% ~ 3.0% 。

辐射管的长度，视含水层的富水性和施工条件而定。当含水层富水性差、施工容易时，辐射管宜长一些；反之，则短一些。目前生产中，在粗砾、卵砾石层中的辐射管长一般为 10 ~ 15m；粉、细、中沙含水层中的辐射管长一般为 15 ~ 30m；黄土裂隙含水层中辐射管长一般为 80 ~ 120m。

辐射管布置的形式和数量的多少，直接关系到辐射井出水量的多少与工程造价的高低，应密切结合当地水文地质条件与地面水体的分布以及它们之间的联系，因地制宜地加以确定。

在平面布置上，如在地形平坦的平原区和黄土塬区，常均匀对称布设 6 ~ 8 根；如地下水力坡度较陡、流速较大时，辐射管较多布置在上游半圆周范围内，下游半圆周范围内布设较少；在汇水洼地、河流变道和河湖库塘岸边，辐射管应布设在靠近地表水体一边，以充分集取地下水。

在垂直方向上，在沙、砾类等富水性好的含水层中，含水层厚度小于 10m，辐射滤水管布设一层；含水层厚度大于 10m，布设 2 ~ 3 层。黄土裂隙含水层中的辐射管一般布设一层；含水层厚度大的可布设 2 ~ 3 层。浅层黏土裂隙含水层辐射管，一般布设一层。辐射管位置应上下错开，最底层辐射管的水平位置应高出含水层底板 0.5m，最顶层辐射管应淹没在动水位以下，至少应保持在 3m 以上水头。辐射管应有一定的上倾角度（顺坡），以增加管内流速，减少淤积堵塞。在黄土类含水层中，坡度一般为 1/200～1/100。

5.1.2.3.2　引泉工程

引泉工程是指主要利用各种泉水的建筑物系统。泉水是地下水天然露头的一种特殊形式。要收集利用泉水，只能根据其自身的出露特点，而不能壅回或堵塞。这种工程的结构类型有引泉坑道和引泉蓄水建筑物等。

5.2　取水构筑物管理知识

5.2.1　地下水取水构筑物的运行管理

管井是农村饮水常用的一种取水建筑物，其井径较小，井深较大，汲取深层或浅层地下水。打入承压含水层的管井，如水头高出地面时，又称自流井。见图 5.46。

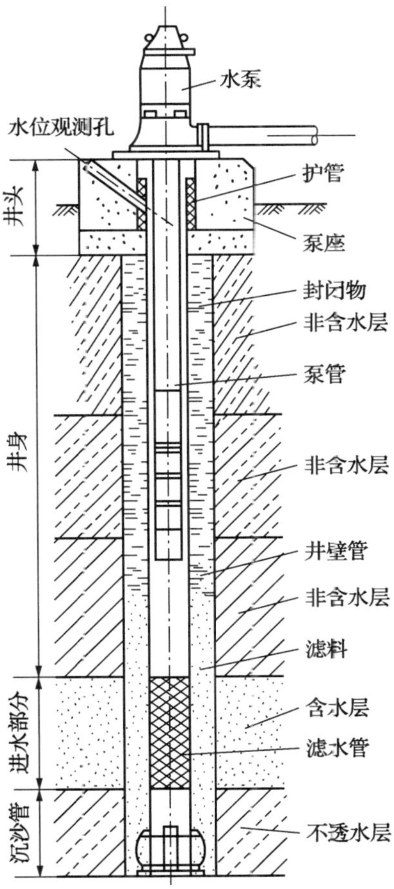

图 5.46　管井的一般构造示意图

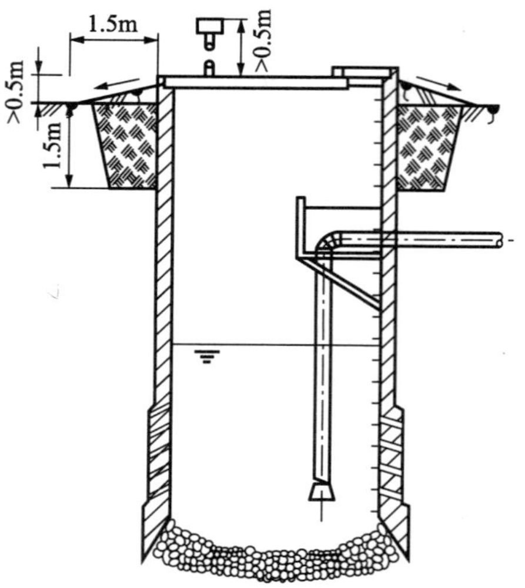

图 5.47　大口井示意图

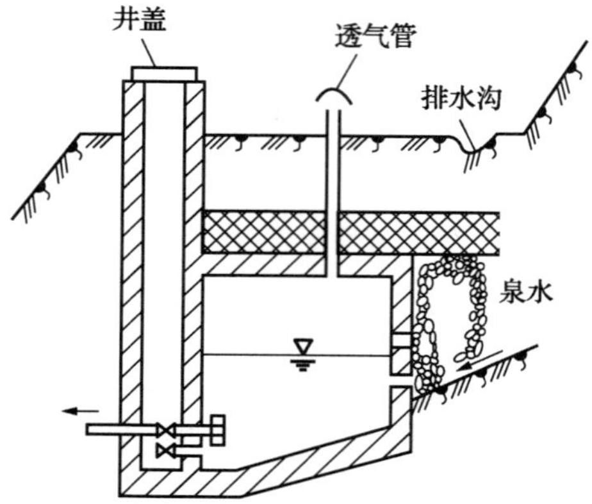

图 5.48　引泉池示意图

5.2.1.1　管井的保养与维护

1. 修井台防止地面水污染，有条件的地方应建泵房、保护管井。

2. 管井竣工投产运行之前或每次检修后，应进行消毒。取 1kg 的漂白粉用 24kg 水配成漂白粉溶液，先将一半倒入井中，稍倾，开动水泵，使出水带有氯味；停泵后将另一半漂白粉溶液倒入井中，用此含氯水浸泡井壁和泵管 24h，再开动水泵抽水，直到出水中的氯味全部消失后，即可正常使用。

3. 水泵抽水量应小于井的最大允许开采量，防止破坏含水层结构甚至造成井壁坍塌现象发生。

4. 每运行半年测定一次井深，发现井底淤积过多，井深变浅时，应及时用抽砂机或空压机进行清淤，以保证水质和水量。对管井清淤或洗井前应做好充分准备，尽量减少停泵时间。

5. 长期停用的管井，会增加堵塞、腐蚀的危险，并可能滋生菌类。管井停用期间，应每隔 15 ~20 天进行一次维护性抽水，每次 4 ~8h，以经常保持井内清洁。多个井中只需少量井运行时，宜采用轮回启动各井运行的方式。

6. 管井生产期间或停用时，都要每月测定一次动、静水位和相应的产水量、水的含砂量和水温，其他水质检测项目和频度按规定进行。

7. 操作管理人员宜相对固定．并严格遵守水泵机组的操作规程。

8. 管井技术档案

每眼管井都应建立技术档案，详细记录其出水景、水位、水温、水质及含砂量变化情况。如发现出水量减少、水位明显变化、大量涌砂或水质变坏等现象，应及时研究其原因并妥善处理，以保证正常运行。

9. 管井的故障分析

管井运行过程中，可能出现水位的变化和出水量减少等故障，其原因见表 5.1。

表 5.1　管井常见故障分析表

静水位	动水位	单位出水量	原　因
不变	比前次低	不变	水泵故障
比前次低	比前次低	不变	区域性水位下降
有时比前低	有时比前低	不变	受邻井抽水影响
不变	比前次低	减少	过滤器堵塞
比前次低	不变	不变	动水位以上井管损坏处漏水
比前次低	比前次低	减少	动水位以上井管损坏处漏水

5.2.1.2　大口井的保养与维护

1. 大口井（见图 5.47）在运行中，应严格控制不得超量开采，最高时抽水量不得大于允许开采量，尤其在地下水枯水期更应注意，超量开采会破坏过滤设施，导致井内大量涌砂，或使地下水含水层水位下降，含水层被疏干，致使大口井报废。

2. 大口井取水井壁和井底易于堵塞，应每月测定井内水位一次，及时发现堵塞，进行清淤。

3. 当大口井水位受到地表水及大气降水的影响而下降幅度较大时，可采取增加井深，井内凿管井或井内开挖吸水坑等方法加以调整。

4. 要在地下水影响半径范围内，注意污染观测，严格按照水源卫生防护的规定制定卫生管理制度。要特别注意防止周围地表水的侵入。

5. 注意井内卫生，井内要保持良好的卫生环境，经常换气并防止井壁微生物的生长。

5.2.1.3　引泉池的保养与维护

1. 引泉池（见图 5.48）应高出附近地面并加盖，运行时经常检查，避免风沙和雨水进入池内。

2. 每年对引泉池放空清洗，用漂粉液消毒一次，避免蚊虫滋生，保持泉池清洁。

3. 每年定期对引泉池附属闸阀活动一到二次，保持引泉池溢流管和排空管道的清洁。

5.2.2　地表水取水构筑物的运行管理

5.2.2.1　地表水取水构筑物的类型

由于水源种类、性质和取水条件不同，地表水取水构筑物有多种形式，一般分为固定式、移动式、山区浅水河流取水构筑物。

（1）固定式取水构筑物。多指分建式岸边取水构筑物（图 5.49），进水井与泵房分建。此种构筑物结构简单，施工容易，但操作管理较不便。

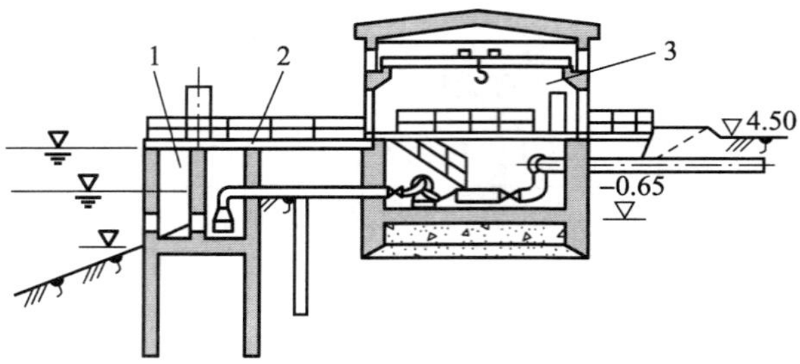

图 5.49　分建式岸边取水构筑物

1—进水井；2—引桥；3—泵房

（2）移动式取水构筑物。多指浮船式取水构筑物（图 5.50），取水泵安装在浮船上，由吸水管直接从河中取水，经连接管将水输入岸边输水斜管。它适用于河流水位变化幅度大、枯水期水深在 1m 以上、水流平稳、风浪小、停泊条件较好且冬季无冰凌、漂浮物少的情况。

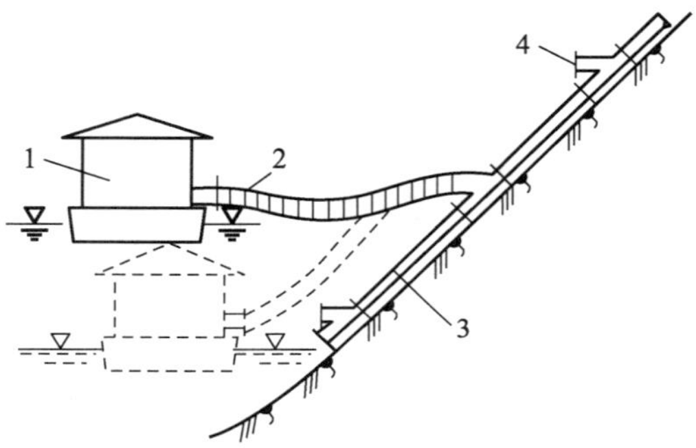

图 5.50　浮船式取水构筑物

1—浮船；2—橡胶软管；3—输水斜管；4—阶梯式接口

（3）山区浅水河流取水构筑物。多指固定式低坝取水构筑物（图 5.51），适用于枯水期河水流量小、水浅、不通航、不放筏且推移质不多的小型山溪河流。

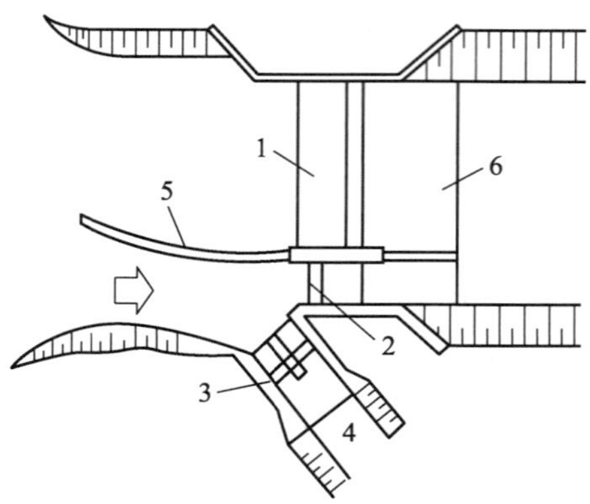

图 5.51　低坝取水构筑物

1—溢流坝（低坝）；2—冲砂闸；3—进水闸；4—引水明渠；5—导流埋下；6—护坦

5.2.2.2　地表水取水构筑物的运用与维护

1. 取水构筑物的运用与保养

（1）经常清除取水口外格栅处的藻类、杂草和其他漂浮物，每班至少巡视清除一次。

（2）藻类、杂草、漂浮物较多时应增加清除次数，格栅前后的水位差不得超过0.3m，以保证取水量和格栅安全。

（3）清除格栅前杂物时应有周密的安全措施，操作人员不得少于2人。

（4）冬季水源结冻的取水口，应有防结冰措施及解冻时防冰凌冲撞措施，以保证取水量和取水口的安全。

（5）应经常检查取水口设施所有传动部件、阀门运行情况，按规定加注润滑油、调整阀门填料并擦拭干净。

（6）应定期检查进水管、集水井是否淤积，进水管淤积可采用顺冲法或反冲法用水冲洗。

（7）应经常检查水位计、取水水表等仪表是否工作正常，每班记录仪表数据。

（8）应经常沿输水管线进行巡查，及时发现处理输水管和附件的漏水、失灵、丢失、管线占压等问题。

（9）制定取水构筑物的防洪、度汛预案，做好汛前检查与防汛物资储备。

2. 取水构筑物的维护

（1）对格栅、阀门及附属设备应每季度检查一次；长期开启和长期关闭的阀门每季度都应开关活动一次并进行保养，金属部件补刷油漆。

（2）对取水口的设施、设备，应每年检修一次，更换易损部件，修补局部破损的钢筋混凝土构筑物，油漆金属件，修缮房屋等。

（3）对进水口所在河、库位置的深度，应每年锤测一次，并做记录，发现变浅应及时进行清淤疏挖。

（4）每季度维修一次输水管线及其附属设施，保持其完好。

（5）对输水明渠要定期检查，及时清除淤积杂物、水草藻类，保证输水通畅和水质良好。

5.2.2.3　取水构筑物的运行与日常保养

1. 取水低坝

村镇供水中的山区溪沟做水源时，常用低坝取水方式，以提高取水水位和拦截足够的水量。低坝取水枢纽由拦河低坝、进水渠闸、冲沙闸、底栏栅、沉沙池或取水泵站等组成。

取水低坝管理应每日检查进水格栅或底栏栅的砂石淤积情况，及时进行清理。每日检查冲沙闸孔泥沙淤积情况，经常开闸冲淤。应定期检查沉沙池淤积情况，在汛期要每天检查，及时进行排泥。要检查坝基渗漏情况，发现渗漏采取打板桩、砌筑齿墙或灌浆等措施防渗。

2. 取水头部

取水头部是保证安全供水的重要组成部分。取水口要做到“五无三有”，即无任何排污口、无固定停泊船只、河道两侧无垃圾、水面无漂浮物、无畜禽水产养殖；有保护区长效管理制度、有专业管理人员、有保护标志牌。

取水头部的主要问题是进水孔眼极易被堵塞，危及安全运行，甚至无法取水。取水头部的防草一般是在取水头部附近的河面上设置防草浮堰和在进水孔处安装格栅。村镇供水工程的水厂取水头部可采用人工清理的方法，清理时要注意安全。

取水头部的防草要建立巡回检查制度，一般每天检查一次。在汛期，由于草木杂物比较多，还要增加检查次数，发现有堵塞现象要及时采取措施，以免延误。

岸边式泵站、河床式泵站的取水口在运行应符合下列规定：

（1）取水口上游至下游适当地段应装设明显的标志牌，在有船只来往的河道，还应在取水口上装设信号灯。

（2）取水口应设有格栅，并应有专人定时检查，有杂物时应及时清除处理。

（3）藻类、杂草较多的河、湖，应保证格栅前后的水位差不超过0.3m。

（4）应4～8h巡视一次取水口。对水库等的巡视宜至少每8h一次，汛期应加强。

3. 进水管

由于进水管内经常保持一定的流速，一般不会产生淤积。但管中流量达不到设计流量时，管道内流速较小，可能发生淤积现象，有时漂浮物可能堵塞取水头部。一般根据集水井内水位的变化，可判断进水管工作的好坏。如水泵出水正常，当集水井与河流的水位差较平时增大时，说明取水口和进水管发生局部堵塞，应该进行清淤冲洗。

冲洗进水管通常采用顺冲和反冲两种方法。

顺冲法有两种：一种是将一部分供水设备的进水管关闭，使全部水流通过一条进水管，以加大该管的流速来实现冲洗。另一种是河流高水位时，先关闭进水管路上的阀门，从该格集水井抽水至最低水位，然后迅速开启进水管阀门，利用河流与集水井的水位差来冲洗进水管。这种方法比较简单，不必另设冲洗管道，但附着在管壁上的泥沙难于冲洗掉，故冲洗效果较差。

反冲法亦有两种：一种是河流的低水位时，先关闭进水管末端阀门，将该格集水井充水至最低水位，然后速开阀门，利用集水井与河流的水位差来进行反冲洗。另一种方法是将水泵的压力管与进水管连接，利用水泵的压力进行反冲洗。反冲洗易于冲下附在管壁上的泥沙，效果较好，但管路较复杂。

4. 闸门

要做好启闭前的检查。启闭前要检查闸门的开启度是否在原来记录的位置上，检查周围有无漂浮物卡阻，门体有无歪斜、门槽是否堵塞，如有问题应处理好之后，再进行操作。

操作时要用力均匀，慢开、慢闭。当开启度接近最大开度或关闭闸门接近闸门底时应注意指示标志，掌握力度，防止产生撞击底坎现象。

闸门的操作要有严格的启、闭制度。进水孔、引水管上的闸门，不能随便启闭。操作人员必须在得到有权决定闸门启闭人员的指示后方可启闭。操作后应认真将操作人员、启闭依据、时间、开（闭）度详细记录在值班日记上。

(1) 经常清除取水口外格栅处的藻类、杂草和其他漂浮物，每班至少巡视一次。

(2) 藻类、杂草、漂浮物较多时期应及时清除干净，格栅前后的水位差不得超过0.3m，以保证取水量和格栅安全。

(3) 清除格栅前污染时，应有充分的安全措施，操作人员不得少于2人。

(4) 冬季结冻的取水口，应有防冰冻措施，或及时砸冰，以保证取水量和取水口的安全。

(5) 取水口场地在清除格栅前的污物后，应保持场地清洁。

(6) 应经常检查取水口设施所有传动部件、阀门运行情况，按规定加注润滑油，调整阀门填料，并擦拭干净。

(7) 应定期检查进水管、集水井是否淤积，进水管淤积可采用顺冲法或反冲法用水冲洗。

(8) 应经常检查水位计、取水水表等仪表是否工作正常，每班记录仪表数据。

(9) 对输水管，应经常沿线进行巡视、检查、处理管线和附件的漏水、失灵、丢失、占压问题。

(10) 制定取水构筑物的抗洪、防汛措施，做好抗洪防汛的预案和汛前检查与物质储备。

5.2.2.4 取水构筑物的定期维护

1. 对格栅、阀门和其附属设备应每季度检查一次；长期开和长期关的阀门每季度都应开关活动一次，并进行保养，金属部件补刷油漆。

2. 对取水口的设施、设备，应每年检修一次，清除垃圾，修补钢筋混凝土构筑物，油漆金属件，修缮房屋等。

3. 对进水口处河、库的深度，应每年锤测一次，并做记录，发现变浅，应及时对河床进行必要的疏挖。

4. 对输水管线及其附属设施，每季度维修一次，保持完好。

5. 对输水明渠要定期检查，及时清除积泥和污物、藻类，保证水量和水质。

6. 应经常检查取水口设施所有传动部件、阀门运行情况，按规定加注润滑油，调整阀门填料，并擦拭干净。

7. 应定期检查进水管、集水井是否淤积，进水管淤积可采用顺冲法或反冲法用水冲洗。

8. 应经常检查水位计、取水水表等仪表是否工作正常，每班记录仪表数据。

9. 对输水管，应经常沿线进行巡视、检查、处理管线和附件的漏水、失灵、丢失、占压问题。

10. 制定取水构筑物的抗洪、防讯措施，做好抗洪防讯的预案和汛前检查与物质储备。

5.2.3 取水工程管理要点

1. 地下取水工程

小井（管井）重点查水深（水位），大井（大口井）重点防污染，水池（引泉池）重点勤消毒，日常检查多记录。

2. 地表取水工程

取水源头（取水坝等）要“五无三有”，日常检查要记录，汛期检查问题要消除。

“五无三有”即无任何排污口、无固定停泊船只、河道两侧无垃圾、水面无漂浮物、无畜禽水产养殖；有保护区长效管理制度、有专业管理人员、有保护标志牌。

5.3 管水员取水工程管理工作

农村饮水管理员的取水管理工作与管理的取水工程相关，管水员根据自身工作范围和要求，开展具体管护工作。

5.3.1 小井重点查水深

小井指管井、机井等管径较小的地下水源。管井运行过程中，常会出现水位的变化和出水量减少等故障，其原因见表5.2。

表5.2 管井故障排查表

静水位	动水位	单位出水量	原因
不变	比前次低	不变	水泵故障
比前次低	比前次低	不变	区域性水位下降
有时比前低	有时比前次低	不变	受邻井抽水影响
不变	比前次低	减少	过滤器堵塞
比前次低	不变	不变	动水位以上井管损坏处漏水
比前次低	比前次低	减少	动水位以下井管损坏处漏水

5.3.2 大井重点防污染

大井指大口井、泉池等较大的地下水源。大井要注意污染观测，严格按照水源卫生防护的规定制定卫生管理制度。要特别注意防止周围地表水的侵入。

5.3.3 水池重点勤消毒

水池指引泉池、清水池、泉点等地下水源。每年对引泉池放空清洗，用漂粉液消毒一次，避免蚊虫滋生，保持泉池清洁。

5.3.4　日常检查多记录

每处工程都应建立管护档案，详细记录水深、消毒、清洁、检修、防污染等检查情况，定时向上级管理部门汇报。

5.3.5　取水源

取水源头指拦河坝、拦水坝、滚水坝、拦水堰等地表取水建筑物。

5.3.6　“五无三有”

即无任何排污口、无固定停泊船只、河道两侧无垃圾、水面无漂浮物、无畜禽水产养殖；有保护区长效管理制度、有专业管理人员、有保护标志牌。

5.3.7　日常检查要记录

检查拦河建筑物进水处的砂石淤积情况，及时进行清理。检查冲沙闸孔泥沙淤积情况，经常开闸冲淤。应定期检查沉沙池淤积情况，在汛期要每天检查，及时进行排泥。要检查坝基渗漏情况，发现渗漏及时向工程管理部门报告。

5.3.8　汛期检查问题要消除

汛前要全面细致检查，要对取水建筑物以及河道阻水障碍物等所有工作设施做一次全面细致检查，发现存在问题要向上级管理部门和防汛管理部门及时汇报，并协助相关管理部门及时消除。

第6章 净水管理

净水处理是通过必要的处理方法去除水中杂质，使之符合生活饮用或工业使用所要求的水质。混凝、沉淀和过滤，称为净水处理常规工艺。处理对象主要是水中悬浮物和胶体杂质。原水加药后，经混凝使水中悬浮物和胶体形成大颗粒絮凝体，通过沉淀进行重力分离，最后利用粒状滤料过滤截留水中剩余杂质，进一步降低水的浑浊度使之符合用水要求。

6.1 净水处理工艺基础知识

6.1.1 混凝

水污染最明显的部分是水中的各种固体物质。水中悬浮杂质大都可以通过自然沉淀的方法去除，如大颗粒悬浮物可在重力作用下沉降；而细微颗粒包括悬浮物和胶体颗粒的自然沉降极其缓慢，在停留时间有限的水处理构筑物内不可能沉降下来，它们是造成水浊度的根本原因。这类颗粒的去除，有赖于破坏其胶体的稳定性，如加入混凝剂，使颗粒相互聚结形成容易去除的大絮凝体，则通过沉淀方可去除。混凝法广泛用于自来水水质净化中。

6.1.1.1 混凝机理

混凝是指水中胶体粒子以及微小悬浮物的聚集过程，它是凝聚和絮凝的总称。所谓“凝聚”是指水中胶体失去稳定性的过程，它是瞬时的；而“絮凝”是指脱稳胶体相互聚结成大颗粒絮体的过程，它则需要一定的时间才能完成。在实际生产中，这两个过程很难截然分开。因此，把能起凝聚与絮凝作用的药剂统称为混凝剂。

6.1.1.1.1 水中胶体稳定性

由两种以上的物质混合在一起而组成的体系为分散体系，其中被分散的物质称分散相，在分散相周围连续的物质称分散介质。水处理工程所研究的分散体系中，颗粒尺寸为1nm～0.1μm的称为胶体溶液，颗粒大于0.1μm的称悬浮液。分散相是指那些微小悬浮物和胶体颗粒，它们可以使光散射造成水的浑浊，分散介质就是水。

胶体稳定性，是指胶体颗粒在水中长期保持分散悬浮状态的特性，致使胶体颗粒稳定性的主要原因是颗粒的布朗运动、胶体颗粒间同性电荷的静电斥力和颗粒表面的水化作用。

胶体颗粒的布朗运动，构成了动力学稳定性。水中粒度较微小的胶体颗粒，发生布朗运动较为剧烈，因此能长期悬浮于水中而不发生沉降。

胶体间的静电斥力和颗粒表面的水化作用，构成了聚集稳定性。即指水中胶体颗粒之间因其表面同性电荷相斥或者由于水化膜的阻碍作用而不能相互凝聚的特性，而胶体稳定性关键在于聚集稳定性，聚集稳定性一旦被破坏，则胶体颗粒就会聚结变大而下沉。

6.1.1.1.2 混凝机理

水处理工程中的混凝现象比较复杂。不同种类混凝剂以及不同的水质条件，混凝机理也有所不同。混凝的目的是为了使胶体颗粒能够通过碰撞而彼此聚集。因此，就需要消除或降低胶体颗粒的稳定因素，使其失去稳定性。

胶体颗粒的脱稳可分为两种情况：一种是通过混凝剂的作用，使胶体颗粒本身的双电层结构发生变化，致使电位降低或消失，达到胶体稳定性破坏的目的；另一种就是胶体颗粒的双电层结构未发生多大变化，而三要是通过混凝剂的媒介作用，使颗粒彼此聚集。

对于混凝机理，水处理行业对目前的研究结果认知比较一致的混凝剂对水中胶体粒子的混凝作用有 4 种，即压缩双电层作月机理、吸附电性中和作用机理、吸附架桥作用机理和沉淀物网捕或卷扫作用机理。在水处理工程中，这 4 种作用有时可能会同时发挥作用，只是在特定情况下，以某种机理为主，取决于混凝剂的种类和投加量、水中胶体粒子性质和含量以及水的 pH 等。目前，普遍应用这 4 种机理来定性描述水的混凝现象。

1. 压缩双电层作用机理

由于胶体粒子的双电层结构，反离子的浓度在胶粒表面处最大，并沿着胶粒表面向外的距离呈递减分布，最终与溶液中离子浓度相等。当向溶液中投加电解质，使溶液中离子浓度增高，则扩散层的厚度减小。该过程的实质是加入的反离子与扩散层原有反离子之间的静电斥力把原有部分反离子挤压到吸附层中，从而使扩散层厚度减小。由于扩散层厚度的减小，电位相应降低，因此胶粒间的相互排斥力也减少。另外，由于扩散层减薄，它们相撞时的距离也减少，因此相互间的吸引力相应变大。从而其排斥力与吸引力的合力由斥力为主变成以引力为主（排斥势能消失了），胶粒得以迅速凝聚。

2. 吸附电性中和作用机理

胶粒表面对异号离子、异号胶粒、链状离子或分子带异号电荷的部位有强烈的吸附作用，由于这种吸附作用中和了电位离子所带电荷，减少了静电斥力，降低了电位，使胶体的脱稳和凝聚易于发生。此时静电引力常是这些作用的主要方面。上面提到的三价铝盐或铁盐混凝剂投量过多，凝聚效果反而下降的现象，可以用本机理解释。因为胶粒吸附了过多的反离子，使原来的电荷变号，排斥力变大，从而发生了再稳现象。

3. 吸附架桥作用机理

吸附架桥作用是指高分子物质与胶体颗粒的吸附与桥连。当高分子链的一端吸附了某一胶粒后，另一端又吸附另一胶粒，形成“胶粒 - 高分子 - 胶粒”的絮凝体。高分子物质在这里起了胶粒与胶粒之间相互结合的桥梁作用。当高分子物质投量过多时，胶粒的吸附面均被高分子覆盖，两胶粒接近时，就受到高分子之间的相互排斥而不能聚集。这种排斥力可能源于“胶粒—胶粒”之间高分子受到压缩变形而具有排斥势能，也可能由于高分子之间的电性斥力或水化膜。因此，高分子物质投量过少，不足以将胶粒架桥连接起来；投量过多，又会产生“胶体保护”作用，使凝聚效果下降，甚至重新稳定。

4. 沉淀物网捕或卷扫作用机理

沉淀物网捕又称为卷扫，是指当铝盐或铁盐混凝剂投量很大而形成大量氢氧化物沉淀时，可以网捕、卷扫水中胶粒，以致产生沉淀分离。这种作用，基本上是一种机械作用，混凝剂需量与原水杂质含量成反比。网捕、卷扫所需混凝剂的量较大，不经济，在生产中较少应用。但在低温低浊水条件下，网捕、卷扫可视为一种有效的方法。

6.1.1.2 混凝剂和助凝剂

6.1.1.2.1 混凝剂

为了使胶体颗粒脱稳而聚集所投加的药剂，统称混凝剂，混凝剂具有破坏胶体稳定性和促进胶体絮凝的功能。习惯上把低分子电解质称为凝聚剂，这类药剂主要通过压缩双电层和电性中和机理起作用，把主要通过吸附架桥机理起作用的高分子药剂称为絮凝剂。在混凝过程中如果单独采用混凝剂不能取得较好的效果时，可以投加某类辅助药剂用来提高混凝效果，这类辅助药剂统称为助凝剂。

混凝剂的基本要求是：混凝效果好，对人体健康无害，适应性强，使用方便，货源可靠，价格低廉。混凝剂种类很多，按化学成分可分为无机和有机两大类，见表6.1。

表6.1 混凝剂的类型及名称

<table>
<tr><th colspan="3">类型</th><th>名称</th></tr>
<tr><td rowspan="8">无机型</td><td colspan="2">无机盐类</td><td>硫酸铝，硫酸铝钾，硫酸铁，氯化铁，氯化铝，碳酸镁</td></tr>
<tr><td colspan="2">碱类</td><td>碳酸钠，氢氧化钠，石灰</td></tr>
<tr><td colspan="2">金属氢氧化物类</td><td>氢氧化铝，氢氧化铁</td></tr>
<tr><td colspan="2">固体细粉</td><td>高岭土，膨润土，酸性白土，炭黑，飘尘</td></tr>
<tr><td rowspan="4">高分子类</td><td>阴离子型</td><td>活化硅酸（AS），聚合硅酸（PS）</td></tr>
<tr><td>阳离子型</td><td>聚合氯化铝（PAC），聚合硫酸铝（PAS），聚合氯化铁（PFC），聚合硫酸铁（PFS），聚合磷酸铝（PAP），聚合磷酸铁（PFP）</td></tr>
<tr><td>无机复合型</td><td>聚合氯化铝铁（PAFC），聚合硫酸铝铁（PAFS），聚合硅酸铝（PASI），聚合硅酸铁（PFSI），聚合硅酸铝铁（PAFSI），聚合磷酸铝（PAFP）</td></tr>
<tr><td>无机－有机复合型</td><td>聚合铝－聚丙烯酰胺，聚合铁－聚丙烯酰胺，聚合铝－甲壳素，聚合铁－甲壳素，聚合铝－阳离子有机高分子，聚合铁阳离子有机高分子</td></tr>
<tr><td rowspan="5">有机型</td><td colspan="2">天然类</td><td>淀粉，动物胶，纤维素的衍生物，腐殖酸钠</td></tr>
<tr><td rowspan="4">人工A类</td><td>阴离子型</td><td>聚丙烯酸，海藻酸钠（SA），核酸乙烯共聚物，聚乙烯苯磺酸</td></tr>
<tr><td>阳离子型</td><td>聚乙烯吡嗪，胺与环氧氯丙烷缩聚物，聚丙烯酰胺阳离子化衍生物</td></tr>
<tr><td>非离子型</td><td>聚丙烯酰胺（PAM），尿素甲醛聚合物，水溶性淀粉，聚氧化乙烯（PEO）</td></tr>
<tr><td>两性型</td><td>明胶，蛋白素，干乳酪等蛋白质，改性聚丙烯酰胺</td></tr>
</table>

无机混凝剂应用历史悠久，广泛用于饮用水、工业水的净化处理以及地下水、废水淤泥的脱水处理等。无机混凝剂按金属盐种类可分为铝盐系和铁盐系两类；按阴离子成分又可分为盐酸系和硫酸系；按分子量可分为低分子体系和高分子体系两大类。

有机混凝剂虽然价格低廉，但效果较差，特别是在某些冶炼过程中，实质上是加入了杂质，故应用较少。近20年来有机混凝剂的使用发展迅速。这类混凝剂可分为天然高分子混凝剂（褐藻酸、淀粉、牛胶）和人工合成高分子混凝剂（聚丙烯酰胺、磺化聚乙烯苯、聚乙烯醌等）两大类。由于天然聚合物易受酶的作用而降解，已逐步被不断降低成本的合成聚合物所取代。

1. 无机混凝剂

在无机混凝剂中，应用最广的是铝盐和铁盐金属盐类。铝盐混凝剂主要要有硫酸铝、明矾、聚合氯化铝、聚合硫酸铝，铁盐混凝剂主要有三氯化铁、硫酸亚铁、聚合硫酸铁、聚合氯化铁。

2. 有机高分子混凝剂

有机高分子混凝剂分天然和人工合成两类，在给水处理中，人工合成的高分子絮凝剂应用越来越多。这类混凝剂均为巨大的线性分子，每一大分子由许多链节组成且常含带电基团，故又被称为聚合电解质。按基团带电情况，又可分为阳离子型、阴离子型、两性型、非离子型4种。水处理中常用的是阳离子型、阴离子型和非离子型3种高分子混凝剂，两性型使用极少。

非离子型聚合物的主要品种是聚丙烯酰胺（PAM）和聚氧化乙烯（PEO），PAM是使用最为广泛的人工合成有机高分子混凝剂（其中包括水解产品）。聚丙烯酰胺的混凝效果在于对胶体表面具有强烈的吸附作用，在胶体之间形成桥联。通常以HPAM作助凝剂以配合铝盐或铁盐作用，效果显著。

6.1.1.2.2 助凝剂

当单用混凝剂不能取得良好效果时，而投加某些辅助药剂以提高混凝效果的药剂称为助凝剂。助凝剂也有很多种，大体分以下两类：

1. 改善絮凝体结构的高分子助凝剂

当使用铝盐或铁盐混凝剂产生的絮凝体细小而松散时，可利用高分子助凝剂的强烈吸附架桥作用，使细小松散的絮凝体变得粗大而密实。常用的高分子助凝剂有活化硅酸、海藻酸钠、聚丙烯酰胺等。

（1）活化硅酸配合铝盐或铁盐使用效果较好，对处理低温、低浊水较为有效，但活化硅酸制造和使用较麻烦。它只能现场调制，即日使用，否则易形成冻胶。

（2）海藻酸钠是多糖类高分子物质，是海生植物用碱处理制得。用以处理较高浊度的水效果较好，但价格昂贵，生产上使用不多。

（3）聚丙烯酰胺及其水解产物是高浊度水处理中使用最多的助凝剂。投加这类助凝剂可大大减少铝盐或铁盐混凝剂用量。

此外，黏土和沉淀污泥等，均可作为改善絮凝体结构的助凝剂。

2. 调节或改善混凝条件的药剂

当原水碱度不足而使混凝剂水解困难时，可投加碱剂（通常用石灰）以提高水的

pH，当原水受到严重污染、有机物过多时，可用氧化剂（通常用氯气）以破坏有机物干扰；当采用硫酸亚铁时，可用氯气将亚铁氧化成铁。这类药剂本身不起混凝作用，只能起辅助混凝的作用。

总之，混凝剂和助凝剂品种的选择及其用量，应根据原水悬浮物含量及性廩、pH 值、碱度、水温、色度等水质参数，原水凝聚沉淀试验或相似条件水厂的运行经验，结合当地药剂供应情况和水厂管理条件，通过技术经济比较确定。常用的混凝剂可选用聚合氯化铝、硫酸铝、三氯化铁、明矾等，高浊度水可选用聚丙烯酰胺作助凝剂，低温低浊水可选用活化硅酸或聚丙烯酰胺作助凝剂。当原水碱度较低时，可采用石灰乳液作助凝剂。

6.1.1.3 混凝过程

6.1.1.3.1 混凝剂的溶解和溶液的配制

溶解池是把块状或粒状的混凝剂溶解成浓溶液，一般情况下只要适当搅拌即可溶解。对难溶的药剂或在冬季水温较低时，可用蒸汽或热水加热，药剂溶解后流入溶液池，配成一定浓度。在溶液池中配制时同样要进行适当搅拌，搅拌时可采用水力、机械或压缩空气等方式。一般药量小时采用水力搅拌，药量大时采用机械搅拌。凡和混凝剂溶液接触的池壁、设备、管道等，应根据药剂的腐蚀性采取相应的防腐措施。

大中型水厂通常建造混凝土溶解池，一般设计两格，交替使用。溶解池通常设在加药间的底层，为地下式。溶解池池顶高出地面 0.2m，底坡应大于2%，池底设排渣管。

溶解池容积可按溶液池容积的 20% ~30% 计算。根据经验，小型水厂溶解池容积为 $0.5 \sim 0.9 m^3/(10^4 m^3 \cdot d)$，中型水厂为 $1 m^3/(10^4 m^3 \cdot d)$。

溶液池的容积：

$$W_1 = \frac{24 \times aQ}{1\ 000 \times 1\ 000cn} = \frac{aQ}{417cn} \qquad (6-1)$$

式中 Q——处理的水量，m^3/h；

a——混凝剂最大投加量，mg/L；

c——溶液浓度，%；

n——每日调制次数，一般不超过 3 次。

溶解池的容积一般按 $0.2W_1 \sim 0.3\ W_1$ 计算。

6.1.1.3.2 混凝剂溶液的投加

为保证混凝剂的准确有效投加，投药设备应满足以下基本要求：投量准确且能随时调节方便，混凝剂的投加量与原水水质、混凝剂品种、水温、混合方法等许多因素有关，一般是通过试验和实际观察确定。

计量设备有多种，如直接使用定量投药泵，采用转子流量计、电磁流量计。比较简单的是孔口计量设备，在村镇水厂比较常用。

混凝剂的投加方法是根据投药点的不同而决定的，一般分为重力投加与压力投加两种。

重力投加是依靠重力作用把混凝剂加入原水中的投加方法，通常需要设置高位溶液池或直接在投加点投加。当投加点选择在水泵的吸水管或吸水管喇叭口时，称为泵前投加，泵前重力投加是利用水泵叶轮的高速转动使混凝剂迅速地分散到原水中。这种方法能满足混合工艺要求，节省混凝剂。但对水泵叶轮有一定的腐蚀作用，尤其是采用铁盐作混凝剂时。采用泵前重力投加要求投药点到反应设施的距离较近，一般不大于100m。当取水泵站距反应池较远时，可采用泵后直接投加，即将混凝剂直接加注在水泵的出水管上或投加在混合池入口处。

压力投加是采用水射器在水泵出水管上用压力投药的方式。

6.1.1.4 混合设备

混合的作用在于使混凝剂迅速均匀地扩散在原水中，以创造良好的水解和聚合条件。因此混合应该快速剧烈，整个过程要求在10～30s内完成，最多不超过2min。混合设备很多，我国常用的有以下3类。

1. 水泵混合

最简单的混合方法是水泵混合，将药剂投在一级泵站吸水喇叭口处或吸水管中，利用水泵叶轮的高速转动达到快速而剧烈混合的目的。这种方式设备简单，无须专门的混合设备，没有额外的能量消耗，所以运行费用较省。但在使用三氯化铁等腐蚀性较强的药剂时会腐蚀水泵叶轮。

由于水泵出水管进入絮凝池的投药量无法精确计量而导致难以实现自动投加，一般水厂的原水泵房与絮凝池距离较远，容易在管道中形成絮凝体，影响了絮凝效果。因此要求混凝剂投加点一般控制在100m之内，投加在原水泵房水泵吸水管或吸水喇叭口处，并注意设置水封箱，以防止空气进入水泵吸水管。

2. 管式混合

常用的管式混合有管道静态混合器、文氏管式、孔板式管道混合器、扩散混合器等。最常用的为管道静态混合器。

（1）管道静态混合器。管道静态混合器是在管道内设置若干固定叶片，通过的水成对分流，并产生涡旋反向旋转和交叉流动，从而达到混合的目的。静态混合器在管道上安装容易实现快速混合，并且效果好、投资省、维修工程量少，但会产生一定的水头损失。为了减少能耗，管内流速一般采用1m/s。该种混合器内一般采用1～4个分流单元，适用于流量变化较小的水厂。

（2）扩散混合器。扩散混合器是在孔板混合器的前面加上锥形配药帽组成的。锥形配药帽为90°夹角，顺水流方向投影面积是进水管面积的1/4，孔板面积是进水管面积的3/4，管内流速1m/s左右，混合时间为2～3s。混合器的长度一般在0.5m以上，用法兰连接在原水管道上，安装位置低于絮凝池水面。扩散混合器的水头损失为0.3～0.4m，多用于直径在200～1200mm的进水管上，适用于中小型水厂。

3. 机械混合

机械混合是通过机械在池内的搅拌达到混合目的，要求在规定的时间内达到需要的搅拌强度，满足速度快、混合均匀的要求。机械搅拌一般采用桨板式和推进式。桨板式结构简单，加工制造容易。推进式效能高，但制造较为复杂。混合池有方形和圆形之分，以方形较多。池深与池宽比为 1∶1～3∶1，池子可以单格或多格串联，停留时间 10～60s。

机械搅拌一般采用立式安装，为了减少共同旋流，需要将搅拌机的轴心适当偏离混合池的中心。在池壁设置竖直挡板可以避免产生共同旋流。机械混合器水头损失小，并可适应水量、水温、水质的变化，混合效果较好，适用于各种规模的水厂。但机械混合需要消耗电能，机械设备管理和维护较为复杂，在村镇水厂中不常用。

规模较小的村供水站，一般不建议单独修建混合池（槽），而是采用简易的投药（混凝剂）设施，如水泵混合和管式混合等方式。

6.1.1.5 絮凝设备

当药剂与原水充分混合后，水中胶体和悬浮物质发生凝聚产生细小矾花，这些细小矾花还需要通过絮凝池进一步形成沉淀性能良好、粗大而密实的矾花，以便在沉淀池中去除。必须控制絮凝的流速，创造适宜的水力条件。在反应池的前部，因水中的颗粒细小，流速要大，以利颗粒碰撞黏结；到了絮凝池的后部，矾花颗粒逐步黏结变大，此时的流速应适当减小，以免矾花破碎。因此，絮凝池内的流速应按由大到小进行设计。

絮凝池的种类较多，村镇水厂中常用的有折板絮凝池、机械絮凝池、网格絮凝池等。

1. 折板絮凝池

考虑到村镇水厂的规范较小，水量变化不大，在村镇水厂中可采用折板絮凝池，折板絮池分单通道、多通道两种型式，如图 6.1 和图 6.2 所示。

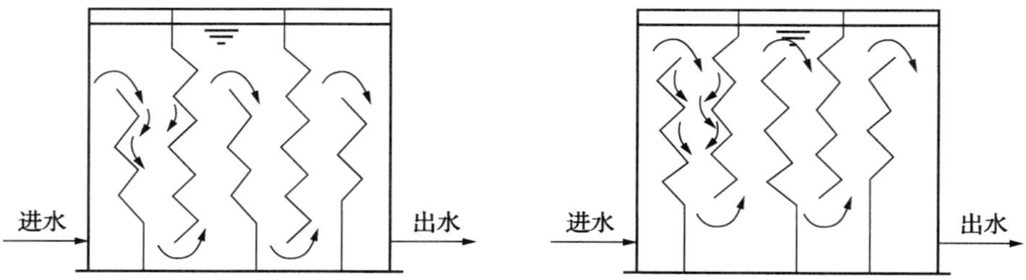

(a) 同波折板　　(b) 异波折板

图 6.1　单通道折板絮凝池剖面示意图

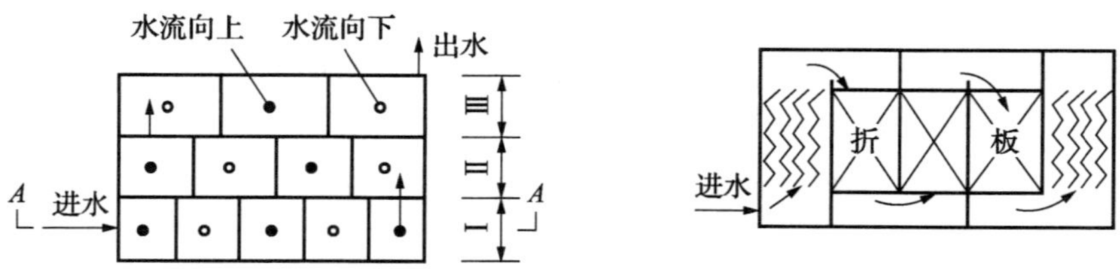

(a) 平面图　　(b) A—A剖面图

图 6.2　多通道折板絮凝池剖面示意图

折板絮凝池一般分为 3 段，3 段中折板布置可分别采用异波折板、同波折板和平行直板。折板可采用钢丝网、水泥或其他无毒材料制作，折板夹角 90°～120°，波高一般采用

0.25～0.40m。运行时的控制流速为第一段0.25～0.35m/s，第二段0.15～0.25m/s，第三段0.10～0.15m/s絮凝时间在8～15min为宜。

折板絮凝池的优点是：絮凝时间短，絮凝效果好，容积小并且省能省药，但要设排泥设施，安装维修较困难。

2. 机械絮凝池

机械絮凝池利用电动机经减速装置驱动搅拌器对水进行搅拌，故水流的能量消耗来源于搅拌机的功率输入。搅拌器有桨板式和叶轮式等，目前我国常用前者。乡镇水厂一般用垂直轴式。搅拌强度逐格减小，其方式有搅拌机转速递减，或者桨板数或桨板面积递减，通常采用前一种方式。为适应水质、水量的变化，搅拌速度应能调节。搅拌设备应注意防腐。

桨板式机械絮凝池主要设计参数如下：

池内一般设3～4挡搅拌机。各挡搅拌机之间用隔墙分开以防止水流短路。隔墙上、下交错开孔，开孔面积按穿孔流速决定。穿孔流速以不大于下一挡桨板外缘线速度为宜。为增加水流紊动性，有时在每格池子的池壁上设置固定挡板。

桨板。每台搅拌器上桨板总面积为水流截面积的10%～20%，不宜超过25%，以免池水随桨板共同旋转减弱搅拌效果。桨板长度不大于叶轮直径75%，宽度取10～30cm。

叶轮旋转线速度。叶轮半径中心点旋转线速度；第一格采用0.5m/s，逐格减少，最末一格采用0.1～0.2m/s，不得大于0.3m/s。

絮凝时间。通常采用15～20min。

机械絮凝池效果较好，并能适应水质变化。但需机械设备，因而增加机械维修工作。

6.1.2 沉淀

沉淀就是使原水或已经过混凝作用的水中固体颗粒依靠重力的作用，从水中分离出来的过程。完成沉淀过程的容器称为沉淀池。

目前村镇水厂常用的沉淀池有平流式沉淀池、斜板（管）沉淀池和自然沉淀。

6.1.2.1 沉淀类型

1. 自然沉淀

水流速度减慢或静止时，水中的悬浮颗粒在沉淀过程中，彼此没有干扰，其大小、形态和密度均不改变，只受重力和水流阻力作用而沉淀，使水得到初步澄清，称为自然沉淀。它受水流速度、水流量、水温、悬浮物颗粒的大小、比重和形状的影响。用于常规水厂浊度较高的地表水原水的预处理，通过预处理池或水库等方式进行自然沉淀。

2. 混凝沉淀

形成浊度的胶体颗粒在沉淀过程中，悬浮颗粒由彼此碰撞，发生接触凝聚使其粒径和密度增加，形状发生相应变化而沉淀。

3. 拥挤沉淀

当悬浮物浓度大于5 000mg/L时，颗粒下沉过程中彼此干扰，在清水和浑水之间形成明显的交界面，该交界面逐渐下沉。

4. 化学沉淀

投加药剂使水中呈离子状态的溶解性杂质结晶析出。

6.1.2.2 平流式沉淀池

平流式沉淀池是应用较早、比较简单的一种沉淀形式。它是用砖石或钢筋混凝土建造的矩形水池。既可用于自然沉淀，也可用于混凝沉淀。所谓自然沉淀就是原水中不投加混凝剂，颗粒在沉淀过程中不改变其大小、形状和密度的沉淀，一般用作预沉处理。而混凝沉淀是原水中加入混凝剂，在沉淀过程中，颗粒由于碰撞吸附的作用而改变其大小、形状和密度的沉淀。平流式沉淀池具有构造简单、造价低、操作方便、处理效果稳定、潜力较大的优点，同时也有平面面积大、排泥较困难等缺点。

平流式沉淀池前部为进水区，上部为沉淀区，下部为污泥区，池后部为出水区。

1. 进水区

进水区的作用是使水流均匀地分布于整个进水截面上，并尽量减少搅动，一般是水流从絮凝池直接流入沉淀池，通过穿孔墙将水流均匀分布于沉淀池整个断面上。为防止絮凝体破碎，孔口流速不宜大于0.15～0.2m/s，现在多采用0.05m/s或更小的流速。

2. 沉淀区

沉淀区的作用是使杂质与水分离，是沉淀池的主体部分。为了提高沉淀分离效果，将其主要的设计参数做了规定：

一般采用有效水深为3～3.5m，超高0.3～0.5m，池深3.3～4.0m，池长按式(6-2)计算：

$$L = 3.6\mu T \tag{6-2}$$

式中 L——池长，m；

μ——池内平均水平流速，一般为10～25mm/s；

T——沉淀时间，一般采用1～3h。

根据经验，池长与池宽之比不得小于4∶1，池长与池深之比宜大于10∶1。池宽较大时，应采用导流墙将平流式沉淀池进行纵向分格，每个宽度宜为3～8m，不宜大于15m。

3. 污泥区

污泥区的作用是存积污泥，定期排除，以便沉淀池能连续工作。排泥不畅，污泥淤积过多，将严重影响出水水质和操作管理，排泥设施经历了从大漏斗、小漏斗、穿孔管至机。

4. 械排泥的发展过程

目前平流沉淀池一般采用机械排泥。机械排泥是利用机械装置，通过排泥泵或虹吸将池底积泥排至池外。机械排泥装置有链带式刮泥机、桁车式刮泥机、泵吸式排泥和虹吸式排泥装置等。设有桁车式刮泥机的平流试沉淀池，工作时桥式桁车刮泥机沿池壁的轨道移动，刮泥机将污泥推入储泥斗中，不用时将刮泥设备提出水外，以免腐蚀；设有链带式刮泥机的平流式沉淀池，工作时链带缓缓地沿与水流方向相反的方向滑动。刮泥板嵌于链带上，滑动时将污泥推入储泥斗中。当刮泥板滑动到水面时，又将浮渣推到出口集中清除。链带式刮泥机的各种机件都在水下，容易腐蚀，养护较为困难。当不设存泥区时，可采用吸泥机，使集泥与排泥同时完成。常用的吸泥机有多口式和单口扫描式，又分为虹吸和泵吸两种。

5. 出水区

出水区的作用是均匀地汇集沉淀后的表层清水。一般采用溢流堰式和淹没孔口式两种出流方式。溢流堰可分为平顶堰和齿形堰。施工时必须使堰顶保持水平。淹没孔口式的孔口应均匀布置在整个池宽上，孔口一般位于水面下 12～15cm 处，孔口中心必须在同一水平线上，孔口流速宜保持在 0.6～0.7m/s 范围内，孔径 20～30mm，孔口水流应自由跌落到出水渠中。

6.1.2.3 斜板（管）沉淀池

斜板（管）沉淀池是在平流式沉淀池基础上发展起来的一种新型沉淀池。根据哈真浅池理论，为增加沉淀面积，提高去除率，在沉淀池中设置斜板或斜管，成为斜板（管）沉淀池。斜板（管）沉淀池由配水整流区、斜板（管）、集水区、积泥区等部分组成，如图 6.3 所示。按照斜板（管）中泥水流动方向可分成异向流、同向流和侧向流 3 种形式，其中以异向流应用最广。异向流斜板（管）沉淀池，因水流向上流动，污泥下滑，方向各异而得名。由于沉淀区设有斜板或斜管组件，斜板（管）沉淀池的排泥只能依靠静水压力排出。

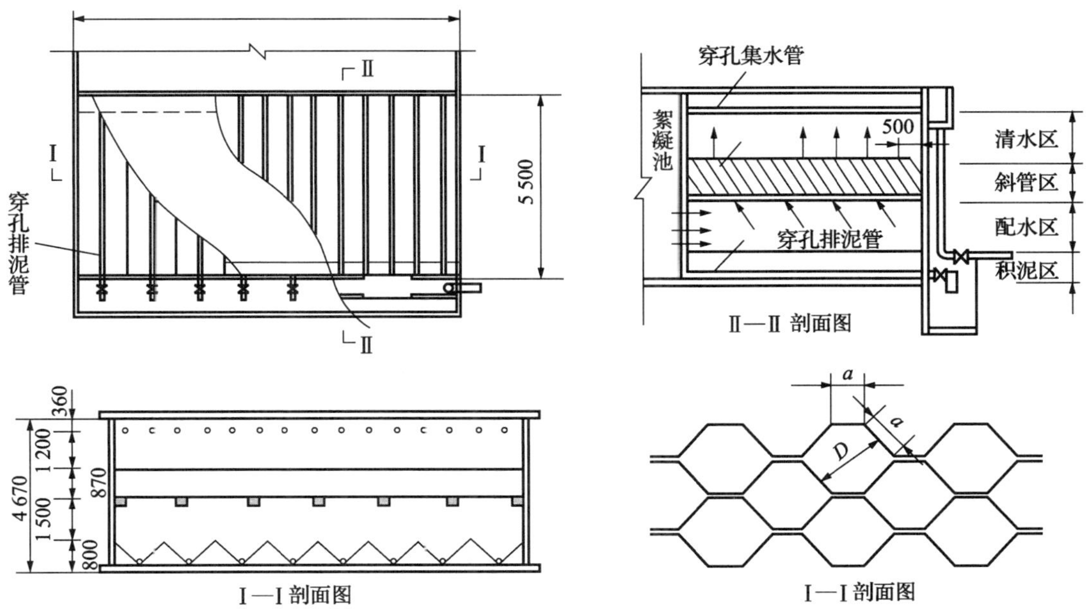

图 6.3 斜板（管）沉淀池示意图

斜板（管）倾角一般为60°，长度为1～1.2m，板间垂直间距为80～120mm，斜管内切圆直径为25～35mm。斜板（管）材质要求轻质、坚面、无毒、价廉。目前较多采用聚丙烯塑料或聚氯乙烯塑料。如图6.4所示为塑料片正六角形斜管黏合示意图，塑料薄板厚为0.4～0.5mm，尺寸通常不大于1m×1m，热轧成半六角形，然后黏合。

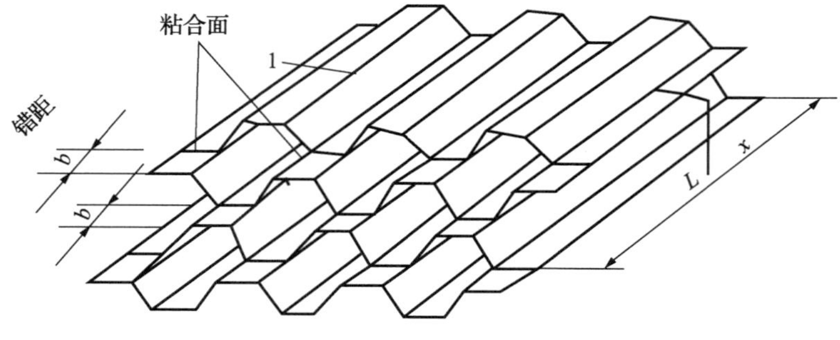

图6.4　塑料片正六角形斜管黏合示意

中、小规模的斜板（管）沉淀池通常采用穿孔管排泥。穿孔管设在三角槽内，管径一般不小于150mm，孔径20～30mm，孔距0.3～0.6mm，孔眼向下与垂线成45°～60°交叉排列。穿孔管可采用钢管、钢筋混凝土管和铸铁管。

规范规定斜管沉淀池的表面负荷为9～11$m^3/(m^2 \cdot h)$（相当于2.5～3.0mm/s）。目前生产上倾向采用较小的表面负荷以提高沉淀池出水水质。

斜板（管）沉淀池的特点是在沉淀池中装置许多间隔较小的平行倾斜板或倾斜管，具有沉淀效率高、在同样出水条件下比平流沉淀池的容积小、占地面积少等优点。

6.1.3　澄清

澄清池是利用池中积聚的活性泥渣与原水中的杂质颗粒相互接触、吸附，使杂质从水中分离出来，从而达到使水变清的构筑物。

澄清池的特点是在一个构筑物中完成混合、絮凝、沉淀3个过程。由于利用活性泥渣加强了混凝过程，加速了固、液分离，提高了澄清效率。但澄清池对水量、水质、水温的变化适应性差，需要较高的管理技术。

泥渣层的形成方法，通常是在澄清池开始运转时，在原水中加入较多的凝聚剂，并适当降低负荷，经过一定时间运转后，逐步形成。当原水浊度低时，为加速泥渣层的形成，也可投加黏土。

澄清池的种类和型式较多，基本上可分为泥渣循环型和泥渣过滤型两类，泥渣循环澄清池的原理是利用机械或水力的作用，使部分活性泥渣循环回流，在回流的过程中，活性泥渣不断地接触、吸附原水中的杂质，使杂质从水中分离出来。

泥渣过滤型澄清池又称泥渣悬浮型澄清池，它的工作情况是加药后的原水由下而上通过悬浮状态的泥渣层时，使水中脱稳杂质与高浓度的泥渣颗粒碰撞凝聚并被泥渣层拦截下来。这种作用类似过滤作用，浑水通过悬浮层即获得澄清。其主要池型有悬浮澄清池和脉冲澄清池。

由于泥渣过滤澄清池在管理上要求高，因此，一般村镇中、小水厂较多地采用泥渣循环澄清池。其三要池型有水力循环澄清池和机械搅拌澄清池。

6.1.3.1 水力循环澄清池

水力循环澄清池的工作原理是：原水从池底进水管经过喷嘴高速喷入喉管，在喉管下部喇叭口附近形成真空而吸入回流泥渣。原水与回流泥渣在喉管中剧烈混合后，被送入第一絮凝室和第二絮凝室，从第二絮凝室流出的泥水混合液，在分离室中进行泥水分离，清水上升由集水渠收集经出水管排出，泥渣则一部分进入泥渣浓缩室，一部分被吸入到喉管重新循环，如此周而复始工作。水力循环澄清池剖面图如图6.5所示。

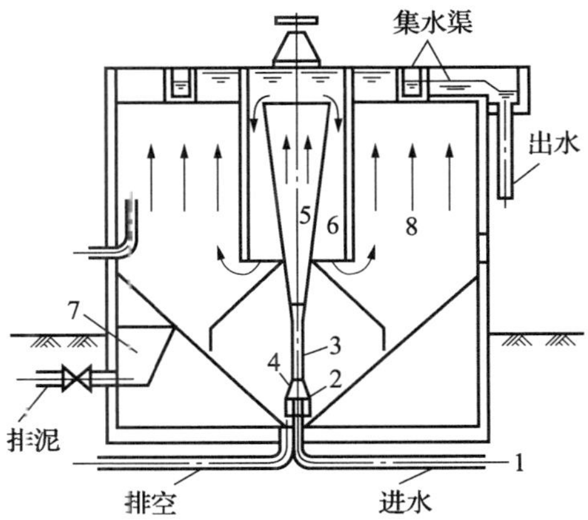

图6.5 水力循环澄清池剖面图

1—进水管；2—喷嘴；3—喉管；4—喇叭口；5—第一絮凝室；6—第二絮凝室；7—泥渣浓缩室；8—分离室

水力循环澄清池结构简单，不需要机械设备，但泥渣回流量难以控制。由于絮凝室容积较小、絮凝时间较短、回流泥渣接舳絮凝作用发挥不好，处理效果较机械加速澄清池差，耗药量大，对原水水量、水质、水温的适应性差。并且池体直径和高度要有一定的比例，直径大高度就大，故水力循环澄清池一般适用于中小型水厂，如村镇中、小水厂。单池产水量为40～320m^3/h，进水悬浮物含量一般要求小于2 000mg/L。

6.1.3.2 机械搅拌澄清池

机械搅拌澄清池（又称机械加速澄清池），是利用机械的搅拌提升作用使活性泥渣在池内循环流动并与原水充分混合絮凝，从而完成澄清过程。机械搅拌澄清池的结构主要由进水管、配水槽、絮凝室、分离区、集水区、污泥浓缩室、搅拌设备等组成，如图6.6所示。

机械搅拌澄清池的工作原理：原水由进水管通过环形三角配水槽的缝隙均匀流入第一絮凝室。因原水中可能含有气体，会积在三角槽顶部，故应安装透气管。混凝剂投注点按实际情况和运转经验确定，可加在水泵吸水管内，亦可由投药管加入澄清池进水管、三角配水槽等处。

搅拌设备由提升叶轮和搅拌桨组成。提升叶轮装在第一絮凝室和第二絮凝室的分隔处。搅拌设备的作用是：①提升叶轮将回流水从第一絮凝室提升至第二絮凝室，使回流水中的泥渣不断地在池内循环；②搅拌桨使第一絮凝室内的水体和进水迅速混合，泥渣随水流处于悬浮和环流状态。因此，搅拌设备使接触絮凝过程在第一絮凝室、第二絮凝室内得到充分发挥。回流流量为进水流量的3～5倍，图6.6中表示回流量为进水流量的4倍。搅拌设备宜采用无线变速电动机驱动，以便随进水水质、水量变动而调整回流量或搅拌强

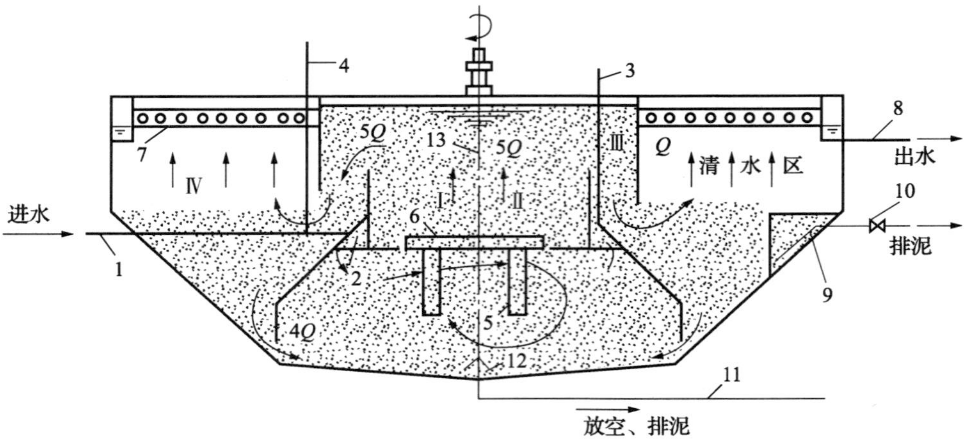

图 6.6　机械搅拌澄清池剖面示意图

1—进水管；2—三角配水槽；3—透气管；4—投药管；5—搅拌桨；6—提升叶轮；7—集水槽；8—出水管；9—泥渣浓缩室；10—排泥阀；11—放空管；12—排泥罩；13—搅拌轴；Ⅰ—第一絮凝室；Ⅱ—第二絮凝室；Ⅲ—导流室；Ⅳ—分离室

度。但是生产实践证明，一般转速约在 5～7r/min，平时运转中很少调整搅拌设备的转速，因而也可采用普通电动机通过涡轮涡杆变速装置带动搅拌设备。

第二絮凝室设有导流板（图 6.6 中未绘出），用以消除因叶轮提升时所引起的水的旋转，使水流平稳地经导流室 DI 流入分离室Ⅳ。分离室中下部为泥渣层，上部为清水层。清水向上经集水槽流至出水管。清水层须有 1.5～2.0m 深度，以便在排泥不当而导致泥渣层厚度变化时，仍可保证出水水质。

主要设计参数如下：

（1）水在澄清池内总的停留时间为 1.2～1.5h。

（2）原水进水管流速一般在 lm/s 左右。由于进水管进入环形配水槽后向两侧环流配水，所以三角配水槽断面按设计流量的一半计算，配水槽和缝隙流速约为 0.5～1.0m/s。

（3）清水区上升流速一般为 0.8～1.1mm/s，低温低浊水可采用 0.7～0.9mm/s，清水区高度为 1.5～2.0m，以便在排泥不当而导致泥渣层厚度变化时，仍可保证出水水质。

（4）叶轮提升流量一般为进水流量的 3～5 倍。叶轮直径为第二絮凝室内径的 70%～80%。

（5）第一絮凝室、第二絮凝室（包括导流室）和分离室的容积比，一般控制在 2∶1∶7 左右。第二絮凝室和导流室流速为 40～60mm/s。

（6）小池可用环形集水槽，池径较大时应增设辐射式水槽。池径小于 6m 时可用 4～6 条辐射槽，直径大于 6m 时可用 6～8 条。环形槽和辐射槽壁开孔，孔眼直径为 20～30mm，流速为 0.5～0.6m/s。集水槽计算流量应考虑 1.2～1.5 的超载系数，以适应今后流量的增大。

（7）当池径较小，且进水悬浮物量经常性小于 1 000mg/L 时，可采用人工排泥。池底锥角在 45°左右。当池径较大，或进水悬浮物含量较高时，须有机械刮泥装置，安装刮泥装置部分的池底可做成平底或球壳形。

（8）污泥浓缩斗容积为澄清池容积的1% ~4%，根据池的大小设1 ~4 个污泥斗。

机械搅拌澄清池处理效率较高，对原水水质、水量的变化适应性强，操作运行较为方便，适用于大中型水厂，进水悬浮物浓度应小于1 000mg/L，短时允许3 000 ~5 000mg/L。但能耗大，设备维修工作量大。

6.1.4 过滤

在常规水处理工艺中，原水经混凝沉淀后，为了进一步降低沉淀（澄清）池出水的浊度，还必须进行过滤处理。过滤一般是指以粒状材料（如石英砂等）组成具有一定孔隙率的滤料层来截留水中悬浮杂质，从而使水获得澄清的工艺过程。过滤工艺采用的处理构筑物称为滤池。

滤池通常设在沉淀池或澄清池之后。过滤的作用是：一方面进一步降低了水的浊度，使滤后水浊度达到生活饮用水标准；另一方面为滤后消毒创造良好条件，这是因为水中附着于悬浮物上的有机物、细菌乃至病毒等在过滤的同时随着水的浊度降低被部分去除，而残存于滤后水中的细菌、病毒等也因失去悬浮物的保护或吸附，将在滤后消毒过程中容易被消毒剂杀灭。因此，在生活饮用水净化工艺中，过滤是极为重要的净化工序，它是保证生活饮用水卫生安全的重要措施。

6.1.4.1 过滤的机理

1. 阻力截留

当污水自上而下流过颗粒滤料层时，粒径较大的悬浮颗粒首先被截留在表层滤料的空隙中，随着此层滤料间的空隙越来越小，截污能力也变得越来越大，逐渐形成一层主要由被截留的固体颗粒构成的滤膜，此滤膜可以起到重要的过滤作用。这种作用属阻力截留或筛滤作用。悬浮物粒径越大，表层滤料和滤速越小，就越容易形成表层筛滤膜，滤膜的截污能力也越高。

2. 重力沉降

污水通过滤料层时，众多的滤料表面提供了巨大的沉降面积。重力沉降强度主要与滤料直径及过滤速度有关。滤料越小，沉降面积越大；滤速越小，则水流越平稳，这些都有利于悬浮物的沉降。

3. 接触絮凝

由于滤料具有巨大的比表面积，它与悬浮物之间有明显的物理吸附作用。此外，砂粒在水中常带表面负电荷，能吸附带电胶体，从而在滤料表面形成带正电荷的薄膜，进而吸附带负电荷的黏土和多种有机物等胶体，在砂粒上发生接触絮凝。

在实际过滤过程中，上述3种机理往往同时起作用，只是随条件不同而有主次之分。对粒径较大的悬浮颗粒，以阻力截留为主；对于细微悬浮物，以发生在滤料深层的重力沉降和接触絮凝为主。

根据过滤效果主要取决于水中悬浮颗粒与滤料颗粒之间黏附作用这一理论，人们发展“接触过滤”滤池（原水经加药后直接进入滤池过滤，滤前不设任何絮凝设备）和“微絮凝过滤”滤池（原水加药混合后先经过一简易微絮凝池，形成粒径约 40 ~ 60min 的微粒后进入滤池过滤）等直接过滤的方法，对于低浊度（40 ~ 50 度）、色度不大、较稳定的原水，省去沉淀、絮凝，进行直接过滤，实现杂质经过滤池一次分离的目的。

6.1.4.2 滤池的构造

滤池主要由滤料、承托层、配水系统 3 部分组成。

6.1.4.2.1 滤料

滤料的质量对滤池正常工作关系很大，滤料要有足够的机械强度，能抵抗在过滤、冲洗过程中造成的磨损与破碎；有较高的化学稳定性，滤料溶于水后不能产生有害有毒成分；要有适当的颗粒级配。

石英砂是使用最广泛的滤料。在双层和多层滤料中，常用的还有无烟煤、石榴石、磁铁矿、金刚砂等。在轻质滤料中，有聚苯乙烯及陶粒等。

滤料的粒径表示颗粒的大小，颗粒的级配是指滤料颗粒的大小及在此范围内不同颗粒粒径所占的比例。滤料颗粒粒径、级配要恰当。滤料级配的控制参数是：最小粒径、最大粒径和不均匀系数 K80，K8。越大，表示粗、细颗粒的尺寸相差越大，滤料越不均匀，K80 越小，则滤料越均匀。对各种滤料的滤速及滤料的组成见表 6.2。

表 6.2 滤池的滤速及滤料组成表

类 别	滤 料 组 成			正常滤速 m/h	强制滤速 m/h
	粒径 mm	滤料组成不均匀 K80	厚度 mm		
石英砂滤料	$d_{max}=1.2$ $D_{min}=0.5$	<2.0	700	6 ~ 7	7 ~ 10
双层滤料	无烟煤 $d_{max}=1，2$ $d_{min}=0.8$	<2.0	300 ~ 400	7 ~ 10	10 ~ 14
	石英砂 $d_{max}=1.2$ $d_{min}=0.5$	<2.0	400		

6.1.4.2.2 承托层

承托层设于滤料屋和底部配水系统之间。其作用一是支承滤料，防止过滤时滤料通过配水系统的孔眼流失，为此要求反冲洗时承托层不能发生移动；二是反冲洗时均匀地向滤料层分配反冲洗水。滤池的承托层一般由一定级配天然卵石或砾石组成，铺装承托层时应严格控制好高程，分层清楚，厚薄均匀，且在铺装前应将黏土及其他杂质清除干净。其粒径和厚度见表 6.3。

表6.3 普通快滤池大阻力配水系统承托层的粒径和厚度

层次（自上而下）	尺寸 mm	厚度 mm
1	2~4	100
2	4~8	100
3	8~16	100
4	16~32	本层顶面高度至少应高出配水系统孔眼100

6.1.4.2.3 配水系统

配水系统的作用在于使冲洗水均匀分布在整个滤池平面上。通常采用大阻力配水系统和小阻力配水系统两种形式。

大阻力配水系统。它的中间是一根干管或干渠，干管两侧接出若干根相互平行的支管。支管下方开两排小孔，与中心线成45°角交错排列，若干管较大，在其顶部也开配水孔。反冲洗时，水流从干管起端进入后流入各支管，由支管孔口流出，再经承托层和滤料层流入排水槽。大阻力配水系统配水均匀，结构复杂，需要较大的冲洗水头，一般适用于单池面积较小的滤池。

小阻力配水系统。它采用底部较大的配水空间，其上铺设条缝式钢筋混凝土滤板、穿孔滤砖、孔板网、缝隙滤头等，水流进口断面积大、流速小，底部配水室内压力将趋于均匀。小阻力配水系统构造简单，所需的冲洗水头较低，但配水均匀性较差，一般用于无阀滤池和虹吸滤池。

6.1.4.3 滤池反冲洗

滤池过滤一段时间后，当水头损失增加到设计允许值或滤后水质不符合要求时，滤池须停止过滤进行反冲洗。反冲洗的目的是清除截留在滤料层中的杂质，使滤池在短时间内恢复过滤能力。快滤池的反冲洗方法有3种：高速水流反冲洗；气、水反冲洗；表面冲洗。

6.1.4.3.1 高速水流反冲洗

高速水流反冲洗是利用高速水流反向通过滤料层，使滤层膨胀呈流态化，在水流剪切力和滤料颗粒间碰撞摩擦的双重作用下，把截留在滤料层中的杂质从滤料表面剥落下来，然后被冲洗水带出滤池。这是应用最早的一种冲洗方法，其滤池结构和设备简单，操作简便。

为了保证冲洗效果，要求必须有一定的冲洗强度、适宜的滤层膨胀度和足够的冲洗时间，室外给水设计规范对这三项指标的推荐值见表6.4。

冲洗强度是以cm/s计的反冲洗流速，换算成单位面积滤层所通过的冲洗流量，称“冲洗强度”，以 $L/(s \cdot m^2)$ 计。$1cm/s = 10L/(s \cdot m^2)$。

反冲洗时，滤层膨脸后所增加的厚度与膨胀前厚度之比，称滤层膨胀度，滤层膨胀度的不同会直接影响滤层的孔隙率。

表 6.4　水洗滤池的冲洗强度、膨胀度和冲洗时间（水温 20℃）

滤　　层	冲洗强度 L/(s·m²)	膨胀度 %	冲洗时间 min
单层细砂级配滤料	12～15	45	7～5
双层煤、砂级配滤料	13～16	50	8～6
三层煤、砂、重质矿石级配滤料	16～17	55	7～5

注：1. 当采用表面冲洗设备时，冲洗强度可取低值。
2. 由于全年水温、水质有变化，应考虑有适当调整冲洗强度的可能。
3. 选择冲洗强度时应考虑所用混凝剂品种。
4. 膨胀度数值仅作设计计算用。

6.1.4.3.2　气、水反冲洗

高速水流反冲洗虽然操作方便，池子和设备较简单，但冲洗耗水量大，水力分级现象明显，而且未被反冲洗水流带走的大块絮体沉积于滤层表面后，极易形成“泥膜”，妨碍滤池正常过滤。如果采取气、水反冲洗辅助冲洗措施，可以改善反冲洗效果。

气、水反冲洗是利用上升空气气泡的振动可有效地将附着于滤料表面污物擦洗下来使之悬浮于水中，然后再用水反冲把污物排出池外。因为气泡能有效地使滤料表面污物破碎、脱落，故水冲强度可降低，即可采用所谓“低速反冲气、水反冲操作方式有以下几种：

（1）先用空气反冲，然后再用水反冲。

（2）先用气－水同时反冲，然后再用水反冲。

（3）先用空气反冲，然后用气－水同时反冲，最后再用水反冲（或漂洗）。

冲洗程序、冲洗强度及冲洗时间的选用需根据滤料种类、密度、粒径级配水质水温等因素确定，也与滤池构造形式有关。

气、水反冲洗的优点在于提高冲洗效果，节省冲洗水量，减少水冲洗强度，同时冲洗结束后，仍保持原来滤层结构，能提高滤层含污能力。

6.1.4.3.3　表面冲洗

表面冲洗是在滤料砂面以上 50～70mm 处放置穿孔管。反冲洗前先用穿孔管孔眼或喷嘴喷出的高速水流冲洗去表层 10cm 厚度滤料中的污泥，然后再进行水反冲洗。表面冲洗可提高冲洗效果，节省冲洗水量。根据穿孔管的安置方式，表面冲洗可分为固定式（较多的穿孔管均匀地固定布置在砂面上方）和旋转式（较少的穿孔管布置在砂面上方，冲洗臂绕固定轴旋转，使冲洗水均匀地布洒在整个滤池）的两种。其表面冲洗强度分别为 2～3L/(m^2·s) 和 0.50～0.75L/(m^2·s)，冲洗时间均为 4～6min。

6.1.4.4　滤池

滤池按滤速的大小可分为快滤池和慢滤池两种。快滤池又分普通快滤池、无阀滤池、虹吸滤池等，目前村镇小水厂最常用的是无阀滤池、普通快滤池。无阀滤池不设闸阀，而

是利用虹吸原理进行自动过滤和冲洗，因而管理较为方便。无阀滤池按其工作条件可分为重力式无阀滤池和压力式无阀滤池。

6.1.4.4.1 重力式无阀滤池

重力式无阀滤池主要在中、小型水厂使用，构造如图6.7所示。

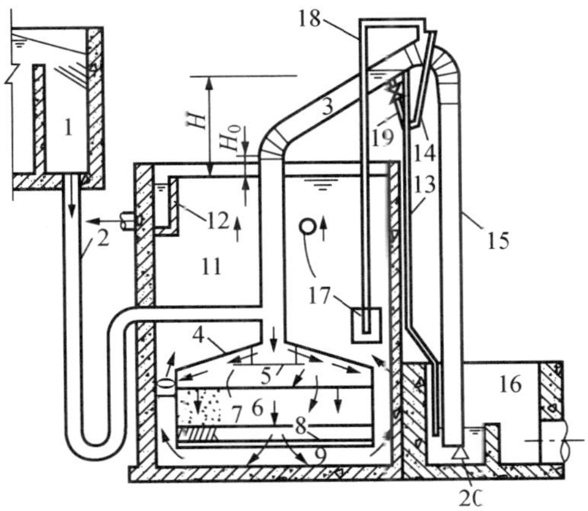

图6.7 重力式无阀滤池的构造

1—进水分配槽；2—进水管；3—虹吸上升管；4—伞形顶盖；5—挡板；6—滤料层；7—承托层；8—配水系统；9—底部配水区；10—连通渠；11—冲洗水箱；12—出水渠；13—虹吸辅助管；14—抽气管；15—虹吸下降管；16—水封井；17—虹吸破坏斗；18—虹吸破坏管；19—强制冲洗管；20—冲洗强度调节器

过滤时，待滤水经进水分配槽，由U形进水管进入虹吸上升管，再经伞形顶盖下面的配水挡板整流和消能后，均匀地分布在滤料层的上部，水流自上而下通过滤料层、承托层、小阻力配水系统进入底部配水区，然后清水从底部集水空间经连通渠（管）上升到冲洗水箱，冲洗水箱水位开始逐渐上升，当水箱水位上升到出水渠的溢流堰顶后，溢流入渠内，最后经滤池出水管进入清水池。冲洗水箱内储存的滤后水即为无阀滤池的冲洗水。过滤开始时，虹吸上升管内水位与冲洗水箱中水位的高差称为过滤起始水头损失，一般为0.2m左右。

在过滤的过程中，随着滤料层内截留杂质量的逐渐增多，过滤水头损失也逐渐增加，从而使虹吸上升管内的水位逐渐升高。当水位上升到虹吸辅助管的管口时（这时的虹吸上升管内水位与冲洗水箱中水位的高差称为终期允许水头损失，一般采用1.5～2.0m），水便从虹吸辅助管中不断向下流入水封井内，依靠下降水流在抽气管中形成的负压和水流的夹气作用，抽气管不断将虹吸管中空气抽出，使虹吸管中真空度逐渐增大。结果是虹吸上升管中水位和虹吸下降管中水位都同时上升，当上升管中的水越过虹吸管顶端下落时，下落水流与下降管中上升水柱汇成一股冲出管口，把管中残留空气全部带走，形成虹吸。此时，由于伞形盖内的水被虹吸管排出池外，造成滤层上部压力骤降，从而使冲洗水箱内的清水沿着与过滤时相反的方向自下而上通过滤层，对滤料层进行反冲洗。冲洗后的废水经虹吸管进入排水水封井排出。

在冲洗过程中，冲洗水箱内水位逐渐下降。当水位下降到虹吸破坏斗缘口以下时，虹吸管在排水同时，通过虹吸破坏管抽吸虹吸破坏斗中的水，直至将水吸完，使管口与大气相通，空气由虹吸破坏管进入虹吸管，虹吸即被破坏，冲洗结束，过滤自动重新开始。

在正常情况下，无阀滤池冲洗是自动进行的。但是，当滤层水头损失还未达到最大允许值而因某种原因（如周期过长、出水水质恶化等）需要提前冲洗时，可进行人工强制冲洗。强制冲洗设备是在虹吸辅助管与抽气管相连接的三通上部，接一根压力水管，夹角为15°，用阀门控制。当需要人工强制冲洗时，打开阀门，高速水流便在抽气管与虹吸辅助管连接三通处产生强烈的抽气作用，形成虹吸，进行强制反洗。

6.1.4.4.2　压力式无阀滤池

压力式无阀滤池是在压力作用下进行工作的一种元阀滤池。其流程简单，当原水悬浮物小于150mg/L时，可进行一次净化。压力式无阀滤池通常和水塔建在一起，过滤水储存于水塔中，靠水塔的压力供给用户。滤池的冲洗水也储存于水塔中。特别适用于小型、分散、天然水质较好的村镇自来水工程。

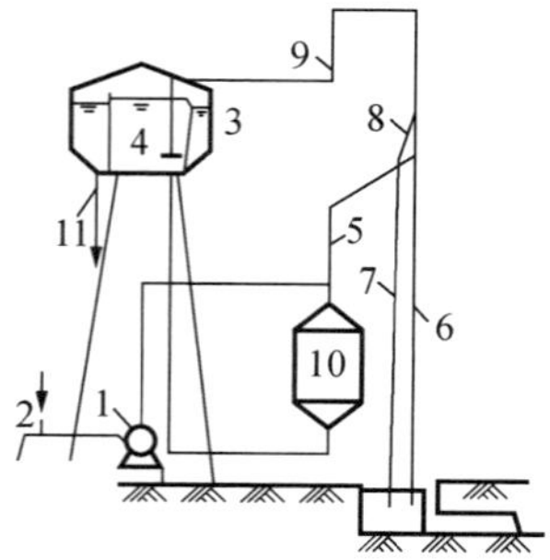

图6.8　压力式无阀滤池示意图

1—水泵；2—加药；3—水塔；4—冲洗水箱；5—虹吸上升管；6—虹吸下降管；7—虹吸辅助管；8—抽气管；9—虹吸破坏管；10—压力滤池；11—水塔出水管

压力式无阀滤池的工作过程如图6.8所示。原水采用泵前加药后，直接由水泵自上而下进入压力滤池，过滤后的清水借助水泵压力经集水系统压入水塔内冲洗水箱，冲洗水箱储满后，溢流入水塔内，从水塔出水管流出配送给用户。

在过滤过程中，因不断截留杂质，使滤层的过滤阻力增加，为了克服不断增加的阻力，水泵的扬程也逐渐提高，此时虹吸上升管中的水位随之增高，当水位上升到虹吸辅助管的管口时，就和重力式无阀滤池原理一样，开始冲洗滤池。冲洗时水泵利用自动装置自行关闭，停止进水。当冲洗水箱中水位下降到虹吸破坏管管口时，空气进入虹吸管，虹吸作用破坏，反冲洗自动结束。随后水泵自动开启，过滤重新开始。

6.1.4.4.3　普通快滤池

普通快滤池设有4个阀门，即进水阀、排水阀、反冲洗阀、清水阀，故又称为“四阀滤池”。如果用虹吸管代替进水阀门和排水阀门，则又称为“双阀滤池”。双阀滤池与普通快滤池构造和工艺过程完全相同，只是排水虹吸管和进水虹吸管分别代替排水阀门和进水阀门。

普通快滤池运行可靠，可通过降低滤速改善出水水质，构造如图6.9所示。

普通快滤池工作过程是过滤和冲洗交错地进行。从过滤开始到冲洗结束称为快滤池工作周期。过滤时开启进水管和清水管阀门，关闭冲洗管和排水管阀门。浑水就从进水总管、支管从浑水渠进入滤池。经过滤料层、承托层后，由配水系统的配水支管、干管到清水支管、总管流往清水池。浑水经滤料层时，水中杂质即被截留，随着滤层杂质截留量的

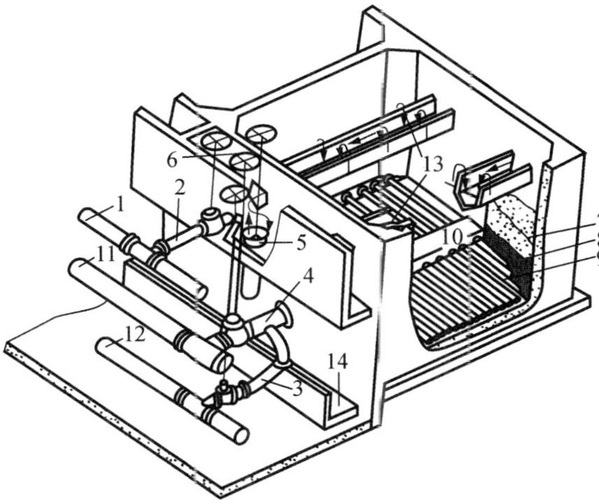

图6.9 普通快滤池的构造（箭头表示冲洗水流的方向）

1—进水总管；2—进水支管；3—清水支管；4—冲洗支管；5—排泥阀；6—浑水果；7—滤料层；8—承托层；9—配水支管；10—配水干管；11—冲洗总管；12—清水总管；13—冲洗排水槽；14—废水渠道

逐渐增加，滤料层的水头损失也相应增加，当水头损失到一定程度，滤池产水量锐减，需停止过滤进行冲洗。冲洗时关闭进水支管和清水支管阀门，开启排水支管阀和冲洗水支管阀门。冲洗水由冲洗水总管、支管，经配水系统的干管、支管及支管上的许多孔眼流出，自下而上穿过承托层及滤料层，均匀地分布于整个滤池平面，滤料层在由下而上均匀分布的水流中处于悬浮状态，滤料得到清洗。冲洗废液流人冲洗排水槽，再经浑水渠、排水管和废水渠进入下水道。冲洗一直进行到滤料基本干净为止。进水浊度在10NTU以下时，单层砂滤滤速约为6～10m/h，双层砂滤滤速约为8～14m/h，多层砂滤滤速约为16～20m/h。

快滤池滤料可采用单层石英砂滤料或双层滤料。快滤池表面以上的水深宜为1.5～2.0m。快滤池冲洗前的水头损失宜为2.0～2.5m。单层石英砂滤料快滤池适宜采用大阻力或中阻力配水系统。快滤池冲洗排水槽的总面积不应大于过滤面积的25%。滤料表面到洗砂排水槽底的距离应等于冲洗时滤层的膨胀高度。快滤池冲洗水的供给可采用冲洗水泵或冲洗水箱。采用冲洗水泵时，水泵的能力应按单格滤池冲洗水量设计；采用冲洗水箱时，水箱有效容积应按单格滤池冲洗水量的1.5倍计算。

6.1.4.4.4 慢滤池和粗滤池

慢滤池是最早采用的滤池形式，以滤速比较慢而得名，20世纪50年代后，城市供水由于慢滤池占地面积大，渐渐被快滤池取代，但在农村小规模水处理中具有独特的优势。工艺流程一般是粗滤和慢滤组合在一起。

1. 粗滤池

（1）宜作为慢滤池的预处理，可用于原水浊度低于500NTU*、瞬时浊度不超过

* NTU为散射浊度单位。

1 000NTU 的地表水处理。

（2）粗滤池布置形式的选择，应根据净水构筑物高程布置和地形条件等因素，通过技术经济比较后确定。

（3）竖流粗滤池宜采用二级粗滤串联，平流粗滤池宜由 3 个相连通的砾石室组成。

（4）竖流粗滤池的滤料应按表 6.5 的规定取值。

（5）平流粗滤池的滤料应按表 6.6 的规定取值。

（6）粗滤池滤速宜为 0.3～1.0m/h。

（7）竖流粗滤池滤层表面以上的水深宜为 0.2～0.3m。

（8）上向流竖流粗滤池底部应设有配水室、排水管，闸阀宜采用快开阀。

6.5　竖流粗滤池滤料组成　单位：mm

粒　径	厚　度	粒　径	厚　度
4～8	200～300	16～32	450～500
8～16	300～400		

表 6.6　平流粗滤池滤料组成与池长　单位：mm

卵石或砾石室	粒　径	池　长
室 1	16～32	2 000
室 2	8～16	1 000
室 3	4～8	1 000

2. 慢滤池

（1）进水浊度宜小于 20NTU，布水应均匀。

（2）应按 24h 连续工作设计。

（3）滤速宜按 0.1～0.3m/h 设计，进水浊度高时取低值。

（4）出口应有控制滤速的措施，可设可调堰或在出水管上设控制阀和转子流量计。

（5）滤料宜采用石英砂，粒径为 0.3～1.0mm，滤层厚度为 800～1 200mm。

（6）滤料表面以上水深宜为 1.0～1.3m；池顶应高出水面 0.3m、高出地面 0.5m。

（7）承托层宜为卵石或砾石，自上而下分 5 层铺设，并符合表 6.7 的规定。

表 6.7　慢滤池承托层组成　单位：mm

粒　径	厚　度	粒　径	厚　度
1～2	50	8～16	100
2～4	100	16～32	100
4～8	100		

（8）滤池面积小于 15m^2 时，可采用底沟集水，集水坡度为 1%；当滤池面积较大时，可设置穿孔集水管，管内流速宜采用 0.3～0.5m/s。

(9) 有效水深以上应设溢流管；池底应设排空管。

(10) 滤池应分格，格数不少于2个。

(11) 北方地区应采取防冻和防风沙措施，南方地区应采取防晒措施。

6.1.4.4.5 村镇分散供水工程中常用简易滤池

对于经济条件较差的村镇，可以因地制宜地采用多种形式的简易滤池来改善饮用水水质。简易滤池均属慢滤池类，虽然存在出水率低、洗砂工作繁重等缺点，但它可以有效去除水中细菌，提高出水水质。而且有构造简单、易于施工、投资省、管理方便，是村镇改善饮用水水质的有效过渡措施。

1. 半山滤池

它是利用山区溪流水改善山区农民饮用水的简易设施，由滤池和高位水池组成。一般将滤池建在有山溪水的附近，利用修渠、引管、筑坝等措施将水引入池内。滤池的出水引入高位水池。水池的容积考虑到村镇用水时间比较集中的特点，要求存水量较多，一般按每天用水量的40% ~50% 计算。根据当地地形条件和环境，滤池和高位水池可合建或分建。

滤池的大小根据使用人口的多少而定。对慢滤池而言，一般每平方米滤池面积每小时的出水量约为0.2 ~0.3m^3。根据目前农村用水情况，每人每天大约为80L，故每平方米滤池面积24h出水量可供60 ~90人使用。

滤池的深度一般采用2 ~3m，滤层及承托层有效深度为1.25 ~1.60m。滤料层及承托层情况见表6.8。

表6.8 半山滤池滤料层及承托层

分层	材料	粒径 mm	层厚 mm
滤料层	细砂	0.3 ~ 1.2	800 ~ 1 000
	粗砂	1.2 ~ 2.0	150 ~ 200
承托层	卵石	2.0 ~ 8.0	150 ~ 200
	卵石	8.0 ~ 32.0	150 ~ 200

为防止滤料在暴雨时流失，还经常在滤料层上铺碎石与石子，同时还可阻拦较大固体杂质进入滤料层。滤层下采用穿孔管收集过滤水，加消毒剂高位水池中进行消毒，最后输送到山下用户。

半山滤池是一种不经过混凝沉淀的一次净化系统，适用于植被条件较好、水质较好的山区溪流水。其构造简单，管理方便。如果地形利用得当还可省去动力设备，并具有一定蓄水能力。

2. 塘边滤池

一般由滤池和清水池组成，常建立在塘边。按进水方向的不同分为直滤式、横滤式和直滤加横滤式3种。直滤式为滤层上部进水，下部出水；横滤式为滤层一侧进水，另一侧出水；直滤加横滤式为横滤起初滤作用，直滤起过滤作用。

滤池的面积与滤层、承托层的要求可参照半山滤池。滤池表面要求有 0.5 ~ 1.5m 的水深。池体应高于地面，以防地表水流入。

塘边滤池适用于水位变化不大，浊度较低的池塘、水库，可作为中、小村庄取水用。

3. 河渠边滤池

河渠边滤池分为两种形式，一种是河网地区，尤其在南方，通常将滤池建在河边，其结构形式与塘边滤池相仿；另一种是距河流较远的缺水地区，采用渠道引入河水，通常将滤池建立在渠边。无论哪种形式，其工艺流程都视河水的浊度而定。如果是浊度较高的水源，必须进行预沉淀，再进入滤池过滤。

河渠边滤池的过滤原理、滤料、滤层厚度均与半山滤池相似。取水的地点应遵照地面水取水的选择要求确定。

以上 3 种滤池应注意卫生防护，滤池、清水池应密封并由专人管理。对河渠边滤池一般每隔半个月将滤池表面带有污泥的砂子刮出清洗一次，每隔 3 ~5 个月将砂、卵石全部取出清洗。塘边滤池每隔 1 ~2 个月刮砂清洗，每隔 1 ~2 年将滤料全部取出清洗。半山滤池视使用情况而定。

6.1.4.5 超滤

超滤又称超过滤，用于截留水中胶体大小的颗粒，而水和低分子量溶质则允许透过超滤膜。其机理是筛孔分离，因此可根据去除对象选择超滤膜的孔径。超滤由于孔径较大，无脱盐性能，操作压力低，设备简单，因此在纯水处理中用于去除水中部分的细菌、病毒、胶体、大分子等微粒相，尤其是对产生浊度物质的去除非常有效，其出水浊度甚至可达 0.1NTU 以下。

在超滤过程中，水在膜的两侧流动，在膜两侧分别形成水流边界层，在高压侧由于水和小分子的透过，大分子被截留并不断累积在膜表面边界层内，使其浓度高于主体水流中的浓度，从而形成浓度差。当浓度差增加到一定程度时，大分子物质在膜表面生成凝胶，影响水的透过通量，这种现象称浓差极化。此时，增大压力，透水通量并不增大，因此，在超滤操作中应合理地控制操作压力、浓液流速、水温、操作时间（及时进行清洗），对原水进行预处理。

超滤装置主要有管式、浸没式和卷式等。饮用水净化多采用内压一管式和外压一浸没式超滤膜装置。

1. 内压一管式超滤膜装置

内压一管式超滤膜装置由超滤膜和管式外壳组成，运输、安装、更换简单，原水由超滤膜内壁加压、外壁出水，纳污能力相对较低，冲洗相对频繁、回收率相对较低，进水浊度一般控制不超过 20NTU。当原水水质较差，预处理要求相对严格，设计时有以下规定：

（1）原水浊度长期不超过 20NTU、短期不超过 60NTU 时，可只在膜前设“加药一混合一微絮凝”预处理措施；原水浊度长期超过 20NTu 时，宜在膜前设“加药混合一絮凝一沉淀”预处理措施。

（2）运行跨膜压差宜为 2 ~8m，最大反冲洗跨膜压差宜为 20m。

（3）过滤周期宜为 30 ~60min，过滤膜通常宜为 40 ~80L/(m^2·h)。

（4）反洗流量宜为过滤流量的 2 ~3 倍，反洗时间宜为 20 ~120s；当进水浊度较高时，宜在反洗前进行10～30s的顺冲，顺冲流量宜为1.5～2倍的过滤流量。

（5）系统的原水回收率设计不宜低于90%。

此装置的优点是原液流道截留面面积较大，不易堵塞；膜面的清洗较容易，可化学清洗或擦洗。其缺点是单位体内膜的充填密度较低，占地面积大，膜的弯头及连接件多，设备安装繁琐。

2. 外压一浸没式超滤膜装置

外压一管式超滤膜装置由超滤膜和支撑框架组成，运输、安装、更换相对笨重且复杂，超滤膜外外壳约束，直接浸没于被过滤的水中，通过负压泵抽吸，原水从超滤膜外壁进内壁出，纳污能力、抗污染能力、抗原水浊度的冲击负荷能力相对较强，对预处理要求相对较低。过滤设计应符合下列规定：

（1）原水浊度长期不超过50NTU、短期不超过200NTU时，可采用"加药—混合—絮凝"预处理措施；原水浊度长期超过50NTU时，宜采用"加药—混合—絮凝—沉淀"预处理措施。

（2）过滤周期宜为1～3h，过滤膜通量宜为20～40L/(m^2·h)。

（3）超滤膜的抽吸工作压力宜为－60～0kPa。

（4）超滤膜组件应安装在膜滤池内。

（5）反洗流量宜为过滤流量的2～3倍，反洗时膜底部宜辅以曝气，反洗时间宜为30～120s，反洗后应排空膜池内的废水。

此装置的优点是：装置牢固，适合在广泛的压力范围内工作；流道间隙大小可调，原水通道不易被杂物堵塞；可拆性，清洗方便；通过增减膜及支撑板的数量可处理不同水量。其缺点是：装置较笨重，单位体积内的有效膜面积较小，膜的强度要求较高。

6.2 净水管理知识

净水工程的管理与维护，是要建立健全对各种净水设施的管理、维护规章制度，管好、用好、维护好净水处理设施，确保在任何情况下运行正常、安全可靠、经济合理，并使供水水质始终符合规定的标准。

对于村镇水厂，净水设施运行维护基本要求如下。

（1）水厂运行人员，应经过培训，掌握本水厂净水工艺流程，明了操作程序，掌握相关的技术参数，并能按设计参数或调整后的参数运行。

（2）水厂必须配备保障净水工艺要求所需的仪表。运行人员必须具备对仪表正确观测和使用的技能。

（3）水厂必须配备检测水质的设备和人员。以地下水为水源的水厂必须配备检测消毒剂指标的方法；以地表水为水源的水厂必须配备检测浊度和消毒剂指标的方法，以保证水厂的正常运行和出厂水质。

（4）按规定每年对水厂运行人员进行一次身体检查，取得健康许可证方可上岗工作，发现运行人员患有传染性疾病，应立即调离运行岗位。

（5）机电设备运行人员，按规定还应取得低压电工操作合格证方能上岗工作。

（6）水厂宜建立净水工艺操作人员轮岗制度，使各岗位操作人员了解上下道工序的运行要求，做好与其他工序的协调，尽量避免净水设施负荷的大起大落，尽量使各工序处于相对稳定的运行状态。

6.2.1 水处理设施管理

6.2.1.1 净水药剂的管理

在水处理过程中，净水药剂管理应符合以下要求。

（1）应根据净水工艺、原水水质情况、水质净化设计要求等来选择药剂。所用药剂质量要符合国家现行有关标准，购药时应向厂家或供应商索要产品卫生许可证、质量合格证及说明书。

（2）应先对进厂药剂外观、内外标志、包装及衬垫等进行感官检验，然后进行药剂样品与标准样的烧杯对比试验。待目测合格后进行盐酸检验氯化氢含量、相对密度等相应项目检验，合格后方可卸货。检验样品宜保留3个月，以避免出现供货纠纷。

（3）净水药剂应据其特性和安全要求，分类存放。药剂以先进先出为原则，并做好出入库记录。储存量以30d左右的用量为宜，防止积压过期。盐酸储存15d用量，防止因氯化氢挥发影响其含量。氯酸钠30d用量，降低安全隐患及长时间储存板结。

（4）药剂堆放高度根据应工人操作条件，一般在2.0m以下，以防止下部的药剂板结。药剂堆之间要有适当的行走通道。

（5）药剂仓库及加药间应保持整洁，库房应保持阴凉、干燥、通风、避光，并有相应的消防、安全措施与设备。库存药剂应避免阳光直射，远离热源、电源、火源。与库存药剂性质相抵的禁止同库储藏。具有腐蚀性的药剂，房屋地面和墙体应进行防腐处理，并配有水冲设备和排水地沟。

（6）定期对库房净水药剂进行检查，检查易燃物是否清理，有无异常现象，检查所用药剂包装有无损坏，药剂有无受潮失效。

6.2.1.2 凝聚剂的投加

1. 确定凝聚剂的投加量

凝聚剂的投加量，在原水的pH和碱度相对稳定的情况下，主要与原水水质（浑浊度）、水温、凝聚剂品种和絮凝条件等因素有关，一般可通过试验和实际观察来确定。

首先是经过试验采用优选法初步确定投加量。用几个烧杯放人原水，加入不同量的凝聚剂，用玻璃棒先快后慢地连续搅拌3min，观察矾花生成情况，1h后检测上层水浊度，以浊度低作为初选的投加量。

然后，通过絮凝池和沉淀池的实际使用，观察矾花形成状态和出水浊度，进一步调整投加量。通过对原水不同水质（主要是浊度）、不同季节的长期净水效果的积累，绘制加药量图表，用以指导日常生产。

2. 凝聚剂的配制

应严格按照配比浓度配制，并如实填写配制记录，准确计量。在实际使用中，一般按规定的浓度事先计算好一次需要溶化的药量与所加水量，正确地加以调配。溶解药剂搅拌

15min 后沉静 30min 方可提升至储药池。制备药液浓度，冬季可在15%，夏季可在20%左右；投加池的浓度不低于1% ~5%，防止因 pH 大于4.3 时三氧化二铝水解成氢氧化铝沉淀，降低药效。

根据原水水质投加适当数量的混凝剂，投药量随水质和水量的变化而改变，必要时可投加助凝剂。混凝剂和助凝剂要分别配制，一般在溶解池和溶液池内进行。配制时先将药剂倒入溶解池中，加水后用机械、人力或压缩空气进行搅拌使之溶解，然后将溶解好的药液放入溶液池，再用水稀释成规定的浓度。

3. 净水药剂投加

投加工作前应仔细检查各种安全防护装置必须齐全、可靠，投加设备应处于完好状态，如有损坏，需修复后方可投入工作。同时药池内不得有杂物，防止堵塞管道。

投加点要满足药剂溶液与原水充分混合的要求，离絮凝池不宜过远，避免在管道中形成矾花，流到絮凝池后矾花破碎，往往不易下沉。

混合在小型供水中主要采用水泵混合和管道静态混合器两种。

水泵混合是将药剂溶液投加到水泵吸水管内，利用水泵翼轮的高速旋转迅速均匀地分散到原水中去，具有很好的混合效果，还可节省凝聚剂用量。但泵房与絮凝池距离不宜超过100m。采用铁盐混凝剂时，对水泵可能有一定的腐蚀作用。

管道静态混合器是小型供水中常用的混合方式，构造简单，经济实用，一般置于絮凝池前。在管道上投药，须有投加设备，可采用水射器或计量泵投加（图6.10、图6.11）。小型水厂也有将溶液池架高，采用重力投加方式（图6.12）。

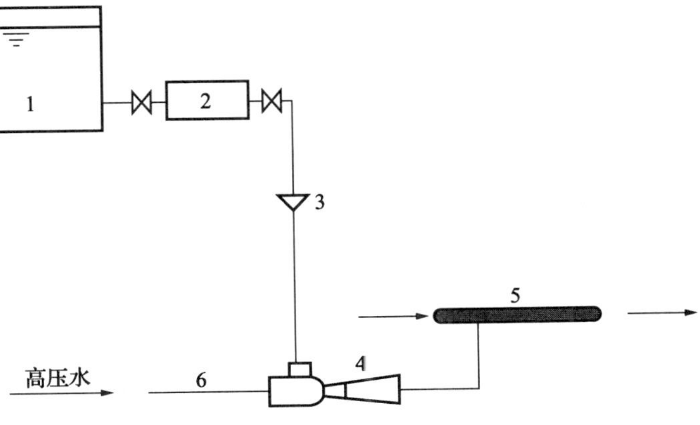

图6.10 水射器投加

1—溶液池；2—投药箱；3—漏斗；4—水射器；5—压水管；6—高压水管

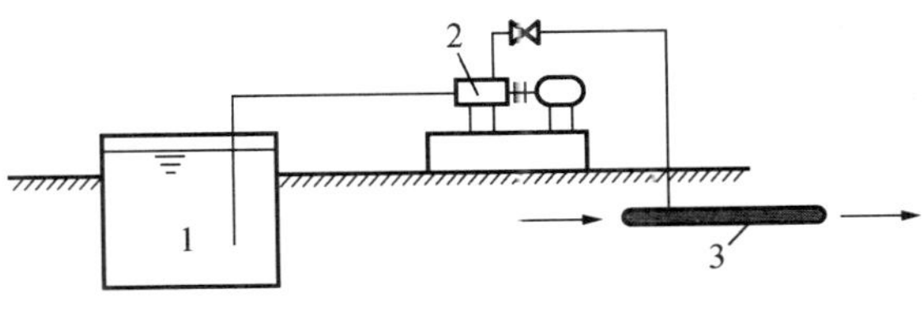

图6.11 计量泵投加

1—溶液池；2—计量泵；3—压水管

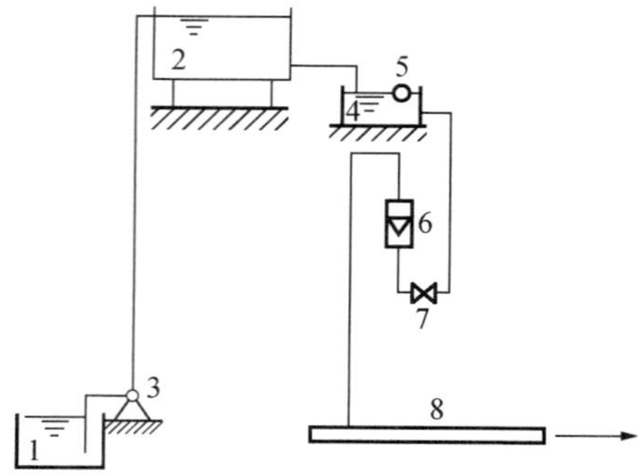

图 6.12 高位溶液池重力投加

1—溶解池；2—溶液池；3—提升泵；4—水封箱；5—浮球阀；6—液量计；7—调节阀；8—压水管

投药前对所有投药设备及水射器进行检查，并按规定程序开启控制阀门。投加后要观察矾花生成情况和沉淀池出水浊度，并随时加以调整。

每天应检查各类加药系统的运行状况，溶药和溶液池水位是否正常，加药设备、液箱、管道有无漏液。发现问题及时处理。静态混合器每年检查一次，混合设施（包括机械传动设备）1～3 年进行检修或更换，储药池每年清理一次，投加池每半年清理一次。

6.2.1.3 絮凝池

6.2.1.3.1 混合絮凝设施类型与适用条件

1. 混合及混合设施

混合设施种类较多，常用的归纳起来有三类，即水泵混合、管式混合、机械混合。

（1）水泵混合。水泵混合是常用的混合方式之一。药剂投加在取水泵吸水管或吸水喇叭口处，利用水泵叶轮高速旋转产生的涡流达到快速混合的目的。水泵混合效果好，不需另建混合设施，节省动力。水泵混合适用于取水泵房靠近水厂净水构筑物的情况（两者间距不宜大于 120m）。

（2）管式静态混合器（图 6.13）。管式静态混合器内安装若干固定混合单元。每一混合单元由若干固定叶片按一定角度交叉组成。水流和药剂通过混合器时，被单元体多次分割、改变流向并形成涡旋，达到混合目的。它的优点是能较好地满足混合水流和药剂的要求，且货源充足，采购方便；缺点是当实际生产水量比设计生产能力小很多时，混合效果会明显下降。管式静态混合器适用于各种供水规模的村镇水厂。

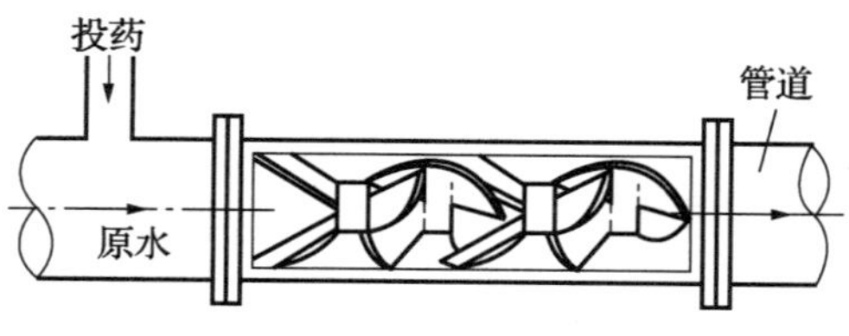

图 6.13 管式静态混合器示意图

（3）管式扩散混合器（图 6.14）。管式扩散混合器是在管式孔板混合器前加装一个锥形帽，水流和药剂对冲锥形帽而后扩散形成剧烈紊流，达到混合目的。它的优点是使水流和药剂快速、充分混合，较管式静态混合器混合效果更佳，并较好地克服了当实际生产水量比设计生产能力小时管式静态混合器混合效果较差的不足。管式扩散混合器适用于各种供水规模的村镇水厂。

（4）机械混合池（图6.15）。机械混合池是在池内安装搅拌装置，以电动机驱动搅拌器，使水和药剂混合。搅拌器可以是桨板式、螺旋桨式等。混合时间控制在10～30s以内。机械混合池的优点是混合效果好，可根据进水量的变化调节搅拌器的转速，不受原水来水量变化影响；缺点是增加机械设备即相应增加维修工作量。机械混合池主要用于较大型的乡镇水厂。

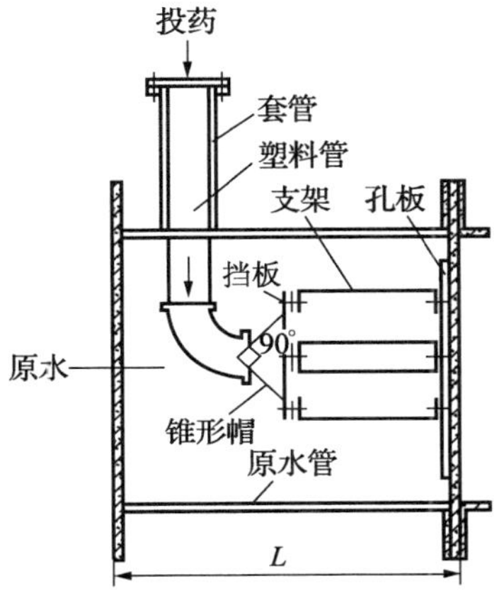

图6.14 管式扩散混合器

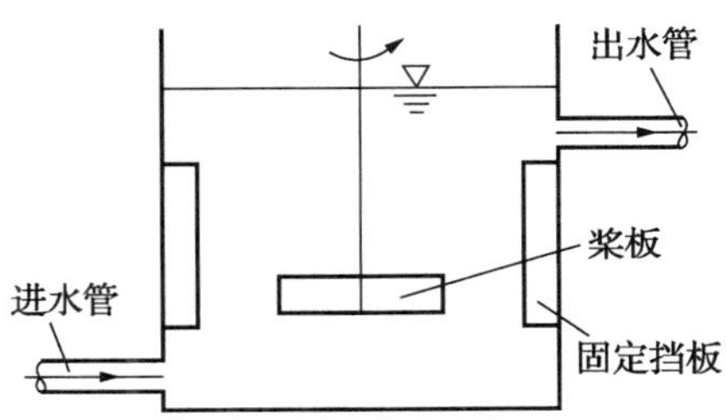

图6.15 机械混合池示意图

2. 絮凝设施

絮凝设施的基本要求是，原水与药剂经混合后，通过絮凝设施形成肉眼可见的大而密实的絮凝体即矾花。絮凝池形式较多，村镇水厂常用的絮凝池有穿孔旋流絮凝池、折板絮凝池和网格（栅条）絮凝池。

（1）穿孔旋流絮凝池（图6.16）。穿孔旋流絮凝池属多级旋流反应的一种絮凝池，通常分成6～12个方格，方格四角抹圆，每格之间由上下对角交错的孔口相通，孔口断面积从第一格至最后一格逐渐加大，使流速逐渐变小。水由第一格底部沿切线方向经收窄的进水管口喷入而造成旋流。穿孔旋流絮凝池的优点是容积小、构造简单、水头损失较小、絮凝效果较好；缺点是池体开挖较深，在地下水位较高的地方施工较不便。穿孔旋流絮凝池主要适用于规模不大的村镇水厂。

（2）折板絮凝池（图6.18）。折板絮凝池是利用在池中加设一些扰流单元以达到絮凝所要求的水流紊流状态，便于充分利用能量，降低能耗与药耗，缩短水的停留时间。

折板絮凝又可分为多通道或单通道的平折板、波纹板等不同结构形式。折板絮凝的水流方向有竖流与平流两种，目前以竖流式为多。折板絮凝池一般分为三段，三段中的折板布置可分别采用相对折板、平行折板和平行直板，折板材质应无毒。折板絮凝池的优点是容积小、絮凝时间短、絮凝效果好；缺点是构造较复杂、造价较高、水量变化影响絮凝效果。折板絮凝池主要适用于水量变化不大、规模村镇水厂。

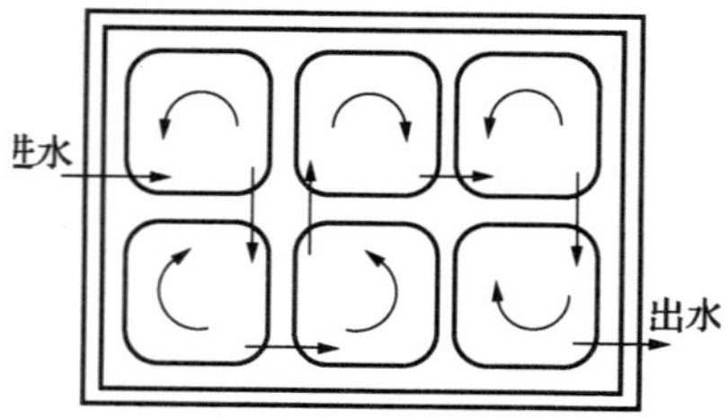

图 6.16　穿孔旋流絮凝、斜管沉淀池流程示意

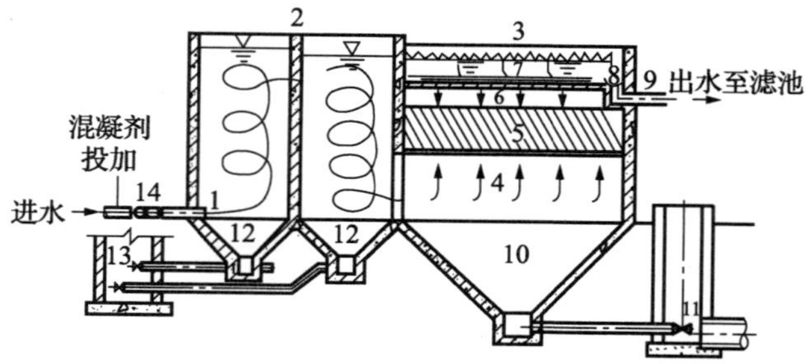

图 6.17　穿孔旋流絮凝、斜管沉淀池流程示意

1—进水管喷嘴；2—穿孔旋流絮凝池；3—斜管沉淀池；4—配水区；5—斜管；6—清水区；7—三角堰集水槽；8—总集水槽；9—出水管；10—沉淀池泥斗；11—沉淀池排泥块开闸；12—絮凝池泥斗；13—絮凝池排泥旋塞阀；14—管道混合器

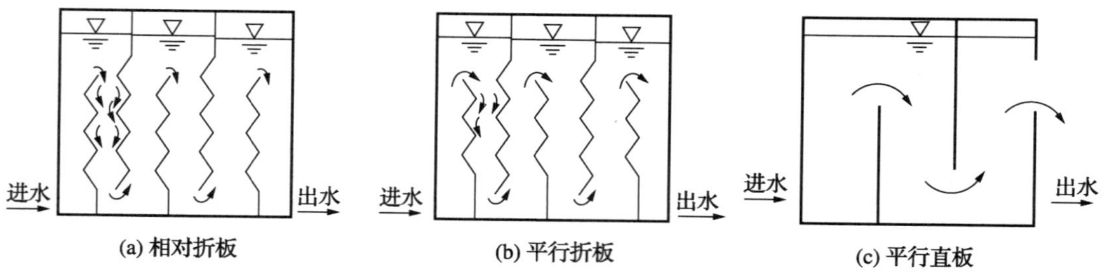

图 6.18　折板絮凝池示意图

（3）网格（栅条）絮凝池（图 6.19）。网格絮凝池由数格相同平面面积和池深的竖井串联组成，进水水流顺序从前一格流向下一格，上下交错流动，一般分三段控制：前段为密网或密栅，中段为疏网或疏栅，末段不安装网、栅，当水流通过网格时，相继收缩、扩大，形成涡旋，造成颗粒碰撞，水流在通过竖井之间时孔洞流速及过网流速逐渐减小，形成良好的絮凝条件。对于规模不大的村镇水厂，絮凝池分格一般不宜超过九个，网格可用预制混凝土构件，但最好用杉木制作，这样便于安装。网格（栅条）絮凝池的优点是絮凝时间短、絮凝效果较好、构造简单，缺点是水量变化影响絮凝效果。网格（栅条）絮凝池主要适用于水量变化不大、规模较大的乡镇水厂。

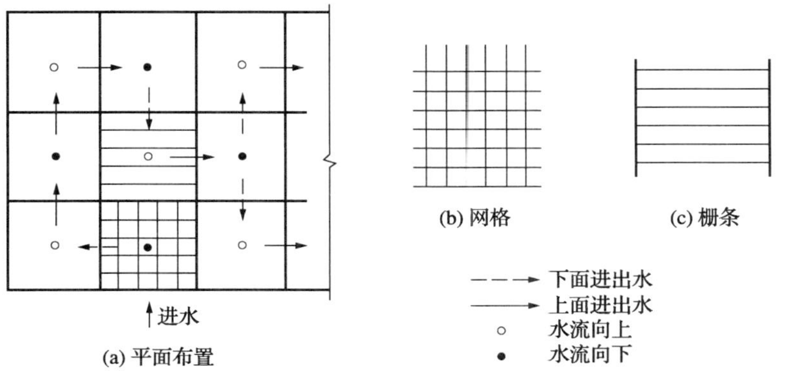

图6.19 网格絮凝池平面示意图

6.2.1.3.2 絮凝设施的运行与维护

1. 运行

净水药剂投放要与原水快速混合均匀，药剂投加点一定要在净化水流速最大处。混合、絮凝设施净水量的变化不宜超过设计值的15%。随时注意观察絮凝池出口絮体情况，应达到水体中絮体与水的分离度大、絮体大而均匀、絮体密度大；当絮凝池出口絮体的形成不理想时，要及时调整加药量与运行技术参数；还要及时排除絮凝池池底淤泥。

2. 保养与维护

做好日常清洁工作，采用机械混合的装置，应每日检查电机、变速箱及搅拌桨板的运行状况，加注润滑油；机械、电气设备应每月检修一次；每年对机械与电气设备、隔板、网格、混合器等进行一次解体检修，更换磨损的部件；金属部件每年油漆保养一次。

6.2.1.4 沉淀池

沉淀是使原水中的泥沙或絮凝后生成的矾花颗粒依靠重力作用从水中分离而使浑水变清的过程。根据是否向原水中投加混凝剂，又可将沉淀分为自然沉淀和絮凝沉淀。自然沉淀适用于浑浊度较高的原水的预沉淀处理，只能去除颗粒较大和较重的泥沙和杂质。絮凝沉淀用于处理添加过混凝剂并且完成了絮凝过程的原水。村镇水厂常用的沉淀池有斜管（板）沉淀池和平流沉淀池。

6.2.1.4.1 斜管（板）沉淀池

1. 斜管（板）沉淀池的构造

斜管（板）沉淀池（图6.20）是在沉淀池内装置许多直径较小的平行倾斜管或许多间隔较小的平行倾斜板的沉淀池，浑水通过斜管（板）时，清水向上流出，污泥沉积在斜管（板）上，积累到一定厚度时，依靠重力作用自己从斜管（板）滑下。这种沉淀池的优点是沉淀效率高，

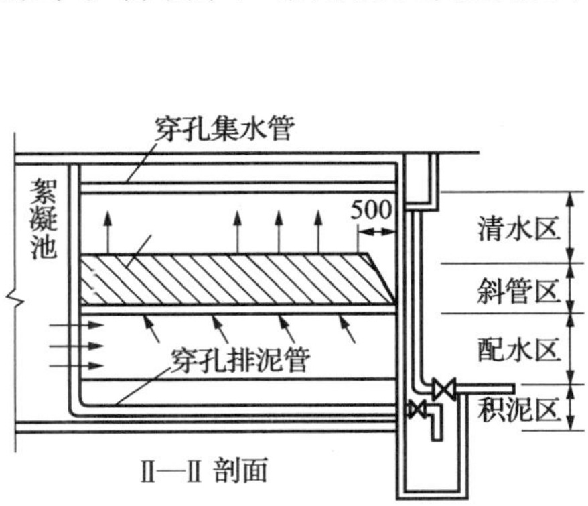

图6.20 斜管（板）沉淀池剖面示意图

体积小，占地面积少，缺点是材料消耗多，造价较高，对混凝效果要求较高。斜管（板）沉淀池适用于不同规模的村镇水厂。斜管（板）沉淀池由配水区、斜管（板）区、清水区、积泥区等部分组成。

2. 斜管（板）沉淀池的运行

（1）严格控制沉淀池运行的流速、水位、停留时间、积泥泥位等参数，要求不超过设计允许范围。

（2）适时排泥是斜管（板）沉淀池正常运行的关键。排泥的控制阀必须保持启闭操作运转灵活、排泥管道通畅，每隔4～8h排泥一次，原水浊度高、排泥管径较小时，排泥次数应酌情增加。运行人员应根据原水水质变化情况和池内积泥情况，积累排泥经验，适时排泥。

（3）沉淀池不得在不排泥或超负荷情况下运行。

（4）定期降低池内水位，露出斜管，用0.25～0.3MPa的水枪冲洗斜管内积存的絮体泥渣，以避免斜管堵塞和变形造成的沉淀池净水能力下降。

（5）斜管（板）沉淀池出水浊度为净水厂重点控制指标，定时检测出水浊度，使出水浊度控制在小于5NTU，发现问题及时采取补救措施。

（6）在日照时间较长、水温较高的地区，应加设遮阳棚或遮阳盖，防止藻类繁殖，延缓塑料斜管（板）材质老化。池内藻类较多时，应采取投氯和其他除藻措施除藻，防止藻类随沉淀池出水进入滤池。

3. 斜管（板）沉淀池的保养与维护

（1）每日检查进出水阀、排泥阀、排泥机械运行状况，加注润滑油进行保养。

（2）每月对机械、电气设备检修一次，对斜管冲洗、清通一次。

（3）每年对排泥机械、阀门等进行一次解体检查，更换损坏零部件。

（4）沉淀池每年排空一次，对斜管（板）、支托架、绑绳等进行维护；对池底、池壁进行修补，对金属件涂刷油漆。

（5）每3～5年对斜管（板）进行一次大修理，更换老化破损的支承框架和斜管。

6.2.1.4.2 平流沉淀池

1. 平流沉淀池的构造

平流沉淀池（图6.21、图6.22）为长方形的构筑物，水流在通过水池时，依靠重力作用，使水中矾花等杂质沉淀到池底。这种结构形式比较简单，管理方便，沉淀效果稳定，对进水浑浊度有较大的适应能力；缺点是占地面积大，不采用机械排泥装置时排泥较困难，而机械排泥设备维护较复杂。平流沉淀池主要适用于较大的乡镇水厂。

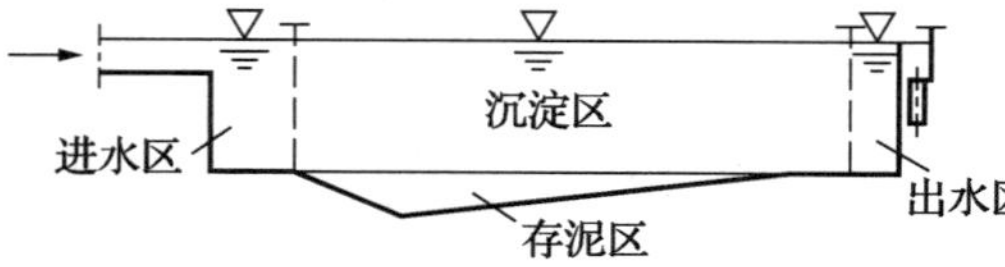

图6.21 平流沉淀池示意图

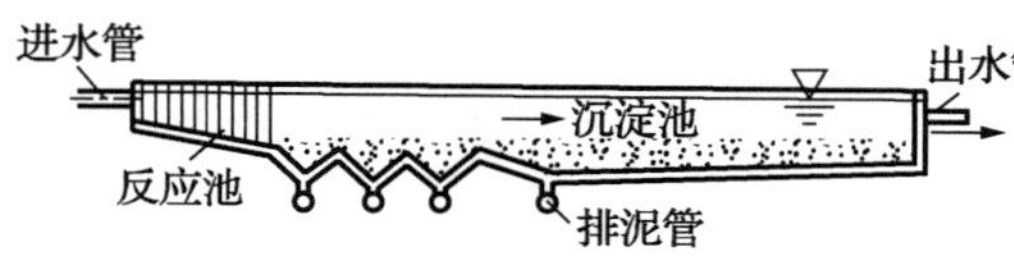

图6.22 多斗底平流沉淀池示意图

2. 平流沉淀池的运行

（1）严格控制运行水位在设计允许最高运行水位和其下0.5m之间。

（2）做好沉淀池的排泥工作。采用排泥行车排泥时，每日累计排泥时间不得少于8h，当出水浊度低于8NTU时，可停止排泥；采用穿孔管排泥时，每4～8h排泥一次，要保持控制阀的启闭操作运转灵活。

（3）沉淀池内藻类大量繁殖时，应采取投氯和其他除藻措施，防止藻类随沉淀池出水进入滤池。

（4）沉淀池出水浊度应控制在小于5NTU。

3. 平流沉淀池的保养与维护

（1）每日检查沉淀池进出水阀门、排泥阀、排泥机械运行状况，加注润滑油。

（2）每月检修一次排泥机械、电气设备。

（3）每年解体修理一次排泥机械、阀门，更换损坏零部件，对混凝土池底、池壁检查修补一次，金属部件油漆一次。

（4）有排泥车的沉淀池，每年清刷一次；没有排泥车的沉淀池每年清刷不应少于两次。

6.2.1.5 澄清池运行管理

澄清池的种类很多，都是利用悬浮的泥渣层与原水中脱稳的杂质接触、吸附，最后渣水分离，使水得到澄清。运行过程是在构筑物内连续完成混合、絮凝、吸附和澄清。村镇水厂常用的澄清池有水力循环澄清池（图6.23）和机械搅拌澄清池（图6.24）。

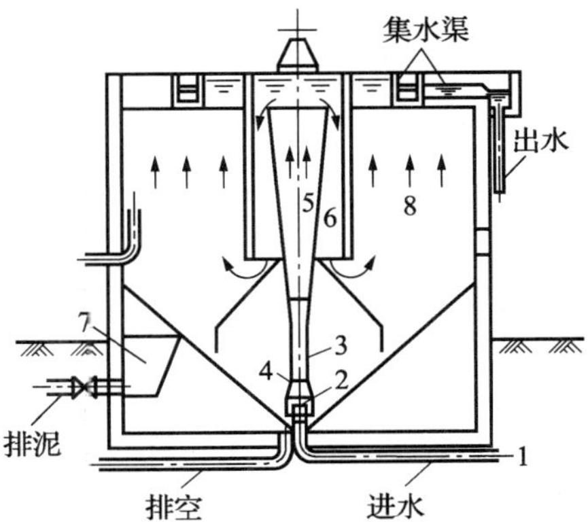

图6.23 水力循环澄清池示意图

1—进水管；2—喷嘴；3—喉管；4—喇叭口；5—第一絮凝室；6—第二絮凝室；7—泥渣浓缩室；8—分离室

6.2.1.5.1 澄清池的构造

1. 水力循环澄清池的构造

水力循环澄清池的构造主要由进水管端喷嘴、喉管、第一絮凝室、第二絮凝室、泥渣浓缩室、分离室组成。水力循环澄清池的净水流程为：①已投加混凝剂且带有一定动能的原水从池底中心进水管端的喷嘴以高速喷入喉管，在喉管喇叭口四周形成负压，从而将数倍（3倍左右）于原水的活性泥渣从池子锥形底部吸入喉管，并与之充分快速混合，然后进入面积逐渐扩大的第一絮凝室和第二絮凝室，因面积突然扩大，流速相应逐渐减小，从而增加了颗粒间的碰撞，有效地完成了絮凝反应；②由第二絮凝室流出的泥水混合液在分离室中因过水断面突然增大，水流速度突然降低，使泥渣在重力作用下与水分离而下沉，清水则向上从集水槽流走，一部分泥渣沉积到泥渣浓缩室，定期由排泥管排除，大部分泥渣又被吸入喉管进行回流，如此周而复始。

水力循环澄清池的优点是构造较简单；缺点是投药量较大，要消耗较大的水头，对水质、水温变化适应性较差，不适合间断运行。水力循环澄清池适用于较大规模的村镇水厂。

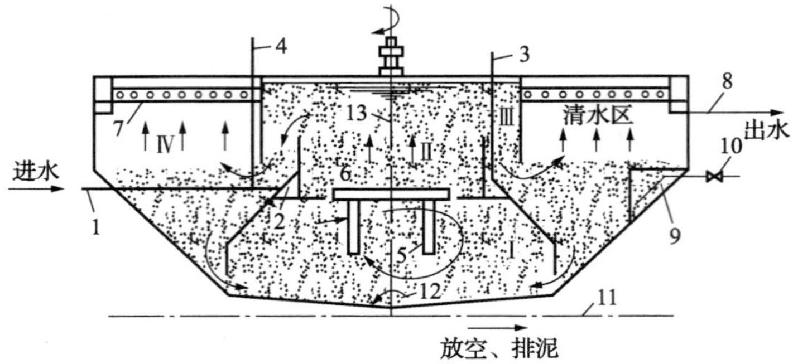

图 6.24　机械搅拌澄清池示意

1—进水管；2—角配水槽；3—透气管；4—投药管；5—搅拌桨；6—提升叶轮；7—集水槽；8—出水管；9—泥渣浓缩室；10—排泥阀；11—放空管；12—排泥罩；13—搅拌轴

Ⅰ—第一絮凝室；Ⅱ—第二絮凝室；Ⅲ—导流室；Ⅳ—分离室

2. 机械搅拌澄清池的构造

机械搅拌澄清池主要由第一絮凝室、第二絮凝室及分离室组成。整个池体上部是圆筒形，下部是截头圆锥形，加过药剂的原水在第一絮凝室和第二絮凝室内与高浓度的回流泥渣相接触，达到较好的絮凝效果，结成大而重的絮凝体，在分离室中进行分离。机械搅拌设备的转速、回流泥渣的数量和浓度等都可以调整。

机械搅拌澄清池的优点是较能适应水质、水量和水温的变化，处理效率高，处理效果较稳定；缺点是需要机械搅拌设备，维修较麻烦，不宜间断运行。机械搅拌澄清池适用于较大的乡镇水厂。

6.2.1.5.2　澄清池的运行

水力循环澄清池和机械搅拌澄清池的运行程序虽有不同，但都具有共同的特点。

（1）澄清池不允许间断运行。因为悬浮泥渣如果沉淀成污泥，则活性降低，很难再呈悬浮状态，同时也会造成水流通道堵塞，很难再启动。

（2）必须连续投药，不得间断。

（3）澄清池在运行初始时，需要培育活性泥渣，一般需 5 ~ 7d，此时负荷只能是设计负荷的 1/2 ~ 2/3，投药量是设计值的 1 ~ 2 倍，原水浊度低时还应投入石灰或黄泥，以促进泥渣的形成，形成必要的泥渣层后才能正式运行送水。

（4）认真做好澄清池的排泥工作是保证澄清池正常运行的关键。要每 1 ~ 2h 检测一次原水和澄清池出水浊度。絮凝室的泥渣沉降比达到 15% ~ 30% 即应排泥；排泥过多会影响泥渣层的浓度，过少则使泥渣层上浮，泥渣可能随水带入滤池，都会造成出水浊度过高的工况。运行人员应尽快摸索掌握泥渣沉降比与原水浊度、投加药量、泥渣回流与排泥之间的相关规律，做到适时适量排泥。

（5）澄清池运行时尽量不要变动原水进水量，如需变化，每次增减不得超过正常运行水量的 20%，两次变化间隔不得小于 1h。澄清池不得超设计负荷运行。

（6）澄清池出水浊度应控制在小于 5NTU。

（7）机械搅拌澄清池的搅拌设备转速要适当，既要防止泥渣在絮凝室中沉淀，也要防止转速太快把泥渣絮体打碎。

6.2.1.5.3 澄清池的保养与维护

澄清池的保养与维护要求与混凝池、沉淀池的保养与维护要求相似，可参照它们的要求做好保养与维护工作。

表6.9 澄清池运行中故障处理方法

故障情况	原因	处理方法
清水区细小矾花上升，水质变浑，第二絮凝室矾花细小，泥渣浓度越来越低	① 投药不足； ② 原水碱度过低； ③ 泥渣浓度不够	① 增加投药量； ② 调整 pH； ③ 减少排泥
矾花大量上浮，泥渣层升高，出现翻池	① 回流泥渣量过高； ② 进水水流量太大超过设计流量； ③ 进水水温高于池内水温、形成温差对流； ④ 原水藻类大量繁殖，pH 值升高	① 增加排泥； ② 减少进水流量； ③ 适当增加投矾量，彻底解决办法是消除温差； ④ 预加氯除藻，或在第一絮凝室出口处投加漂白粉
絮凝室泥渣浓缩过高，沉降比在20% ~25% 以上清水区泥渣层升高，出水水质变坏	排泥不足	增加排泥
分离区出现泥浆水如同蘑菇状上翻，泥渣层趋于破坏状态	中断投药或投药量长期不足	迅雷增加投药量（比正常大2 ~3 倍），适当减少进水量
清水区水层透明，可见2m以下泥渣层，并出现白色矾花上升	加药过量	降低投药量
排泥后第一反应室泥渣含量逐渐下降	排泥过量或排泥闸阀漏水	关紧或检修闸阀
底部大量小气泡上穿水面，有时还有大块泥渣向上浮起	池内泥渣回流不畅，消化发酵	放空池子，清除池底积泥

6.2.1.6 过滤池运行管理

过滤是水流通过粒状材料或多孔介质以去除水中悬浮固体的过程。按照过滤速度的不同，构筑物分为慢滤池和快滤池两类。适用于村镇水厂的滤池有慢滤池、普通快滤池、接触双层滤料滤池、重力式无阀滤池及虹吸滤池等。

6.2.1.6.1 慢滤池

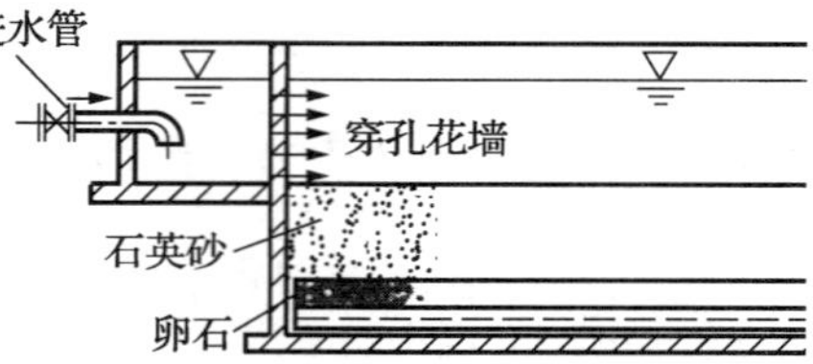

图 6.25 慢滤池剖面示意图

1. 慢滤池的构造（图 6.25）

慢滤池由池体、滤料层、承托层和集水系统组成，构造简单。滤池的建造材料和设备都比较容易解决，建造成本低、操作和维护较简单。滤池采用石英砂滤料，滤速为 0.1 ~ 0.3m/h，不设冲洗设施。

慢滤池的优点是构造简单，材料易得，工程建设投资低，运行管理简易，运行成本低，无须投加混凝剂，净水效果好；缺点是产水量低，占地面积大，滤料易堵塞，人工刮泥、清洗滤料劳动强度大。慢滤池适用于处理浑浊度长期低于 20NTU、短期不超过 60NTU 的原水、规模不大的村镇水厂。

2. 慢滤池的运行

运行初始，因滤层表面滤膜尚未形成，应半负荷运行；7 ~ 15d 中可逐渐加大负荷至设计值；滤池中滋生藻类时，轻者人工打捞，严重时应用氯或漂白粉灭藻；运行 1 ~ 2 个月后，滤层表面的滤膜会加厚而影响过滤速度，应人工刮去表面 2 ~ 5cm 砂层，并降低负荷，待 2 ~ 3d 滤膜形成后再逐步提高负荷；慢滤池不宜间断运行，也不宜突然增大负荷。

3. 慢滤池的保养与维护

保持滤池环境的清洁，经常检查进出水阀门，保持启闭操作运转灵活。滤料层的厚度经几次刮砂变薄后会影响滤池的出水水质，须每年一次补砂至设计厚度。每隔 5 年左右，应对滤层进行全部翻洗，重新装填。

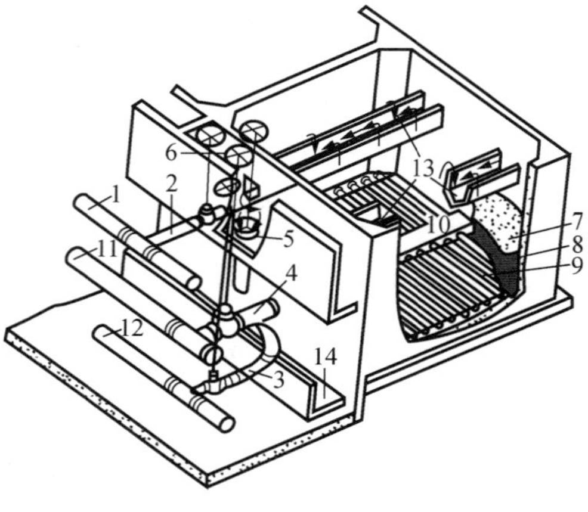

图 6.26 普通快滤池结构剖视图
（箭头表示冲洗水流方向）

1—进水总管；2—进水支管；3—清水支管；4—冲洗水支管；5—排水阀；6—浑水渠；7—滤料层；8—承托层；9—配水支管；10—配水干管；11—冲洗水总管；12—清水总管；13—冲洗排水槽；14—废水渠

6.2.1.6.2 普通快滤池

1. 普通快滤池的构造

普通快滤池（图 6.26）的构造较复杂，由池体和管廊两大部分组成。池体内包括进水渠道、冲洗排水槽、滤料层、承托层、配水系统；管廊内主要包括原水进水、清水出水、冲洗水、冲洗排水管道及其相应的控制阀门、测量仪表等。滤料层主要采用单层石英砂滤料，冲洗采用单水冲洗，冲洗水由水塔（箱）或水泵供给。

普通快滤池的优点是有成熟的运转经验，运行稳妥可靠，净水效果好，缺点是闸阀多，须设有全套冲洗设备。普通快滤池适用于各种规模的村镇水厂。

2. 普通快滤池的运行

（1）滤池新装滤料后，应在含氯量 0.3 ~

0.5mg/L 的水中浸泡 24h，冲洗两次以后方可投入正式过滤。

（2）滤池的运行滤速不得超过设计值。

（3）每 1 ~ 2h 观测一次出水浊度和滤池水位，当滤池出水浊度超过 1NTU 时，就需要对滤池进行冲洗。

（4）冲洗滤池前，在水位降至距砂层 200mm 左右时，关闭滤池清水阀；先开启反冲洗管道上的放气阀，待冲洗水管内空气放完后方可进行滤池冲洗。冲洗时，先开启反冲洗阀的 1/4，待滤池气泡释放完毕后再将反冲洗阀逐渐开至最大。冲洗滤池时，高位水箱不得放空，用泵直接冲洗滤池时，水泵盘根不得漏气。

（5）滤池冲洗强度应不小于 12 ~ 15L/(s · m^2)。滤池冲洗时，滤料膨胀率应为 30% ~ 50%。

（6）滤池冲洗后，滤料层上必须保留一定水位，严禁滤料层暴露于空气中，一旦发生这种情况，应和滤池初用时一样，缓慢打开反冲洗阀，使水从下缓慢漫浸滤层，排出滤层中的空气。

（7）滤池冲洗结束时，排水浊度应小于 10NTU。

3. 普通快滤池的保养与维护

（1）每日检查阀门、冲洗设备、管道、电气设备、仪表等的运行状态，保持环境卫生和设备清洁；发现滤层和滤板系统损坏时应及时修理。

（2）每月对阀门、冲洗设备、管道、仪表等维修一次。阀门管道漏水要及时修理。对滤层表面进行平整。

（3）每年对上述设备做一次解体检修，更换损坏零部件；对金属件进行油漆保养。

（4）每 5 ~ 10 年对滤池、机电设备、仪表大修一次，对构筑物进行恢复性修理，翻洗、补充全部滤料；部分或全部更换集水管、滤砖、滤板、滤头和尼龙网等。

6.2.1.6.3　接触双层滤料滤池

1. 接触双层滤料滤池的构造

接触双层滤料滤池与普通快滤池相比（图 6.27），具有两个主要特点：一是在构造上采用双层滤料，即滤料的上层一般为无烟煤（白煤），下层为石英砂。由于无烟煤密度较小，反冲洗时能借水力筛分将其保持在砂层上面，具有孔隙大、涵污能力高、出水水质稳

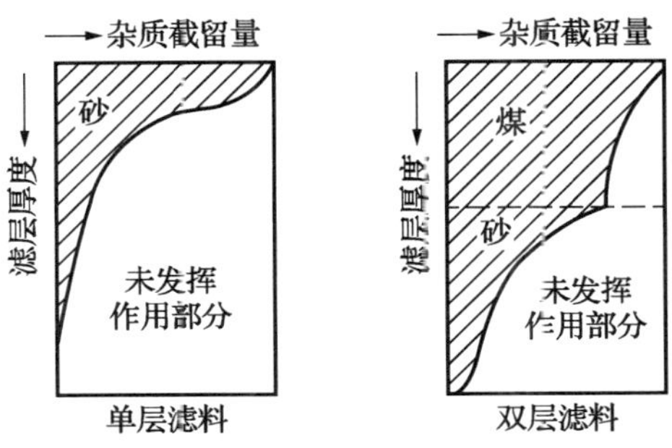

图 6.27　接触滤池单层滤料与双层滤料载污能力比较

定、滤速较高等优点；二是在工艺上，滤前不设絮凝沉淀构筑物，直接将混凝剂投加于进入滤池前的原水中，滤池同时起着接触、凝聚的作用，而絮凝主要在无烟煤（白煤）间隙中完成。

接触双层滤料滤池的优点是对滤前原水浊度的适用幅度较大，对低浊度原水可不用絮凝、沉淀池而直接过滤，节约用地，节省投资，出水水质较好；缺点是投药量较大，对运行管理要求较高。接触双层滤料滤池适用于处理浊度长期低于20NTU的原水的中小型村镇水厂。

2. 接触双层滤料滤池的运行、保养与维护

接触双层滤料滤池的运行、保养与维护可参照普通快滤池有关部分。运行管理工作中还要注意以下几点。

（1）无烟煤滤料放入滤池前，要先在清水中浸泡2～3d，以去除煤中松散部分及浸析出的可溶性物质等。

（2）原水进入接触双层滤料滤池前，必须投加混凝剂，若滤前不进行凝聚，则细小的悬浮颗粒容易穿透滤料层，不能达到净化的要求。

（3）加药点的选择也极为重要，加药点距滤池不能太近，也不能太远。在设计安装中，在管段上多设几个混凝剂投加点，保证出水水质。

（4）当滤池出水浊度超过1NTU时，就需要对滤池进行冲洗。运行时要经常测定进出水浊度，随时增减投药量，逐步摸索出不同进水浊度所需混凝剂投加量。

（5）冲洗后再运行，开始时滤速要小，逐步增大到规定滤速。

6.2.1.6.4 重力式无阀滤池

1. 重力式无阀滤池的构造

重力式无阀滤池由池体、进水系统、滤水系统、配水系统和冲洗水系统组成（图6.28），包括高位进水槽、进水U形管、布水系统、滤料层、承托层、冲洗水箱、连通管、虹吸管、虹吸辅助管、强制冲洗器、冲洗强度调节器和排水井等；主要特点是利用虹吸原理使滤池自动进行过滤和冲洗，不需经常管理等。

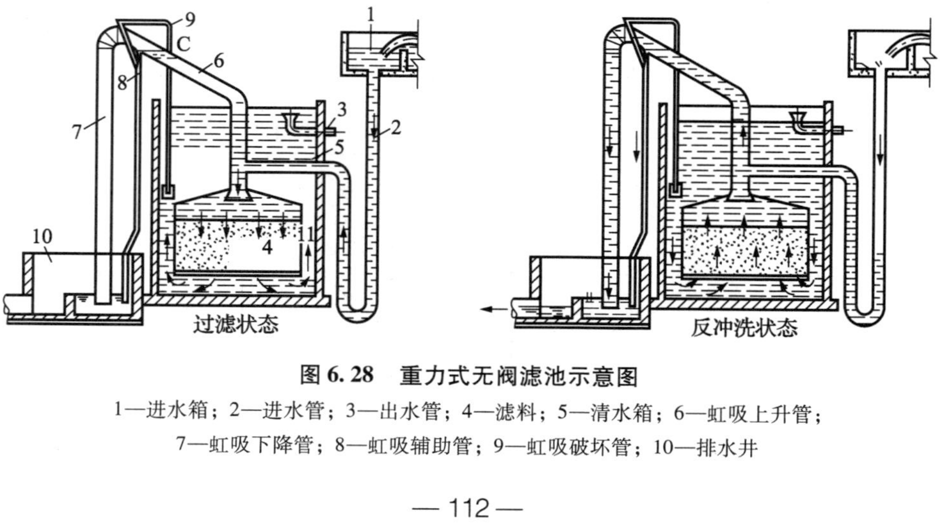

图6.28 重力式无阀滤池示意图

1—进水箱；2—进水管；3—出水管；4—滤料；5—清水箱；6—虹吸上升管；7—虹吸下降管；8—虹吸辅助管；9—虹吸破坏管；10—排水井

重力式无阀滤池的优点是不需设置阀门，自动冲洗，操作管理方便；缺点是运行过程看不到滤层情况，清砂不便。使用变水头等速过滤工艺，处理后水质不如降速过滤工艺好。重力式无阀滤池主要用于规模不大的村镇水厂。

2. 重力式无阀滤池的运行

（1）滤池初始运行时，应对滤料进行清洗和消毒。具体方法为：先向冲洗水箱缓慢注水，用清水冲洗滤料10～20min，再用含氯量大于0.3mg/L的水继续冲洗5min后停止冲洗。滤料经含氯水浸泡24h后再用清水冲洗10～20min方可投入正常运行。

（2）合理调整滤池的冲洗强度。在试运行期间，通过调整虹吸排水下降管底端的反冲洗强度调节器或虹吸下降管下水封井溢水口高度的变化，使冲洗强度达到设计的要求。

（3）滤池出水浊度大于1NTU、尚未自动冲洗时，应立即人工强制冲洗滤池。

（4）滤池暂停运行一段时间后，如滤池水位高于滤层以上，可启动继续运行；如滤层已接触空气，则应按初始运行程序进行，是否仍需采取加氯浸泡措施则应视出水细菌指标决定。

3. 重力式无阀滤池的保养与维护

（1）每日检查进水池、虹吸管、辅助虹吸管的工作状况，保证虹吸管不漏气。

（2）每半年至少检查滤层情况一次。检查时，放空滤池水，打开滤池顶上人孔，运行人员下到滤层上检查滤层是否平整，滤层表面积泥球情况，有无气喷扰动滤层情况发生等，发现问题及时处理。

（3）每1～2年清出、清洗滤层上层滤料一次。

（4）运行3年左右要对滤料、承托层、滤板进行翻修，部分或全部更换，对各种管道，阀门及其他设备进行解体恢复性修理。

（5）每年对金属件油漆一次。

（6）如发现滤池平均冲洗强度不够，应设法增加冲洗水箱的容积。

6.2.1.6.5 虹吸滤池

1. 虹吸滤池的构造

虹吸滤池由进水、配水、过滤、冲洗、排水、真空等系统组成（见图6.29）。每个滤池通常由6～8格滤池组成，滤池采用真空系统控制进、排水虹吸管，以代替进、排水阀门；采用中、小阻力配水系统。虹吸滤池的主要原理是利用滤池本身的出水及其水头进行自动冲洗，以代替高位冲洗水箱或水泵。滤池的总进水量能自动均衡地分配到各单格，当进水量不变时，各格均为等速过滤；池内水位高于滤层时，滤料内不致产生负水头现象。

虹吸滤池的优点是不需冲洗水泵或冲洗水箱，过滤时不会出现负水头现象，易于自动化操作；缺点是土建结构比较复杂，池体开挖较深而单池面积不能过大，冲洗强度受其余几格滤池的滤水量影响。虹吸滤池主要适用于较大的乡镇水厂。

2. 虹吸滤池的运行与维护

虹吸滤池的运行、保养与维护均可参照普通快滤池有关要求。运行管理工作中还要注意以下几点。

（1）真空系统在虹吸滤池中占重要地位，它控制着每格滤池的运行，如果发生故障

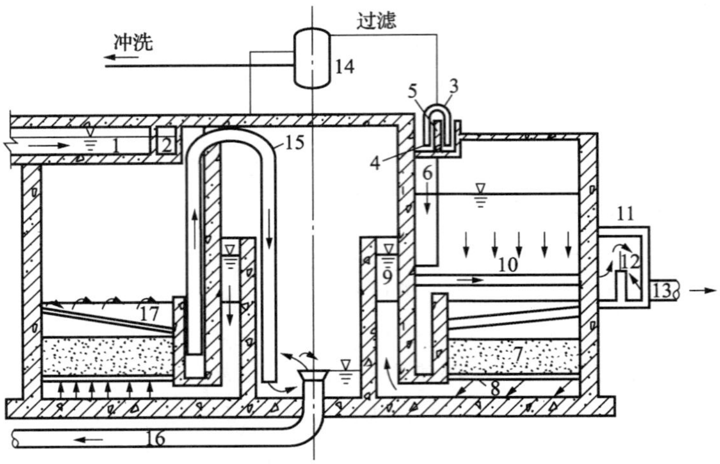

图 6.29　虹吸滤池示意图

1—进水槽；2—配水槽；3—进水虹吸管；4—单格滤池进水箱；5—进水堰；6—布水管；7—滤层；8—配水系统；9—集水槽；10—出水管；11—出水井；12—出水堰；13—清水管；14—真空系统；15—冲洗虹吸管；16—冲洗排水管；17—冲洗排水槽

就会影响整组滤池的正常运行，为此在运行中必须维护好真空系统中的真空泵（或水射器）、真空管路及真空旋塞等，防止漏气现象发生。

（2）当要减少滤水量时，可破坏进水小虹吸，停用一格或数格滤池。当沉淀水质较差时，应适当降低滤速。降低滤速可以采取减少进水量方法，即在进水虹吸管出口外装置活动挡板，用挡板调整进水虹吸管出口处间距来控制水量。

（3）冲洗时要有足够的水量。如果有几格滤池停用，则应将停用的滤池先投入运行后再进行冲洗。

（4）寒冷地区要采取防冻措施。

6.2.1.7　一体化进水器的运行与维护

一体化净水器集混凝、沉淀、过滤等工艺于同一个装置，产品型号很多，工作原理相同，但内部结构和操作要求有差异，运行管理应严格按照各自不同的操作规程进行。适量、连续投药对维持净水器正常运转和良好出水水质至关重要。要按照沉降试验效果确定不同原水浊度时的投药量，并根据净水器出水浊度及时加以调整。注意各种净水器的正常工作压力和安全运行的额定压力，不得超过。反应沉淀区要按原水浊度情况进行定期排泥，做到勤排少放。有的净水器装有定时排泥的自动装置，亦应按原水浊度调整排泥时间。净水器每半年或一年停机检查一次。停机检查时，应先关闭进水出水阀门，再打开放空阀门，放空过滤器内水体。打开入孔盖，检查滤料层，是否有结块现象，如发现结块现象，应清除结块滤料，并添加新的滤料。检查滤料层厚度是否达到设计要求，如因滤料自然损耗，或被水流挟带而减少，则应补足清洁的滤料。检查沉淀区斜管填料，由于填料在水中长期浸泡，易生青苔（藻类等），可配制二氧化氯或漂白粉溶液浸泡填料 4 ~ 10h 后人工用高压水进行冲洗。

一体化净水设备集混凝、沉淀、过滤、加药、消毒于一体，将混浊的原水净化成清水，相当于一个具有全套净化处理功能的净水站。能降低水中浊度、耗氧量和微生物等，适合于供水分散、规模较小、管理水平较低的农村饮用水工程，具有投资省、管理方便、运行费用低、效果稳定等优点。由于各企业生产的一体化净化设备结构、形式、工艺流程不同，原水水质也存在差异，因此，各地应结合一体化净水设备的说明书和技术参数制订相应的操作技术规程。

6.2.1.8 一体化净水设备的运行管理

一体化净水设备的工艺流程和技术参数是固定的，使用单位应根据水源水质调整混凝剂和消毒剂的投加量。

6.2.1.8.1 混凝剂投加的操作规程

一体化净水设备的净水过程与常规水厂基本相同，也就是经过混合絮凝、沉淀、过滤和消毒等过程。因此，在净水工艺基本固定的情况下，净水效果的好坏与混凝效果密切相关。混凝剂投加过程可根据混凝效果试验和投加药剂的操作规程投加混凝剂。

1. 投加混凝剂

根据水源水质和当地水厂条件，确定投加混凝剂的种类，有固体聚合氯化铝、液体聚合氯化铝、聚合氯化铝铁、液体硫酸铝等，并根据实际情况确定溶解过程。

（1）按规定的浓度将固体混凝剂称重，投入溶药箱内，加清水到应有的水位后，启动搅拌机搅拌到药剂完全溶解为止。药剂存放时间一般不要超过8h，所以要根据最佳投药量，计算出一次溶药的重量和投水量。聚合氯化铝搅拌较容易，一般几分钟就行，而聚丙烯酰胺一般要搅拌45min以上，有的要用热水搅拌。

（2）药液配制浓度混凝剂主要的投药剂一般为聚合氯化铝，在水质浊度较高时还需投加聚丙烯酰胺助凝。一般情况下，主投药剂浓度为1% ~5%，聚丙烯酰胺浓度为1‰，此浓度便于投加时调整流量与计算。

2. 计量泵调节混凝剂投加量

（1）根据制水量多少，水源水质的浊度确定投加混凝剂的量（一般以 AlO_3 来计算药剂的投加量），通过混凝剂溶液浓度和计量泵量程来调整加药量的大小。

【例6.1】 制水量 $30m^3/h$，AlO_3 投加量为1 ~15mg/L，则 AlO_3 的总投加量为30 ~450g。采用15.75L/h的计量泵，则每一个档位（10%）投加量为1.575L/h，投加5%的聚合氯化铝溶液时，对应每档氧化铝的投加量为78.75g，即投加浓度每档为2.63mg/L（见表6.10）。

（2）烧杯试验。用6个300mL的烧杯，分别装300mL的水源水，分别加入1%的稀释液0.1mL、0.2mL、0.3mL、0.5mL、0.8mL、1mL（1mg/300mL、2mg/300mL、3mg/300mL、5mg/300mL、8mg/300mL、10mg/300mL）。搅拌10min（在搅拌器的搅拌下或用玻璃棒快速搅拌1min，逐渐减慢搅拌速度5min，低速搅拌5min，提起玻璃棒），观察矾花，沉淀10min，取上清液测浊度，检查最低浊度，即为最恰当的投加浓度。

表 6.10 制水量 30m³/h 投加 5%（50g/L）的聚合氧化铝的投加量（15.75L/h 的计量泵）

挡位 %	对应投加溶液量 （L/h）	对应投加氧化铝量 （g/h）	对应的投加浓度 （mg/L）
5	0.79	39.38	1.31
10	1.58	78.75	2.63
20	3.15	157.50	5.25
30	4.73	236.25	7.88
40	6.30	315.00	10.50
50	7.88	393.75	13.13
60	9.45	472.50	15.75
70	11.03	551.25	18.38
80	12.60	630.00	21.00
90	14.18	708.75	23.63
100	15.75	787.50	26.25

优选法重复试验，选出最佳混凝沉淀效果的混凝剂量。认真确定最佳投药量是保证出水水质和节省药剂、降低运行成本的关键。

6.2.1.8.2 消毒投加的操作规程

在经过一体化净水设备的净水水质，还需经过消毒处理，水质才能达到卫生要求，这是《生活饮用水卫生标准》(GB 5749—2006）规定的生活饮用水的基本要求，消毒措施不当可导致微生物指标超标。因此，在净水工艺基本固定的情况下，消毒效果的好坏直接影响着供水安全，此投加过程可参照常规水厂消毒的操作规程。

（1）根据水源水质和当地水厂条件，确定投加消毒剂的种类。常用的有次氯酸钠溶液、二氧化氯、液氯等。

（2）根据设备产水量（m^3/h）计算消毒剂的投加量，一般以消毒剂残余量确定消毒效果。

（3）进行出水厂的消毒剂残余量、细菌总数、总大肠菌群等指标检测，根据需要及时调整投加量。

6.2.1.8.3 制水的操作规程

一体化净水设备的制水过程中，除了控制加混凝剂和消毒剂之外，主要是观察制水过程中沉淀和过滤是否正常。其中部分一体化净水设备是全密封的设备，不能直接观测到是否正常，则可在沉淀水出口取待滤水进行检验，检验其浊度，是否达到 5NTU 以下，观察反应、沉淀的污泥是否正常排放。

6.2.1.8.4 进水量与滤速的控制

由于净水器不能超负荷运行，一般要求在净水器的出水口安装流量计。但为节省投资不安装流量计时，应选用相同流量的水泵，或在运行管理中根据进入净水器水位的变化，计算单位时间的进水量，形成经验后，即可按照阀门的开启度。

（1）进水量的调整主要是调整进水阀的开度，开度大、流量大。

（2）滤速的调整。一般滤速可控制为6～12m/h，通过调整进水阀门的开度确定工作滤速，开度大、滤速大、制水量大；开度小、滤速小、制水量小。因此，工作时可根据水源水质调整进水阀门，可调整制水量和滤速，若水源水质浊度较大时，可以减小滤速的方式来提高出水水质。

6.2.1.8.5 反冲洗的操作规程

一体化净水设备的过滤多数采用石英砂过滤，过滤一段时间后需进行反冲选。滤池是一体化净水设备的最后一道工序，滤池运行的好坏直接影响到水厂的出水水质。但是很多快滤池在运行一段时间后，就会出现过滤层含泥量增大，在反冲洗强度设计值范围内不能达到预期的反冲洗效果，并且冲洗历时延长，产水量下降，严重阻碍了快滤池的正常运行。滤池反冲洗对滤池工作效果影响甚大。各种一体化净水设备都已设计了相应的反冲洗方式，应按相应说明书制定有关反冲洗的操作规程。

6.2.1.9 几种常见一体化净水机的运行管理

6.2.1.9.1 重力式虹吸无阀一体化净水设备（YK—CPF—B型）

1. 重力式投加混凝剂和消毒剂

混凝剂和消毒剂的投加要确保均匀，便于罐内与外界气压一致，罐内液体下降过程中重力投加量均匀一致，药剂投加中用注射用调节阀，慢慢调整流量，计算每分钟多少滴，每滴多少毫升，从而计算出恰当的投加量。

2. 工作过程

工作时打开进水阀，水源水经过管道混合器混凝后，到达罐体反应区反应，进入斜管沉淀区，待滤水从连通水管进入虹吸上升管三通处，从待滤水入口进入罐体内过滤区，分布在滤料层上进行过滤，进入清水收集区，经连通管上升到冲洗水箱，当水位达到出水堰时水溢入清水池。

6.2.1.9.2 全水力一体化净水设备（YK—CPF—C型）

1. 投加混凝剂和消毒剂

混凝剂和消毒剂投加要求遵照上述有关要求进行。当水源离设备房较远，不能将混凝剂加药箱放在水源上方时，采用手压泵将混凝剂泵人压力罐，通过压力罐将混凝剂压入管道，使用注射用调节器调节混凝剂投加量，达到无电加药计量的目的。

2. 运行操作规程

（1）检查水源水连接管是否连接良好，水源水量是否达到开机工作要求。

（2）启动进水阀和出水阀，调整阀门大小，调整到恰当的流量、滤速、制水量，关闭反冲阀。

（3）水源水经过管道混合器混凝后，到达罐体反应区完成反应，进入斜管沉淀区，待滤水从连通水管到待滤水分配管，再进入罐体内过滤区，分布在滤料层上进行过滤，进入清水收集区，经连通管上升到冲洗水箱，当水位达到出水渠则水溢入清水池。

3. 反冲洗操作规程

（1）利用流速较大的反向水流冲洗滤料层，使整个滤层达到流态化状态，且具有一定的膨胀度。截留于滤层中的污物，在水流剪力和滤料颗粒碰撞摩擦双重作用下，从滤料表面脱落下来，然后被冲洗水带出滤池。

（2）反冲洗时间一般为4～10min，反冲洗强度为12～15L/(m^2·s)。反冲洗水箱和生活水箱置于高出设备房基础3m左右的位置。

（3）YK—CPF—1400—C型一体化净水设备有两个阀门，一个是进水阀，另一个是反冲洗排污阀。过滤开始时，随着过滤的进行，滤层不断截留悬浮物，过滤水头损失逐渐增加，滤后水减少；进出水压差大于0.02MPa时，关闭水源进水阀和出水阀，打开反冲洗阀，此时，促进冲洗水箱内的水循着过滤水的相反方向进入砂滤区、斜管沉淀区，从反洗管和反冲洗阀流出，滤料因而受到反冲洗，冲洗废水流到下水道。冲洗过程中，水箱内水位逐渐下降，当水位下降到反冲水箱底部（无水流出）或观察反冲水已较干净时，打开进水阀，关闭反冲洗阀，反冲洗结束，过滤重新开始。应用冲洗水箱还可以控制消毒剂接触时间，可根据水源水质和过滤效果调整反冲洗时间和冲洗周期。

6.2.1.9.3 微絮凝YK—C2F型一体化净水设备

微絮凝YK—C2F型一体化净水设备为全自动电动蝶阀控制的过滤装置，设计为每运行24h，反冲洗一次。

砂滤过滤系统能有效地截留水中悬浮物，降低浊度（NTU）、铁等，并使出水水质符合要求；砂滤过滤器在工作时，随着原水中的悬浮物等杂质被石英砂截留，其水流阻力逐渐增大，进出水压差也逐渐增大，当压差超过0.07MPa（或工作24h），需进行反冲洗，以清除被截留的杂质，恢复过滤能力。

1. 投加混凝剂

混凝剂投加量取决于水源水，氧化铝投加量为15～25mg/L。

2. 运行操作注意事项

（1）第一个滤罐反洗完毕，进行第二个滤罐反冲洗。

（2）制水时应及时将进水阀打开，调节进水压力（0.25～0.35MPa）。

（3）每天观察出水水质，发现出水水质不正常即应及时检查原因，包括投加的混凝剂是否恰当，水源水质是否太差。

（4）过滤器反冲洗是否正常，电磁阀是否正常工作；砂滤层是否减少10%。

6.2.1.10 一体化净水设备的维护

一体化净水设备是将混凝、沉淀、过滤有机地结合在一个罐体中，维护保养工作主要是定期检查斜板和砂滤层，以及外围的加药装置。

1. 混凝剂投加装置的维护

（1）每日检查投药设施运行是否正常，储存、配制、传输管有否堵塞、泄漏。

（2）每日检查设备的润滑、加注和计量是否正常，并应进行清洁保养及场地清扫。

（3）每年检查储存、配制、传输和加注计量设备一次，做好清洗、修漏、检修工作。

2. 次氯酸钠加注设备的维护保养

（1）应每日检查加注系统设备是否正常，检查储存输送管道、阀门是否泄漏，并检修、清洁，检查相关计量仪器、电气设备是否正常并清洁检修。

（2）加注设备应每年解体检修一次，更换磨损部件、润滑脂、密封件。

3. 斜管（板）沉淀池的维护

斜管（板）沉淀池的维护应符合下列规定：

（1）每日检查排泥阀（反冲阀）的运行状况并进行保养，适时加注润滑油。

（2）每年排空一次，检查斜管（板）、支托架、池底和池壁等，并进行检修和油漆等。

（3）斜管（板）沉淀池3～5a应进行检修，发现支承框架、斜管（板）有问题时及时更换。

4. 过滤设施的维护

（1）每日检查滤池冲洗设备的运行状况，并做好设备、环境的清洁和保养工作。

（2）每半年测量一次砂层厚度，砂层厚度下降10%时，必须补砂（一年内最多补一次）。

（3）滤池大修内容应包括下列各项。

1）检查滤料、承托层，按情况进行更换。

2）滤池壁与砂层接触面的部位凿毛。

3）滤料经冲洗后，表层抽样检验，不均匀系数应符合设计的工艺要求。

5. 一体化净水设备罐体的维护

（1）每日检查罐体连接的管件阀门有无渗漏，发现问题及时检修。

（2）每年对阀门、铁件进行油漆一次。

6.2.2 消毒设备管理

目前我省农村供水工程采用的消毒方法以二氧化氯法和次氯酸钠法居多。

6.2.2.1 二氧化氯发生器

1. 设备运行前检查

加氯机或其他加氯设备在使用前应该做好准备，操作人员事先要学习有关安全用氯知识，熟悉加氯机的构造和性能，接受培训并达到能够独立操作的能力，方可进行运行管理。

设备运行前应检查加氯间内检修工具和材料以及防氯面具是否完好。检查水射器、计量泵、氯气导管、加氯管道及压力水管是否正常，检查加氯间漏氯报警装置是否完好。同时应检查加氯机或二氧化氯发生器等各种部件有无故障。

在设备运行中要严格按照加氯设备操作规程的先后次序和要求进行操作和检查。

另外，平时要做好加氯设备的维护保养工作，设备运行管理人员应在接受设备生产厂的培训学习后，按照有关要求维护保养加氯设备，发现故障及时进行排除。

2. 设备运行与维护

（1）检查进水阀门是否打开，确认无误后将发生器开关打开。开机后检查流量表是否正常运行，并观察各指示灯是否正常。

（2）在设备正常运行时，应注意原料要及时补加（酸和氯酸钠不能混淆）。设备运行中应观察所有管路有无泄露，一旦发现应立即停机，并进行修理。观察指示灯、压力表、计量泵运转是否正常，若有异常，应立即处理或停机并进行修理。定期更换易损部件。

（3）设备临时停用，不得将抽 ClO_2 压力水进水阀关闭，此阀必须在停机 20min 后关闭，使余气抽出，防止余气外溢。设备停用时，先关计量泵，切断电源。水射器压力进水阀 30min 后关闭，打开残液阀放空残液（每天 3 ~4 次）。

（4）设备长期不用时，关闭电源，要取出计量泵底阀放入清水容器中，抽水清洗计量泵，并放空贮槽然后刷洗干净，以备下次运行。

（5）设备正常运行 1 ~2 个月，应清洗一次。断开电源，排空所有槽内液体，用清水冲洗。

（6）做好危险品酸的防护工作，操作时要穿戴防护用具。设备必须有专人操作管理。消毒间应准备胶皮手套、口罩、护目镜等劳动保护用品，并置于明显、固定的位置，防止加药和设备维修过程中发生危险。储存盐酸和氯酸钠的容器应密闭并保持一定距离。消毒间及库房不得有明火。发生二氧化氯泄漏时，应迅速撤离泄漏区人员至上风处；灭火器应使用二氧化碳、泡沫或干粉灭火器。

3. 应急处理

（1）二氧化氯发生泄漏后的应急处理。切断发生器主机电源，并用清水清洗发生器及其周围环境；尽量让加氯间通风。当班员工应立刻上报技术员和上级领导，并穿戴防毒面具作一般稀释处理，疏散其他不相关人员。继续让缓冲器运行直到泄漏量不会对人体造成伤害，技术员才可以对设备进行检查。在泄漏过程中，当班员工应对水体消毒采用应急措施，投加存储的消毒剂来满足消毒效果。

（2）盐酸发生泄漏后的应急处理。处理人员应穿着防酸服，戴防毒面具。用大量自来水冲洗泄漏处，稀释后的废水必经过排水沟流入水厂外鱼塘，必须利用反应池和沉淀池的排泥水对盐酸废液进一步稀释。人员被动接触盐酸后应作如下处理：皮肤接触后应用大量清水或生理盐水清洗后就医；吸入盐酸后应尽快远离现场至空旷地方，如呼吸困难应立即就医；误服盐酸使应立即用水漱口并就医。

6.2.2.2 次氯酸钠消毒设备

1. 次氯酸钠消毒设备的运行

（1）溶盐。首先在盐斗中投加一定配比的食盐，按 3% ~4% 的浓度调配，打开进自来水阀门进行溶解并打开泵溶盐阀门，溶解完成后，静止 15min 左右，然后找开进高位盐箱阀门，把稀盐水用泵加到高位盐箱中备用。

（2）运行。打开进盐液阀，调节好流量调节阀，流量控制在 5 ~6L/h，同时打开出药阀和冷却水阀，再启动整流电源，电流调节在 50A 之内一般电压 5V 左右，电压过高表示盐水浓度低，反之则盐水浓度高。

（3）反冲洗。每班运行完毕，必须反冲洗一次，反冲洗时先打开放空阀，把结存在管道中的盐水排掉，然后打开反冲洗放空和反冲洗进水处来水阀，冲洗 10min 左右，然后把放空阀门找开排掉积水，待下次使用。

（4）酸洗。发生器累计运行 250h 需酸洗一次，根据水质情况相应延长或缩短酸洗周期，酸洗时，先打开所有排空阀门，把管道中的积存盐水排掉，然后打开进酸阀门和出酸阀门，直到出酸放空管有机管流出酸水后，关闭进酸阀门，待酸水在电极管中浸泡1~2h后再把酸水排掉，然后再反冲洗一次，一般稀盐酸调配浓度为10%左右。

（5）注意事项。一般自动工作时，无须专人管理，投盐一次可工作7~10d，缺盐水时自动停机并报警，投盐时必须对发生器反冲洗一次，工作1个月左右必须酸洗一次。设备运行时，严禁无冷却运行，如遇停水设备严禁使用。定期检查电源接线栓是否松动发热，高位盐箱中的滤网是否堵塞，及时排除。室内尽量避免烟火，保持通风良好。

2. 次氯酸钠消毒设备的维护

（1）每日检查储存输送管道、阀门是否泄漏并清洁检修；检查加注系统设备是否正常并检修。检查相关计量仪器、电气设备是否正常并清洁检修。检查设备周围是否有腐蚀气体和流体；检查气压管路的密封性，若有出现漏气现象应及时修补。

（2）每月应检查阀门是否灵活、畅通。检查罐身是否有生锈、破损并及时修补。检查螺丝是否松动和失效。

（3）加注设备每年解体检修1次，更换磨损部件、润滑脂、密封件。每年检查焊缝是否牢固、密封圈是否老化。每年对罐体油漆一遍作防锈处理。

6.2.3 净水、消毒设备管理要点

万人工程（供水服务人口在10 000人以上的工程）的净化、消毒设备管理工作，属于规模化规范性管理工作，本章节不做具体总结。万人以下集中工程（供水服务人口在20~9 999人的工程）的净化、消毒设备管理工作，管水员要在供水管理单位的管理下开展具体工作。规模较小的集中供水工程（供水服务人口在20~199人的工程）的净化、消毒设备管理工作，要求管水员做到能识别管理设备类型，熟知操作方法（以设备供应方提供的操作要求为准），牢记用量。

以常用的某品牌缓释消毒器（手动式）为例，操作方法为：

1. 缓释消毒器进水口、衔接动力水、水压要求0.20MPa以下，如超出额定水压，必须前置减压阀；

2. 出水口（消毒混合液）直接至水池（水井）内接触原水，或与水泵进水管连接；

3. 投加药剂（CL），取下机顶盖，旋转药室盖，加入所需量药剂，覆盖密封；

4. 接通电源，打开指示电源开关（指标灯亮）启动（无动力设备无需电源）；

5. 逐步打开进水球阀，从小到大调整至出水所需的流量；

6. 余氯监测，使用第二天监测出厂水余氯，根据结果调整药量与流量大小，三天后监测管网末梢余氯。

6.3 自来水感官性状和其他物质异常原因及其对策

6.3.1 引起水中色、臭、味的生物性污染物

水中不同生物虽然对身体健康不会产生很大影响，但其产生的味和臭会令人厌恶，而影响饮用水的可接受性，同时表明水处理和输配水系统的维修状况不佳或存在缺陷。

1. 放线菌和真菌

地表水水源含有大量的放线菌和真菌，它们能在输配水系统中某些材料上生长，如橡胶。它们会产生土臭素(二甲基萘烷醇)、2－甲基异莰醇和其他物质,结果使饮用水产生令人厌恶的味和臭。

2. 动物活体

无脊椎动物（红虫、蚤、虱、蚊）存在于许多饮用水水源中，常常在浅的大口井中大量滋生。少量无脊椎动物可能会穿过水处理设备，然后定居在输配水系统中，也会使饮用水产生味和臭。

3. 蓝绿藻（蓝细菌）和其他藻类

水库水和河水中蓝绿藻和其他藻类可能会妨碍絮凝和过滤，过滤后的水有颜色和浑浊。蓝藻中的放线菌会使水中二甲基萘烷醇（土臭素）、2－甲基异莰醇和其他化学物质的浓度增加，某些蓝绿藻的产物（藻毒素）对人体健康有直接影响。

4. 铁细菌

水中含有亚铁和亚锰盐类的时候，会被铁细菌氧化形成铁锈色的沉积物，沉积在蓄水池、管道和沟槽的壁上，沉积物也会被带入水中。

6.3.2 引起水中色、臭、味的化学性污染物

1. 钠

水中钠的味阈浓度取决于与其结合的阴离子和水温。在室温时，人们可以加接受的平均味阈值约为200mg/L。

2. 铁

当井水直接用水泵泵出时，厌氧状态的地下水可能含有高达每升水几个毫克的亚铁而并不带颜色，也不浑浊。当接触空气以后，亚铁氧化成为高铁，使水呈现令人厌恶的棕红色。铁也会促使“铁细菌”的生长，它们从亚铁氧化成高铁时获得能量，在这个过程中在水管上沉积一层泥浆状的附着层。当铁的浓度超过0.3mg/L，可使洗涤的衣物以及管道设备染上颜色。铁浓度低于0.3mg/L时，通常没有可察觉的味道，但可能会产生浑浊和颜色。

3. 锰

供水中锰超过0.1mg/L时，会使饮用水带有不好的味道，并使卫生洁具和衣物染色。和铁一样，饮用水中有锰存在会导致配水系统沉积物积累。浓度低于0.1mg/L时通常可被人们接受。但是浓度超过0.2mg/L时，锰常会在水管上形成一层附着物，其黑色沉淀物有可能脱落进入水中影响水质。

4. 铝

当铝的浓度超过0.1～0.2mg/L时，在输配水系统中会生成$Al(OH)_2$絮状沉积物。为了减少供水中残留的铝含量，需要优化处理工艺。在运行良好的条件下，可以使铝的浓度低于0.1mg/L。

5. 锌

水中锌会带来令人不快的涩味，水中锌的浓度超过3～5mg/L时会呈现乳白色，煮沸

时会形成油膜。

6. 铜

自水对铜管的侵蚀作用，使饮用水中含有铜离子。水与铜水管接触的时间不同会使水中铜的浓度有很大差别，饮用水中的铜可能会增加镀锌铁和钢制管件的腐蚀。当铜浓度大于1mg/L时，衣服和卫生洁具会着色。当大于5mg/L时，铜也会显色并使水带有令人厌恶的苦味。

7. 氨

氨在水pH呈碱性的情况下的嗅阈浓度大约为1.5mg/L，在这样的浓度下氨与健康没有直接影响。

8. 氯化物

高浓度氯化物使水和饮料带有咸味。氯化物的味阈值与它结合的阳离子有关，钠、钾和钙的氯化物的味阈浓度为200~300mg/L。浓度超过250mg/L，就有可能检出味。

9. 氯

大多数人能尝出或闻出饮用水中远低于5mg/L的氯，有些人可低到0.3mg/L，国家标准规定饮用水中游离氯应小于4mg/L。残留的游离氯浓度在0.6~1.0mg/L时，人们普遍能感觉到这种味道。

10. 氯酚类

通常氯酚类的味阈和嗅阈值非常低。饮用水中2-氯酚、2，4-二氯酚和2，4，6-三氯酚的味阈值分别为0.1μg/L、0.3μg/L和2μg/L；嗅阈值分别为10μg/L、40μg/L和300μg/L。如果水中含有的2，4，6-三氯酚没有尝出味道，那就不可能对健康造成明显危害。输配水系统中微生物有时会使氯酚类化合物甲基化，生成氯代苯甲醚，其嗅阈值要低得多。

11. 溶解氧

水中溶解氧含量取决于水源、原水水温、水处理以及在配水系统中的化学和生物学过程。供水中溶解氧的减少可促使微生物将硝酸盐还原为亚硝酸盐，将硫酸盐还原为硫化物，也会使亚铁浓度增加，当水与空气接触，水龙头中放出来的水带色。

12. 硬度

硬度是钙和镁形成的，通常可用肥皂泡沫沉淀以及为清洗所需过量肥皂的用量来指示水的硬度。根据钙离子结合的阴离子不同，其味阈值为100~300mg/L；镁的味阈值可能低于钙。受其他因素相互作用的影响，如pH和碱度，水的硬度超过200mg/L左右时可能使建筑物内的处理装置、输配水系统、管网和储水罐结垢。加热时，硬水会生成碳酸钙沉积。低于100mg/L的软水因为缓冲容量低，所以对管道的腐蚀性更大。此外，硬度高的饮用水煮沸后，水面会出现一层漂浮物——重碳酸钙转变为碳酸钙，令饮水者难以接受。

13. 浑浊度

饮用水浑浊度可能是由水源水中颗粒物未经充分过滤而造成的，或者是输配水系统中沉积物重新悬浮起来而形成的，也可能来自某些地下水中存在的无机颗粒物或是输配水系统中生物膜的脱落。

14. 硫化氢

水中硫化氢的味阈值和嗅阈值估计在0.05～0.1mg/L之间。在一些地下水和滞留在输配水系统中的饮用水中的硫化氢“臭鸡蛋”气味很明显，这是因为氧被消耗，细菌活动还原硫酸盐的结果。井水经曝气或氯化可将硫化氢迅速氧化为硫酸盐，在通常情况下，经过氧化的供水中硫化氢的浓度很低。

15. pH和腐蚀性

进入输配水系统中水的pH必须加以控制，使其对主管道和室内水管的腐蚀性最小。碱度和钙处理可以使水的稳定性提高以控制水对管道和设备的侵蚀。如果不能将腐蚀作用降至最低，就会使饮用水受到污染，并对水的味道和外观有不良影响。不同的供水系统由于水的成分和用于配水系统的材料性质的不同，所以需要优化pH，通常pH的范围是6.5～8。异常高或低的pH可能是由于意外的泄漏、水处理故障以及管道的水泥砂浆内衬养护不够而造成的。

16. 硫酸盐

水中存在的硫酸盐可以产生苦涩味，当浓度非常高时，对敏感的人的身体有致泻作用。水的味道异常的程度随所结合的阳离子的性质而不同；味阈值范围从Na_2SO_4的250mg/L到$CaSO_4$的1 000mg/L。一般认为浓度在250mg/L以下时，对水味的影响不大。口感较好的水，硫酸盐的浓度小于100mg/L。

17. 合成洗涤剂

在许多国家里，持久不易分解的阴离子洗涤剂已经被较容易生物降解的其他产品所替代，在水源中检出的浓度已经大大下降。饮用水中洗涤剂的浓度不允许达到会产生泡沫或有味道的水平，任何洗涤剂的存在都意味着水源产生了卫生污染。

18. 石油

饮用水中石油会增高许多低分子量碳氢化合物的浓度，这些化合物在水中的嗅阈值很低。经验指出，当有几种这类化合物混合存在时，嗅阈值可能更低。

19. 溶解性总固体（TDS）

一般认为TDS低于600mg/L的水的口感好或者是适当的。当TDS水平大于1 000mg/L时，饮用水的口感发生明显变化并越来越不好。高水平TDS也会在水管、热水器、锅炉和家庭用具上结出很多水垢而使消费者感到厌恶。《饮用净水水质标准》(CJ 94—2005)定TDS小于500mg/L，口感较好。

6.4 消毒的重要性

为防止通过饮用水传播疾病，在生活饮用水处理中，消毒是必不可少的，是生活饮用水卫生、安全的最后屏障。消毒并非要把水中微生物全部消灭，只是要消除水中致病微生物的致病作用，以防止通过饮用水传染疾病。致病微生物包括病菌、病毒及原生动物包囊等。消毒处理并不能完全杀灭水中所有微生物，所有消毒处理是在达到饮用水水质微生物学标准的条件下，将饮用水导致的水介传染病的风险降到最低，达到饮用水标准要求。

消毒的方法主要是投加消毒剂杀灭致病微生物。目前农村饮水普遍采用的消毒剂有液氯、二氧化氯、漂白粉等，这些消毒剂的投放都会造成末梢水有淡淡的异味（氯味），但只要是按照规范消毒作业且检测指标符合标准要求，对人体是的危害是极微小的。但不进行有效的消毒，水中的细菌、病毒和虫卵就会进入人体，而导致发病量上升。

依据世界卫生组织统计，世界上人类80%的疾病、50%的癌症都是与饮用水污染或饮用水不安全有关。长期饮用不洁的水，有害物质在人体为逐渐积累，将会不同程度地诱发各种急性、慢性疾病，如心血管病、恶性肿瘤、肠胃病、皮肤病等。饮用水质不达标的水，也容易引发腹泻、霍乱、伤寒、肝炎、痢疾等传染病和氟中毒、砷中毒等地方病（见表6.11）。用水户家中的水缸、储水池要定期清洗、消毒。定期清洗掉水缸和储水池中的污泥，并杀死滋生的细菌等微生物。见图6.30、图6.31、图6.32。

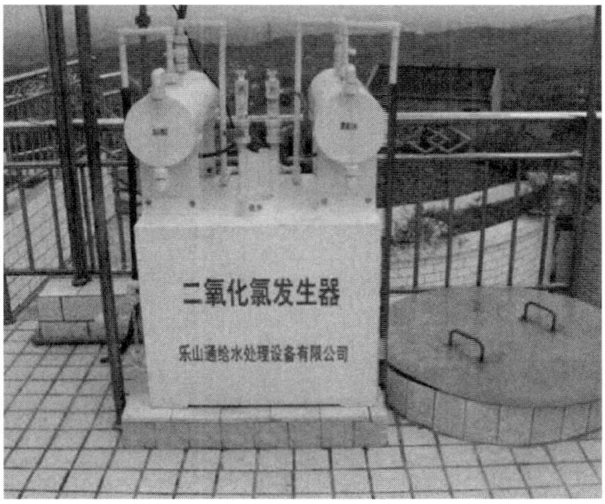

图6.30 二氧化氯发生器

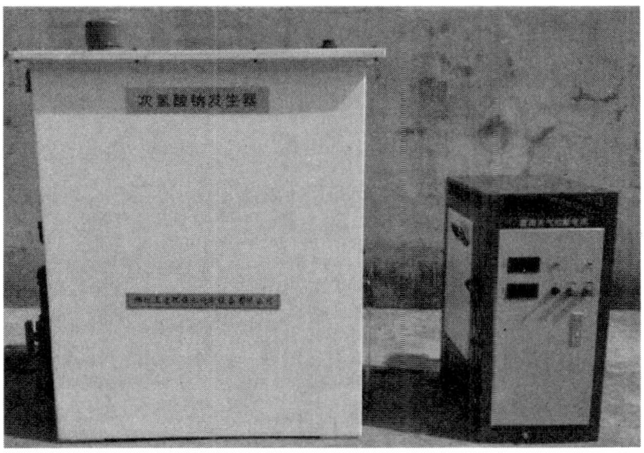

图6.31 次氯酸钠发生器

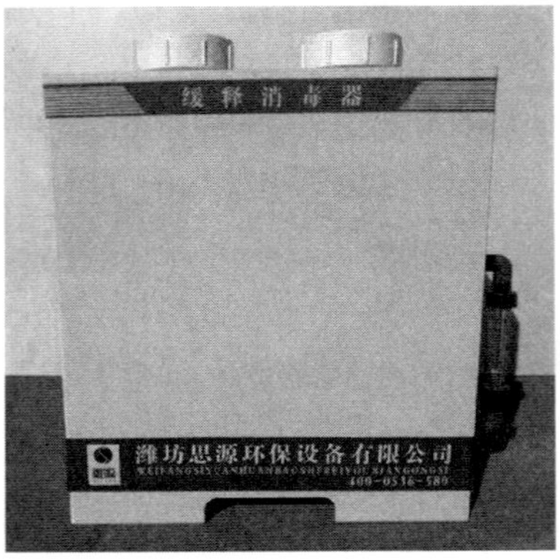

图 6.32　缓释消毒器

表 6.11　常见水质问题对人体危害情况

水　质　问　题	对身体的危害
病原微生物随人或动物（传染源）污染水源	可引发肝炎、痢疾、伤寒、肠炎、腹泻、包虫病、血吸虫病、钩瑞螺旋体病、毒病性结膜炎
水体富营养化藻毒素超标	可引发肝癌
氟超标	高于 1mg/L 时易产生氟斑牙，高于 2mg/L 会引起中度以上氟骨症
砷超标	主要引起皮肤及其他系统损伤，长期摄入可引起皮肤及内脏肿瘤
总硬度超标	高硬度水可引起胃肠道功能紊乱
锰超标	主要为慢性中毒，可损害中枢神经、生殖和免疫系统
硝酸盐超标	在人体内易合成致癌的亚麻硝酸铵

以贵州省某县 2020 年 3 月发生的因学校饮水致 200 余名学生发病事件为例。3 月 24 日某县中学高三部分学生先后出现不同程度的发热、腹痛腹泻症状。经省州专家进一步会诊，学生出现的症状疑似为水源问题引起的急性胃肠炎（大肠埃希氏菌）。初步调查原因为 3 月 23 日因市政供水停水，该校使用自建的备用水源，经水务部门对备用水源检测结果显示水质总大肠菌群、大肠埃希氏菌超标。

为了保障人民的身体健康，防止水致疾病的传播，生活饮用水中不应含有致病微生物，即常见的传染性肝炎病毒、痢疾病毒、眼结膜炎病毒、脑膜炎病毒等。消毒就是杀灭水中对人体健康有害的致病微生物、保证水质的一种措施。我国《生活饮用水卫生标准》（GB 5749—2006）中规定：细菌总数不超过 100 个/mL，总大肠菌群不得检出。江河中的水经过雨水的冲刷汇流，受到各种杂质的污染，经过混凝、沉淀和过滤等净化过程，水中大部分悬浮物质被去除，同时黏附在悬浮物颗粒上的大部分细菌、大肠杆菌、病原菌和其他微生物也被去除，但是还有一定数量的微生物，包括对人体有害的病原菌和病毒，要用消毒的方法去除，才能供应用户。

水的消毒方法可分为物理消毒和化学消毒两大类。物理方法有加热法、紫外线法、超声波法等；化学方法有加氯法（或加漂白粉）、臭氧法或其他氧化剂法等。化学方法有氯消毒、二氧化氯消毒、次氯酸钠消毒、漂白粉消毒、臭氧消毒等。这些方法各有特点，但由于氯价格低廉、消毒效果良好和使用较方便等，所以目前大多数水厂仍然以加氯法消毒为主。

6.4.1 物理法消毒

1. 加热消毒

加热消毒很多行业都有所应用，而且已经有很长的应用历史。人们把自来水煮沸后饮用，早已成为常识，同时也是一种有效而实用的饮用水消毒方法。但是如果把此法应用于大规模的城市供水或污水消毒处理，则费用高，也很不经济，因此，这种消毒方法仅适用于特殊场合很少量水的消毒处理。

2. 紫外线消毒

利用紫外线光在水中照射一定时间以完成消毒的方法。

（1）紫外线消毒是利用紫外灯管提供紫外线对水进行照射。紫外线的光能可破坏水中细菌的核酸结构，从而将细菌杀死，对病毒也有致死作用。紫外线消毒效果与其波长有关。当紫外线波长为200～295nm，有明显的杀菌作用，波长为260～265nm的紫外线杀菌力最强。

（2）消毒特点。紫外线具有很强的杀菌光谱性，对光谱细菌、病毒杀伤力强，并能与水中的化合物作用发生光化学反应而破坏有机物，在紫外线照射下，有机物化学键发生断裂而分解，不产生有害副产物。利用紫外线进行饮用水消毒，接触时间短，杀菌能力强，处理后水无色、无味、耗电少、设备简单，并能实现自动化，有利于安全生产。但紫外线消毒无持续杀菌能力，不能防止水在管网中再度污染，只能现消毒现饮用，消毒费用稍高些。

（3）适用范围适用于农村小型单村供水工程。特别是无清水池的小型工程。即将水从水源井提升经紫外线消毒后直接供农户的供水工程。同时也适用于超纯水的小型工程。

3. 辐射消毒

辐射是利用电离辐射（γ射线、X射线和加速电子等）照射待处理水，杀死其中的微生物，从而达到灭菌消毒的目的。由于射线有较强的穿透能力，可瞬时完成灭菌作用，一般情况下不受温度、压力和pH等因素的影响，效果稳定。通过控制照射剂量，还可以有选择地杀死微生物。辐射消毒法的一次投资大，而且还要用到辐射源，有一定的风险，必须注意有严格的安全防护设施，完善的操作管理。

除上述消毒方法外，人们还在探索研究高压静电消毒、微电解消毒、微波消毒等消毒方法在水处理中应用。总的来说，物理消毒法方便快捷，对消毒后的水质没有影响，单从水处理的角度来讲，非常理想。但其费用较高，在应用上有一定的局限性，因此，在大规模水处理中应用较多的消毒方法还是化学消毒。

6.4.2 化学法消毒处理

化学消毒的消毒效果，首先取决于消毒剂的性能，不同消毒剂的灭菌能力相差很大，应选择性能稳定的高效消毒剂。对于同种消毒剂，如果消毒剂和水有较长的接触时间，可适当降低消毒剂的剂量，否则，就需要提高消毒剂的剂量，以保证消毒效果。

6.4.2.1 氯消毒

氯消毒法指的是将液氯汽化后通过加氯机投入水中完成氧化和消毒的方法。氯消毒法是迄今为止最常用的方法，其特点是成本低、工艺成熟、效果稳定可靠。

1. 氯消毒原理

氯在常温下为黄绿色气体，具有强烈刺激性及特殊臭味，氧化能力很强。在6~7个标准大气压下，可变成液态氯，体积缩小为原体积的1/457。液态氯灌入钢瓶，有利于储存和运输。

氯溶于水后起下列反应：

$$Cl_2 + H_2O = HCl + HClO$$

$$HClO = H^+ + ClO^-$$

次氯酸（HClO）起了主要的消毒作用，次氯酸（HClO）是很小的中性分子，只有它才能很快地扩散到细菌表面，并透过细胞壁进入细菌内部，借氯原子的氧化作用破坏菌体内的酶系统（酶是促进葡萄糖吸收和新陈代谢作用的催化剂）而使细菌死亡。

2. 加氯量

加氯量应满足两个方面的要求：一是用于消毒过程中，灭活微生物、氧化有机物和还原性物质，在规定的时间内达到指定的消毒指标；二是消毒后的出水中要保持一定的剩余氯，抑制消毒过程未杀死的致病菌复活。通常把满足上述两方面要求而投加的氯量分别称为需氯量和余氯量。因此，用于氯消毒的加氯量应是需氯量与余氯量之和。不同水质所需的加氯量差别很大，应根据水处理的目的、性质和相关的标准、规范要求，通过试验确定实际需要的加氯量。

我国的生活饮用水卫生标准规定，加氯接触30min后，游离性余氯不应低于0.3mg/L，管网末梢水的游离性余氯不应低于0.05mg/L。对于各种污水的消毒，其相应的标准、规范中一般也有对应的控制指标。

（1）加氯量一般按折点加氯法确定，折点加氯的优点如下：

1）可以去除水中大多数产生臭和味的物质。

2）有游离性余氯，消毒效果较好。

（2）缺乏试验资料时，一般的地表水经混凝、沉淀和过滤后或清洁的地下水，加氯量可采用1.0~1.5mg/L；一般的地表水经混凝、沉淀而未经过滤时可采用1.5~2.5mg/L。

3. 加氯点

（1）滤后投氯。将氯投在滤池出水口或清水池进口或滤池至清水池管线上。适用于原水水质较好，经过滤处理后水中有机物和细菌已大部分去除，投加少量氯可满足要求。若地下水不经净化工艺处理，则需在泵前或泵后投加。

（2）滤前氯化（预氯化）。投加混凝剂同时投氯。适用于处理含腐殖质的高色度原水，用氯氧化水中有机物以提高混凝效果，或以硫酸亚铁作混凝剂时，或防止沉淀和过滤池生长藻类。

(3) 管网中途投氯。位置一般在加压泵站，适用于管网延伸较长的地区。

4. 加氯设备

加氯设备主要是氯瓶和加氯机。氯瓶一般是卧式钢瓶，加氯机是将氯瓶流出的氯气先配制成氯溶液，然后用水射器加入水中。加氯机有不同的型号和不同的加氯量。手动加氯机存在加氯量调节滞后、余氯不稳定等缺点；近年来，自来水厂的加氯自动化发展很快，采用加氯机配以相应的自动检测和自动控制装置的自动加氯技术。村镇水厂可根据需要、操作条件、经济状况等进行选用。加氯设备安置在加氯间，氯瓶储备在氯库。加氯间和氯库可以合建或分建。

储藏在钢瓶内的液氯气化时，要吸收大量的热：每公斤液氯气化时需要吸收280kJ的热量。加热量不足就会阻碍液氯的气化。生产上常用自来水浇洒在氯瓶的外壳上以供给热量。

氯气是有毒气体。故加氯间和氯库位置除了靠近加氯点外，还应位于主导风向下方，且需与经常有人值班的工作间隔开。加氯间和氯库在建筑上的通风、照明、防火、保温等应特别注意，还应设置一系列安全报警、事故处理设施等。

6.4.2.2 二氧化氯（ClO_2）消毒

二氧化氯（ClO_2）在常温常压下是一种黄绿色气体，具有与氯相似的刺激性气味，极不稳定，必须以水溶液形式现场制取。二氧化氯在水溶液中以气体分子存在，不发生水解反应。因此，二氧化氯一般只起氧化作用，不起氯化作用，它与水中杂质形成的三氯甲烷等比氯消毒要少得多。二氧化氯也不与氨作用，在pH 6～10内，杀菌效率几乎不受pH值影响。

二氧化氯是中性分子，对细菌的吸附和穿透能力都比较强，因此，对细菌有很强的灭活能力。其消毒能力次于臭氧，但高于氯。与臭氧比较，它又有剩余消毒效果。另外，二氧化氯还有很强的除酚能力。

二氧化氯易挥发，稍一曝气即可从水中溢出。气态和液态的二氧化氯还易爆炸，因此，二氧化氯消毒通常采用现场制备。其制备方法有多种，比较普遍的是用亚氯酸钠和氯反应制取：

$$2NaClO + Cl_2 = ClO_2 + 2NaCl$$

二氧化氯既是消毒剂，又是氧化能力很强的氧化剂。在当前水处理中受到重视，但由于制取原料价格较高，限制了二氧化氯消毒的广泛应用。

6.4.2.3 次氯酸钠消毒

电解食盐水所得的氯气与NaOH作用即得NaClO：

$$2NaOH + Cl_2 = NaClO + NaCl + H_2O$$

次氯酸钠的消毒作用仍靠HClO，反应如下：

$$NaClO + H_2O = HClO + NaOH$$

次氯酸钠又称漂白水，其溶液是一种非天然存在的强氧化剂，它的杀菌效力同氯气相当，属于真正高效、广谱、安全的强力灭菌、消毒药剂。次氯酸钠为淡黄色液体，有氯臭，有效氯含量为10%～12%，易溶于水，稳定性差，受热及阳光照射有效氯易降低，故不宜长时间保存，并在避光的容器中保存。在避光的塑料桶保存 1 ~ 3 个月时，有效氯降低 1% ~6%，使用时应测量有效氯或适当减少稀释水即可。所以农村水厂使用次氯酸钠溶液是恰当的、安全可靠的，而且简便有效。当采用次氯酸钠消毒时，其质量应符合国家现行有关标准的规定，产品应取得卫生部门颁发的涉及饮用水卫生安全产品卫生许可批件才能使用，加量按 0.5 ~ 1.0mg/L 投加，消毒成本约 0.008 元/m^3。

次氯酸钠消毒主要应用于中小型水厂，特别是农村水厂或分散式供水，是农村饮水安全工程使用最方便的药物。近年由于氯气消毒的安全性问题，个别水厂已用次氯酸钠溶液取代液氯消毒。

6.4.2.4 漂白粉消毒

漂白粉是用氯气和石灰制成的，主要成分是 $Ca(ClO)_2$。漂白粉是一种白色粉末状物质，有氯的气味，易受光、热和潮气作用而分解使有效氯降低，故必须放在阴凉干燥且通风良好的地方。漂白粉消毒和氯气消毒原理是相同的，主要也是加入水后产生次氯酸灭活细菌。

漂白粉需配成溶液加注，溶解时先调成糊状物，然后再加水配成 1.0% ~2.0%（以有效氯计）浓度的溶液。溶液的配制的方法和配置混凝剂的方法相似。在小型村镇水厂可利用两个缸，一个为溶药缸，另一个是投药缸。较大规模也可采用水池。当投加在滤后水中时，溶液必须经过约 4 ~24h 澄清，以免杂质带进清水中；若加入浑水中，则配制后可立即使用。

由于氯气容易逸出和腐蚀性较强，因此溶药和投药缸必须加盖，所有设备和管材都应采用耐腐蚀的材料。

6.4.2.5 臭氧消毒

臭氧呈淡蓝色，由 3 个氧原子（O_3）组成，具有强烈的杀菌能力和消毒效果，作为给水消毒剂的应用在世界上已有数 10 年的历史。臭氧杀菌效力高的原因主要是：①臭氧氧化能力强；②穿透细胞壁的能力强；③由于臭氧破坏细菌有机链状结构，导致细菌死亡。

臭氧的工业制造方法是采用无声放电原理。空气在进入臭氧发生器之前经过压缩、冷却、脱水等过程，然后进入臭氧发生器进行干燥净化处理。并在发生器内经高压放电，产生浓度为 10 ~12mg/L 的臭氧化空气，其压力为 0.4 ~0.7MPa。将此臭氧化空气引至消毒设备应用。臭氧化空气由消毒用的反应塔（或称接触塔）底部进入，经微孔扩散板（布气板）喷出，与塔内待消毒的水充分接触反应，达到消毒目的。反应塔是关键设备，直接影响出水水质。臭氧消毒后的尾气还可引至混凝搅拌池加以利用。这样，不仅可降低臭氧耗量，还可降低运转费用。因为原水中的胶体物质或藻类可被臭氧氧化，并通过混凝沉淀去除，提高过滤水质。

臭氧处理饮用水作用快、安全可靠。随着臭氧处理过程的进行，空气中的氧也充入水中，因此水中溶解氧的浓度也随之增加。臭氧只能在现场制取，不能储存。这是臭氧的性质决定的，但可在现场随用随产。臭氧消毒所用的臭氧剂量与水的污染程度有关，通常为 0.5 ~4mg/L。臭氧消毒不需很长的接触时间，不受水中氨氮和 pH 的影响，消毒后的水不会产生二次污染。当臭氧用于消毒过滤水时，其投加量一般不大于 1mg/L，如用于去色和除臭味，则可增加至 4 ~5mg/L。一般说，如维持剩余臭氧量为 0.4mg/L，接触时间为

15min，可得到良好的消毒效果，包括杀灭病毒。

臭氧消毒的主要缺点是臭氧发生装置较为复杂，投资大和运行费用较高，生产1kg臭氧需耗电15～20kW·h。臭氧在水中不稳定，容易散失，因而不能在配水管网中继续保持杀菌能力。臭氧也不能储存，只能边生产边使用。

6.4.3 村镇分散供水常见消毒方法

6.4.3.1 煮沸消毒

煮沸消毒是最安全有效的消毒方法。农村分散式供水（生水）经过煮沸后，几乎所有的细菌和病毒都能被杀死，所以农村地区提倡喝开水是最卫生、最安全的措施之一。

6.4.3.2 氯化消毒法

即使用含氯的化学消毒剂，如漂白粉、漂白粉精、液态氯、二氧化氯等，能有效杀死水中的致病微生物，其中以漂白粉在农村使用最广泛。

1. 井水消毒

井水尽管水质较好，但浅井水也容易受到周围环境中污染物的污染，因此对浅井水进行消毒也是必要的。井水常用漂白粉或漂白粉精片进行消毒。

（1）直接加氯消毒法。消毒时间和次数应根据用水量和取水的时间决定。在一般情况下，公用井可分早、午、晚各1次或每日2次，用水量较小的家庭水井每日1次即可。消毒前先将井水量计算出来，计算方法见公式（6-3）：

$$Q=\pi R_2 H \tag{6-3}$$

式中 Q——水量，m^3；

R——井半径，m；

H——井水水深，m。

计算出井内水量后，按每立方米（吨）水加漂白粉精片10片或漂白粉10g投加。一般井水消毒漂白粉投加量为4～6g/m^3；较浑浊河水、塘水等漂白粉投加量为6～12g/m^3。计算出漂白粉投加量后，应先将漂白粉配制成漂白粉溶液，将漂白粉上清液投加到需消毒的水中。

漂白粉溶液的配制方法：投加时将所需的漂白粉或碾碎的漂白粉精片放在碗内，加少许清洁水调成糊状，然后再加适量清洁水稀释至充分溶解，搅匀后静止沉淀，静置后取漂白粉上清液倒人需消毒的井水中，用吊桶将井水震荡数次使井水搅匀，待30min后即可使用。每天消毒1～2次，消毒应在取水前1～2h进行。当水井被污染时，消毒用药量可增加2～3倍。

（2）持续加氯消毒法。持续消毒法是把一定量的漂白粉装入容器内，加水搅拌后放入水中，利用取水时的振荡作用，使氯经容器的孔眼或容器壁慢慢地渗出来，以达到持续消毒的目的。一次投药可维持数天至数周。用作持续消毒的容器种类很多，如用塑料袋、塑料窗纱袋、竹筒、陶土罐或罐头盒。消毒容器的上方与木块、泡沫塑料或竹筒连接在一起，并保持一定距离，使容器浮在水面下10cm处。竹筒持续消毒器是直径5～6cm的一个竹筒。一端保留竹节，一端开口，在靠开口端边上钻几个直径0.2cm的小孔，竹筒内放半筒漂白粉，加水少许调成糊状，用木塞将开口端塞紧。消毒 $1m^3$ 井水需预先在药瓶上部钻孔 1 ~2 个，孔径 0.5cm 左右，水量每增加 $1m^3$，就增加小孔 1 ~2 个。余氯不足时增加小孔数，余氯过多时减少小孔数。消毒时将浮筒悬在井水中，使漂白粉筒浸于水面下 40cm 左右。塑料袋持续消毒器，用 18cm ×25cm 长方形塑料袋（无毒），在上部 1/3 处每边开 0.2 ~0.4cm 小孔数个，袋内装 250 ~500g 漂白粉，加少许水调成糊状，再用塑料绳扎紧袋口，使用时用浮筒悬于井中。根据使用情况，每个药瓶内药剂通常 1 ~2 周换 1 次。在使用过程中须注意防止药瓶浮出水面、歪倒以及小孔堵塞。

2. 水窖和水池的消毒

为保障收集至水窖中的雨水水质卫生，必须经过消毒才可使用。目前农村常用的消毒剂为漂白粉或漂粉精。窖水的消毒也可以分为间歇法和持续消毒两种方法。

3. 家庭储水的消毒

农村家庭由于用的江河湖井水作为饮用水，大都要储水，即使使用集中供水，由于定时供水，农户仍保持着用家庭储水容器（缸、水池、塑料或金属桶罐等）储水的习惯。因而储水的水质是直接影响饮水水质。

水质中细菌总数与储存较长时间的水有关，储存的水时间越长，水里的细菌数量越多。虽然煮沸的水能杀死细菌，细菌本身不会对人体造成危害。但水中含有硝酸盐，在水加热过程中，水中的细菌，特别是大肠杆菌能将水中的硝酸盐还原为亚硝酸盐。据武汉化验分析，储存 3d 的水烧开后，其亚硝酸盐含量为储存 1d 的 3.64 倍，储存 7d 的水则为储存 1d 的 9.12 倍。因此，应尽量避免以储存水为饮水。要尽量创造条件，多用当日水，农村则应当日吃水当日挑。如确需饮用储水，应对储水采取一些消毒措施，以减少细菌的含量。对缸或水池要经常清洗消毒。

缸水消毒是家庭用水消毒法之一。先测出缸内水量，再根据水量计算漂白粉用量，然后将漂白粉配成消毒液，滴入水缸搅拌混合半小时后，即可饮用。可用含氯制剂的泡腾片按使用方法进行消毒，也可用漂白粉或漂精片进行缸水消毒。

6.4.3.3 注意事项

（1）漂白粉进行水消毒时，不能直接将漂白粉投入需消毒的水中。

（2）漂白粉具有腐蚀性，对织物有漂白作用，对金属有腐蚀作用；高浓度的漂白粉对人有刺激性，配制溶液时应戴口罩、橡胶手套。漂白粉性质不稳定，易潮解结块，有效氯易挥发，当漂白粉有效氯下降到 15% 以下或已结成硬块时就不宜使用。

（3）消毒后的饮用水应达到消毒效果，水中游离余氯量应达到 0.3 ~0.5mg/L，将已消毒水放在碗中，用鼻嗅有无氯臭气味，若有即达到投加量。若氯臭过度明显，则可能投药过量。

6.5 管水员净水管理工作

农村饮水管水员净水管理主要是针对净水设施的操作和养护，管水员面对的主要是小规模（1 000 人以下）供水工程的净水设备的操作和养护。以目前常用的某品牌缓释消毒器为例，管水员在开展日常工作时，需要完成以下工作。

6.5.1 消毒设备日常巡查检查

1. 先检查各管件、接头、总水闸阀是否完好，是否有漏水等情况，如发现异常，先排除。

2. 观察出药口药剂量大小（以不间断的麻线状大小水流为宜）。若药剂出口水流量过大或过小，则要打开保护箱门，看流量计内红色漂浮是否在规定指数之间，并调整（出水口端）闸阀控制药剂量的大小，直到达到不间断的麻线状大小水流量为宜。

6.5.2 消毒设备药品投放顺序

见图 6.33。

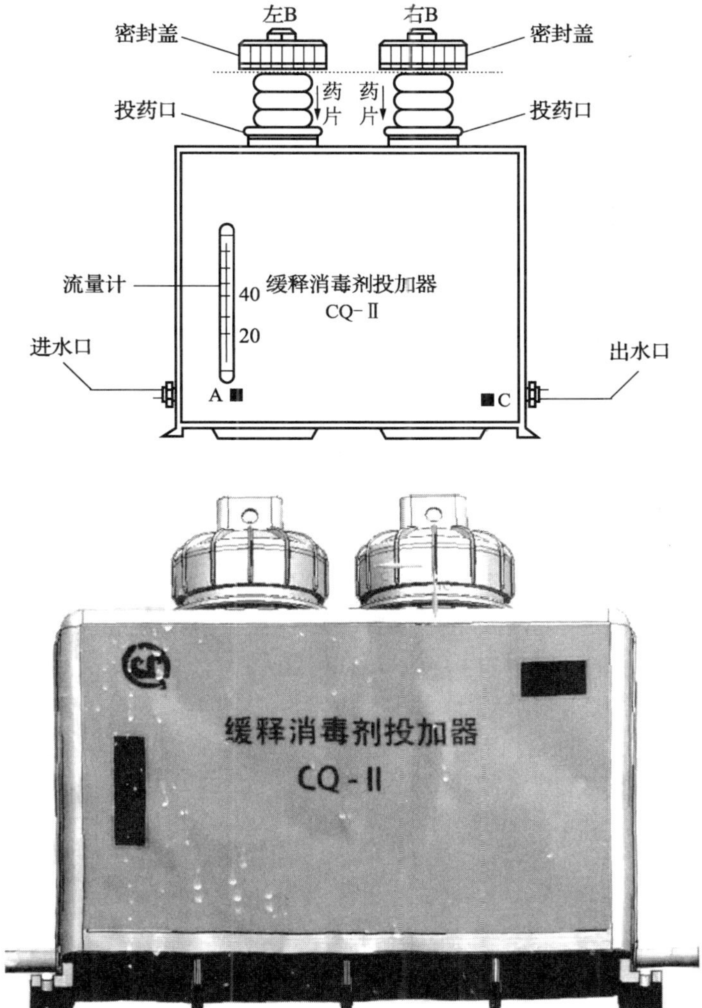

图 6.33 缓释消毒剂投放器

第一步：取出钥匙开启保护箱门。

第二步：关闭流量计下方的闸阀（图 A 处）。

第三步：开启任何一个药品投放口盖（图 B 处）（正常情况开启左 B）。

第四步：从盛药桶内取出药品一片放入药品口内（图 B 处）。

第五步：盖上刚才打开的药品口盖并拧紧（图 B 处）。

第六步：开启流量计下面的闸阀（图 A 处）。

第七步：关闭保护箱门并上锁，药品投放成功。

6.5.3 消毒设备注意事项

1. 保管好保护箱钥匙，不得丢失。

2. 根据季节变化、雨量变化调整进入设备内的水流量（观察流量计内红色漂浮是否在规定指数之间，出水口药剂量以不间断的麻线状大小水流量为宜）。如药剂出口水流量过大或过小，则调整（出水口端）闸阀控制药剂量的大小，直到流量计内红色漂浮是否在规定指数之间，出水口药剂量达到不间断的麻线状大小水流量为宜。

3. 药品正常情况约每 5d 一次，每次一片为宜。

4. 保管好药品，不得让小孩接触，尽量不受潮为宜

规模化水厂的净水设施需在供水单位的管理下规范化工作，本书不做详细说明，但在操作时需注意以下事项：

（1）适量、连续投药对维持净水器正常运转和良好出水水质至关重要；

（2）要按照沉降试验效果确定不同原水浊度时的投药量，并根据净水器出水浊度及时加以调整；

（3）注意各种净水器的正常工作压力和安全运行的额定压力，不得超过；

（4）反应沉淀区要按原水浊度情况进行定期排泥，做到勤排少放；

（5）有的净水器装有定时排泥的自动装置，亦应按原水浊度调整排泥时间，净水器每半年或一年停机检查一次；

（6）停机检查时，应先关闭进水出水阀门，再打开放空阀门，放空过滤器内水体；

（7）打开入孔盖，检查滤料层，是否有结块现象，如发现结块现象，应清除结块滤料，并添加新的滤料；

（8）检查滤料层厚度是否达到设计要求，如因滤料自然损耗，或被水流挟带而减少，则应补足清洁的滤料；检查沉淀区斜管填料，由于填料在水中长期浸泡，易生青苔（藻类等），可配制二氧化氯或漂白粉溶液浸泡填料 4 ~ 10h 后人工用高压水进行冲洗。

第7章　泵站与输配水管理

作为农村饮水供水环节，贵州省农村饮水工程普遍以泵站→水池→管网→用水户的供水型式为主，涉及的主要工程建筑物有泵站、调（蓄）水池和管网。

7.1　泵站运行及养护

水泵是一种把机械能转化为水流本身动能和势能的升水机械，泵站则是安装水泵及其有关动力设备的场所。

7.1.1　水泵运行

7.1.1.1　工作原理

1. 离心泵

当离心泵启动后，泵轴带动叶轮一起做高速旋转运动，迫使预先充灌在叶片间液体旋转，在惯性离心力的作用下，液体自叶轮中心向外周做径向运动。液体在流经叶轮的运动过程获得了能量，静压能增高，流速增大。当液体离开叶轮进入泵壳后，由于壳内流道逐渐扩大而减速，部分动能转化为静压能，最后沿切向流入排出管路。所以蜗形泵壳不仅是汇集由叶轮流出液体的部件，而且也是一个转能装置。当液体自叶轮中心甩向外周的同时，叶轮中心形成低压区。在贮槽液面与叶轮中心总势能差的作用下，致使液体被吸进叶轮中心。依靠叶轮的不断运转，液体便连续地被吸入和排出。

2. 潜水泵

开泵前，水泵吸入管和水泵内必须充满液体。开泵后，叶轮高速旋转，其中的液体随着叶片一起旋转，在离心力的作用下，飞离叶轮向外射出，射出的液体在泵壳扩散室内速度逐渐变慢，压力逐渐增加，然后从泵出口，排出管流出。此时，在叶片中心处由于液体被甩向周围而形成既没有空气又没有液体的真空低压区。液池中的液体在池面大气压的作用下，经吸入管流入泵内，液体就是这样连续不断地从液池中被抽吸上来又连续不断地从排出管流出。

7.1.1.2　开泵与停泵

1. 离心水泵的开泵与停泵

（1）启动前的准备。水池或吸水井的水位是否适于开机；检查来水阀门是否开启，出水阀门是否关闭；启动抽真空装置将泵内空气抽出，使真空值合格；检查轴承油位是否正常；检查密封水润管调节阀是否开启；按出水旋转方向盘车，检查泵内是否有异物及阻滞现象；启动前最好先将泵口处压力表节门关闭，启动后再慢慢将其打开，以避免冲击损坏。

（2）水泵充水。水泵灌水时应同时打开水泵顶部排气阀。若用真空泵，抽真空时应先打开顶部抽气阀，关闭真空箱放水阀。真空泵启动后，注意表上真空度是否上升，同时注意抽气管，若抽气管中水位上升，说明水泵已充满水。

（3）启动电动机。水泵启功后应立即关闭排气阀。注意真空表和压力表读数是否上升，轴承、填料函是否运转正常。通常填料处应滴水漏水，若不滴水表明填料压得过紧。若漏水多且进气，应将压盖压紧一些。

（4）打开出水阀。水泵运行后打开出水阀，直到出水管压力正常为止。电流表逐渐达到额定数值，表明水泵正常运行。再查、看、听机组运行及各种仪表等，填运行记录，再进行巡回检查，监视机组运行。

（5）停泵。停泵前要慢慢关闭出水管上的阀，使电动机最后达到空载状态。待出水阀门完全关闭后，切断电源，电动机停止运行。

2. 深井泵的开泵与停泵

（1）启动时必须降压启动，以防传动物扭伤。降压启动设备，一般用自耦变压器或补偿器。

（2）启动前均应加水润滑。直接向压力管路送水的深井泵，启功前要将出水阀门全部打开。

（3）启动后或每远行 24h 后，应将填料黄油杯旋入一圈润滑填料。油杯内若少了，应随时将油填满备用。

（4）电动机润滑油增加时，油杯的油面线以停机时为准。

（5）深井泵关机后不允许立即再启动，若立即启动会增加传动轴上的扭力，使轴损坏。必须等管中水全部下降后才能再启动，一般 10min 左右。

3. 潜水泵的开泵与停泵

（1）用 500V 兆欧大量测电机绕组对地绝缘电阻值应不低 5MΩ。

（2）启动前应检查各控制仪表的接线是否正确可靠。

（3）使用自耦降压器降压启动。

（4）停机后再启动，必须间隔 5min 以上。

7.1.1.3 水泵运行注意事项

1. 声音与振动

水泵在运行中机组平稳，声音正常而不间断，如有不正常的声音和振动，应立即停机检查。

2. 温度与油量

水泵正常使用时，滑动轴承最大允许温度为 85°，滚动轴承为 90°实际中可以用手触轴承座。若烫手不能停留时，说明温度过高，应停泵机查。

3. 仪表变化

水泵启动后，要注意各种仪表指针位置，在正常运行情况下，指针位置应稳定在一个位置上基本不变，若指针发生剧烈变化，要立即查明原因。

4. 水位变化

根据工艺要求，清水池和吸水井都有一个最低水位限制，运行人员必须遵守此规定。若水位过低应停泵，以免发生汽蚀。深井泵要经常量测井中水位的变化，防止水位下降过大，影响水泵正常工作。

5. 工作记录

值班工作人员，在机组运行中应认真做好记录。在水泵发生异常时应增加记录次数，分析原因，及时处理。交班时应把发现的问题和异常现象交代清楚。

7.1.2 水泵保养

① 泵组的安装要准确牢靠，作业时不可有明显的震动。若水泵抽水时有异响或轴承烫手（温度高于60℃以及泵轴密封处渗水每分钟大于60 滴时），一定要查明原因，及时排除故障。

② 日常拧动的螺丝，如填料压盖螺丝、灌水堵等，应用合适的扳手、合理的扭矩拆装，不要用手钳拧，以防丝扣或螺帽滑扣。放水螺丝不常用易锈死，应先将放水堵拧下，在丝扣上涂些机油和白铅油，以后每年换两三次新油。其余螺丝，可在上面抹些润滑油或定期用油布擦拭防锈。

③ 用机油润滑的水泵，每月应更换一次润滑油；用黄油润滑的每半年换一次。要注意，水泵用钙基润滑脂，电动机用钠基润滑脂，彼此不要用错。因钠基润滑脂亲水，在水泵上遇水会乳化成泡沫消散，而钙基润滑脂怕高温，用在电机上，温度升高后易化掉。

④ 不能抽含沙量太大的水，以免叶轮、口环和轴等处过早磨坏。还要设法预防缺水运行。缺水运行会损坏水封，易出现水泵漏水，甚至不出水的现象。

⑤ 严冬季节使用后要马上排尽泵内的水。排灌季节结束后，要认真清洗、检查水泵，发现有损坏或变形不可继续使用的零件要及时修好或更换。水泵如长期不用，应包装好放干燥处保存。

7.1.3 常见故障与维修

离心泵常见故障及处理方法见表 7.1。

表 7.1 常见故障原因及排除方法

故障现象	可能产生的原因	排除方法
水泵不出水	进出口阀门未打开，进出管路阻塞，叶轮流道阻塞； 电机运行方向不对，电机缺相转速很慢吸入管漏气； 泵没灌满液体，泵腔内有空气； 进口供水不足，吸程过高，底阀漏水； 管路阻力过大，泵选型不当	检查，去除阻塞物； 调整电机方向，紧固电机接线； 拧紧各密封面，排除空气； 打开泵上盖或打开排气阀，排尽空气； 停机检查、调整（并网自来水管和带吸程时越易出现此现象）； 减少管路弯道，重新选泵
水泵流量水足	先按水泵不出来原因检查； 管道、泵叶轮流道部分阻塞，水垢沉积； 电压偏低； 叶轮磨损	先按水泵不出水排除； 去除阻塞物，重新调整阀门开度； 稳压； 更换叶轮

表7.1（续）

故障现象	可能产生的原因	排 除 方 法
功率过大	超过额定流量使用；吸程过高； 泵轴承磨损	调节流量关小出口阀门； 降低吸程； 更换轴承
杂音振动	管路支撑不稳； 液体混有气体； 产生汽蚀； 轴承损坏； 电机超载发热运行	稳固管路； 提高吸入压力、排气； 降低真空度； 更换轴承； 按电机发热原因处理
电机发热	流量过大，超载运行； 碰擦； 电机轴承损坏； 电压不足	关小出口阀； 检查抽除； 更换轴承； 稳压
水泵漏水	机械密封磨损； 泵体有砂孔或破裂； 密封面不平整；安装螺栓松懈	更换； 焊补或更换； 修整； 紧固

7.1.4 泵房完好标准

7.1.4.1 设备状况好

室内所有设备都完好，各项运行参数在允许范围以内，主体完整，附件齐全，不见脏、乱、缺、锈、漏等现象。室内设备、管线、阀门、电气线路、仪盘等安装合理，横平竖直，成行成线。

7.1.4.2 维护保养好

认真执行岗位责任制及设备维护保养制等规章制度。维修工具、安全设施、消防器具等齐备完整，灵活好用，摆放整齐。

7.1.4.3 建筑结构合理室内整齐卫生好

水厂建筑设计先进施工优良，设备布局合理。室内四壁、顶棚、地面、仪表盘前后清洁整齐，门窗玻璃明亮无缺。室内物品放置有序、资料齐全保管好、各种规章制度齐全、运行记录、交接班日记等记录清晰。

7.1.5 变压器

7.1.5.1 工作原理

变压器是一种通过电磁耦合把能量从一个电路转移到另一个电路，而不需本身部件发生相对运动的电力设备。变压器包含两组或两组以上的线圈。它的主要用途是转变电压，改变阻抗，及分隔电路。

7.1.5.2 变压器运行注意事项

1. 变压器的工作电压

一次侧应在额定值 -5% ~ +5% 范围内变动，二次侧可在额定电流内运行。

2. 变压器运行

变压器运行时，上层油温不宜超过85℃。

3. 变压器的工作负荷应负荷下列规定

（1）运行电流在额定值范围内，油浸风冷式变压器所带不超过额定负荷的70%或变压器顶层油温不超过55℃时，可停止风扇运行；其允许负荷和持续时间制造厂无规定时，应符合现行的《变压器运行规程》第32条的规定。

（2）变压器的昼夜负荷率小于1时，在高峰负荷期间，变压器的允许过负荷倍数和过负荷持续时间应符合现行的《变压器运行规程》第31条的规定。

（3）夏季最高负荷低于变压器的额定容量时，则每低于1%，可允许冬季过负荷1%，但不应超过15%。

（4）本书（2）、（3）两款所述过负荷可以相加，但总的过负荷值对油浸自冷和油浸风冷式变压器不应超过30%。

（5）对变压器的允许事故过负荷制造厂无规定时，应符合现行《变压器运行规程》第30条的规定。

（6）变压器并列运行空载时，环流应符合有关标准的规定；带负荷时，负荷电流应按容量成比例的分配。

（7）Y/YO-12连接的变压器，其低压侧中性线电流不得超过低压相线额定电流的25%，有特殊规定者除外。

（8）变压器运行时，应做到每两周至少巡视一次。环境潮湿、脏污或恶劣天气的情况下，应增加巡视次数。在接班时，应检查气体保护装置的信号动作，必须检查油枕和气体继电器油面。

（9）运行时应检查：三相电压变化情况；变压器运行温度，各散热器温度是否均匀；变压器运行声响是否变大，有无异常声响发生；套管表面有无积灰、破裂和放电痕迹；油位计是否清洁，油位是否符合环境温度下的位置；呼吸器内的吸潮剂是否达到饱和状态，集泥器集积油泥和水的状况；热虹吸过滤器变色硅胶是否有效，系统有无漏油；油箱与附件连接部位有无渗漏油；防爆管隔膜有无破损和裂纹；变压器通风冷却装置；变压器外壳接地是否完好；检查变压器室通风口，防止小动物进入的设施，门窗的完整性，房屋是否漏雨等。

（10）运行中出现下列情况之一时，应立即断开变压器。

① 变压器内部有强烈的、不均匀的声响和爆裂声。

② 在正常负荷和正常冷却条件下，油温不断升高。

③ 油枕向外喷油或防爆管喷油。

④ 变压器严重漏油。

⑤ 套管上出现大量碎块和裂纹、滑动放电或套管有闪络痕迹。

⑥ 变压器着火。

4. 变压器维护保养

（1）日常保养项目、内容，应符合下列规定：

① 应保持变压器及周围环境的整洁；

② 油枕的油位低于正常范围时，应及时补充同样规格的绝缘油；35kV 及以上变压器应进行油的简化试验；

③ 吸潮剂失效时应及时更换；

④ 防爆管隔膜有裂纹应更换；

⑤ 渗漏油处应及时处理；

⑥ 有载调压变压器的切换开关动作次数达到制造厂的规定时，应进行检修。

（2）定期维护项目、内容，应符合下列规定。

① 瓷套管应清除尘土、油垢，并应无裂纹、破损、闪络放电痕迹和松动；密封胶垫应无老化龟裂，渗漏油时应压紧或更换。

② 油箱外壳及附属装置的清扫、检查，应符合下列规定：各部位、各部分清洁，油漆完好，油箱与油枕、散热器、防爆管和气体继电器等各接合面紧密；清除油枕集泥器中的水和污泥，油位计玻璃管应清晰透明、无破裂，不渗油；气体继电器油路畅通，挡板式气体继电器试验跳闸触点灵活可靠；呼吸器玻璃罩完整清晰，出气瓣不得堵塞；温度计指示正确，温度报警整定值符合要求，测温管内变压器油应充满，必须清除水或污物；各阀门不堵塞、不渗漏油，转动部分必须灵活，开关位置标注明显，实际开、关位置符合运行要求；冷却风扇无变形和受损，转动灵活，风扇电动机外部清洁无油污。

③ 各接线处连接应紧密，导线应无损伤、断股。

④ 变压器一、二次绕组间及对地，冷却风扇电动机绕组及引线对地，气体继电器和温度继电器引线间及对地的绝缘电阻测量，应符合变压器绕组绝缘电阻值不小于现行行业标准《电气设备预防性试验规程》的规定；绕组电压等级在500V 及以下，其绝缘电阻值不应小于 10MΩ，其余部分绝缘电阻值不小于 1MΩ；以变压器上层油温作为测绝缘电阻值的温度；在同一温度下，本次测的绕组绝缘电阻值与上次测的数值比较，下降 30% ~ 50% 时，及时查找原因。绝缘温度 10 ~ 30℃，额定电压为 35kV 及以下者，吸收比（R60/R15）不宜小于 1.3。接地装置连接应紧固、可靠，无锈蚀，多股导线应无断股。

5. 变压器常见故障及处理方法

变压器常见故障及处理方法见表 7.2。

表 7.2 变压器常见故障及处理方法

常见故障	可能原因	处理方法
变压器发出异常声响	变压器过负荷，发出的声响比平时沉重； 电源电压过高，发出的声响比平时沉重； 变压器内部震动加剧或结构松动，发出的声响大且嘈杂； 绕组或铁心绝缘有击穿现象，发出声响大且不均匀或有爆炸声； 套管太脏或有裂纹发出吱吱声，且套管表面有闪络现象	减少负荷； 按操作规程降低电源电压； 减少负荷或停电维修； 停电修理； 停电清洁套管或更换套管

表 7.2（续）

常见故障	可　能　原　因	处　理　方　法
油温过高	变压器过载； 三相负载不平衡； 变压器散热不良	减少负荷； 调整三相负载的分配，使其平衡； 检查并改善冷却系统的散热情况
油面高度不正常	油温过高，油面上升； 变压器漏油、渗油，油面下降（注意天气变化对油面的影响）	见油温过高的处理方法停电维修
变压器油变黑	变压器绕组绝缘击穿	修理变压器绕组
低压熔丝熔断	变压器过负载； 低压线路短路； 用电设备绝缘损坏，造成短路； 熔丝的容量选择不当，熔丝本身质量不好或熔丝安装不当	减少负载，更换熔丝； 排除短路故障，更换熔丝； 修理用电设备，更换熔丝； 更换熔丝，按照规定安装
高压熔丝熔断	变压器绝缘击穿； 低压设备绝缘损坏造成短路，但低压熔丝未熔断； 熔丝的容量选择不当，熔丝本身质量不好或熔丝安装不当； 遭受雷击	修理变压器，更换熔丝； 修理低压设备，更换高压熔丝 更换熔丝按照规定安装； 更换熔丝
防爆管薄膜破裂	变压器内部发生故障（如绕组相间短路等），产生大量气体，压力增大，致使防爆管薄膜破裂； 由于外力作用而造成薄膜破裂	停电修理变压器，更换防爆管薄膜； 更换防爆管薄膜
气体继电器动作	变压器绕组匝间短路，相间短路、绕组断线、对地绝缘击穿等； 分接开关触头表面熔化或灼伤；分接开关触头放电或各分接头放电	停电修理变压器绕组； 停电修理分接开关

7.1.6　电动机

7.1.6.1　电动机运行注意事项

1. 电动机启动前应检查

检测三相电源电压；检查轴承油位及冷却系统；检查滑环与电刷的接触状态；检查启动装置；旋转电动机；不同型式的电动机，应按规定的操作方式合闸启动；电动机在冷状态下，连续启动不得超过 3 次，在热状态下连续启动不得超过 2 次，启动间隔时间不得小于 5min（30kW 以上）。

2. 电动机运行时应检查

运行电压、电流的变化情况；轴承的油位、油色及油环的转动状况；滑环与电刷的表面和接触状态；电动机和各种接触器有无异常声音，各部温度、振动及轴向窜动的变化状况及开关控制设备状况。

3. 电动机停机应符合

鼠笼型异步电动机从电源侧断电；绕组式异步电动机从电源侧断电，变阻器由短路恢复到启动位置；同步电动机从电源侧断电，励磁绕组连接灭磁电阻灭磁。

4. 应立即停机情况

电动机及控制系统发生打火或冒烟；电动机强烈振动；轴承过度发热；缺相运行；电动机所带的水泵发生故障；同步电动机出现异步运行；滑环严重灼伤；滑环与电刷产生严重火花及电刷剧烈振动；励磁机整流子环火。

5. 注意

电动机在运行中发生自动跳闸时，在未查明原因前，不得重新启动；因电源失压或非直流电源故障失励，可重新启动（有特殊技术要求者除外）。

7.1.6.2 电动机维护保养

1. 电动机的日常维护

最重要的环节是巡回检查和及时排除任何不正常现象引发的故障。保持电机清洁，电机内部不允许进入水珠、油污、灰尘等，并定期清除电机内外的灰尘。注意负载电流不要超过额定值。注意检查轴承发热，漏油等情况，尤其要按规定加注润滑油脂。电机的温升不能超过额定值（轴承温升小于60℃，或不大于环境温度40℃）。

2. 电机的定期维护和保养

（1）清擦电机。及时清除电机机座外部的灰尘、油泥。如使用环境灰尘较多，最好每天清扫一次。

（2）检查和清擦电机接线端子。检查接线盒接线螺丝是否松动、烧伤。

（3）检查各固定部分螺丝，包括地脚螺丝、端盖螺丝、轴承盖螺丝等。将松动的螺母拧紧。

（4）检查传动装置、检查皮带轮或联轴器有无裂纹、损坏，安装是否牢固；皮带及其联结扣是否完好。

（5）电机的启动设备，也要及时清擦外部灰尘、泥垢，擦拭触头，检查各接线部位是否有烧伤痕迹，接地线是否良好。

（6）轴承的检查与维护。轴承在使用一段时间后应该清洗，更换润滑脂或润滑油。清洗和换油的时间，应随电机的工作情况、工作环境、清洁程度、润滑剂种类而定，一般每工作3~6个月，应该清洗一次，重新换润滑脂。根据电动机级数更换润滑剂（定时更换时：2级电机每3个月一次，4级、6级电机每半年一次，8级电机每年一次）。油温较高时，或者环境条件差、灰尘较多的电机要经常清洗、换油。

（7）应经常检查绝缘电阻，还要注意查看电机机壳接地是否可靠。

7.1.6.3 电机常见故障及处理方法

电机常见故障及处理方法见表7.3。

表 7.3　电机常见故障及处理方法

故障现象	故障原因	处理方法
通电后电动机不能转动，但无异响，也无异味和冒烟	电源未通（至少两相未通）； 熔丝熔断（至少两相熔断）； 控制设备接线错误； 电机已经损坏	检查电源回路开关，熔丝、接线盒处是否有断点，修复； 检查熔丝型号、熔断原因，更换熔丝； 检查电机，修复
通电后电动机不转，然后熔丝烧断	缺一相电源，或定子线圈一相反接； 定子绕组相间短路； 定子绕组接地； 定子绕组接线错误； 熔丝截面过小； 电源线短路或接地	检查刀闸是否有一相未合好，或电源回路有一相断线； 消除反接故障； 查处短路点，予以修复； 消除接地； 查出误接，予以更正； 更换熔丝； 消除接地点
通电后电动机不转，有嗡嗡声	定子、转子绕组有断路（一相断线）或电源一相失电； 绕组引出线始末端接错或绕组内部接反； 电源回路接点松动，接触电阻大； 电动机负载过大或转子卡住； 电源电压过低； 小型电动机装配太紧或轴承内油脂过硬，轴承卡住	查明断点，予以修复； 检查绕组极性；判断绕组首末端是否正确； 紧固松动的接线螺栓，用万用表判断各接头是否假接，予以修复； 减载或查出并消除机械故障； 检查是否把规定的△接法误接为 Y 接法；是否由于电源导线过细使压降过大，予以纠正； 重新装配使之灵活；更换合格油脂，修复轴承
电机启动困难，带额定负载时，电动机转速低于额定转速较多	电源电压过低； △接法误接为 Y 接法； 笼形转子开焊或断裂； 定子、转子局部线圈错接、接反； 电机过载	测量电源电压，设法改善； 纠正接法； 检查开焊和断点并修复； 查出误接处，予以改正； 减载
电动机运行时响声不正常，有异响	转子与定子绝缘低或槽楔相擦； 轴承磨损或油内有砂粒等异物； 定子、转子铁心松动； 轴承缺油； 风道填塞或风扇擦风罩； 定子、转子铁心相擦； 电源电压过高或不平衡； 定子绕组错接或短路	修剪绝缘，削低槽楔； 更换轴承或清洗轴承； 检查定子、转子铁心； 加油； 清理风道，重新安装风罩； 检查并调整电源电压； 消除定子绕组故障

表7.3（续）

故障现象	故 障 原 因	处 理 方 法
运行中电动机振动较大	由于磨损，轴承间隙过大； 气隙不均匀； 转子不平衡； 转轴弯曲； 铁心变形或松动； 联轴器（皮带轮）中心未校正； 风扇不平衡； 机壳或基础强度不够； 电动机地脚螺丝松动； 笼形转子开焊、断路、绕组转子断路 定子绕组故障	检查轴承，必要时更换； 调整气隙，使之均匀； 校正转子动平衡； 校直转轴； 校正重叠铁心； 重新校正，使之符合规定； 检修风扇，校正平衡，纠正其几何形状 进行加固； 紧固地脚螺栓； 修复转子绕组； 修复定子绕组
轴承过热	润滑脂过多或过少； 油质不好含有杂质； 轴承与轴颈或端盖配合不当； 轴承盖内孔偏心，与轴相擦； 电动机与负载间联轴器未校正，或皮带过紧； 轴承间隙过大或过小； 电动机轴弯曲	按规定加润滑油脂（容积的1/3～2/3） 更换为清洁的润滑油脂； 过松可用黏结剂修复； 修理轴承盖，消除擦点； 重新装配； 重新校正，调整皮带张力； 更换新轴承； 矫正电机轴或更换转子
电动机过热甚至冒烟	电源电压过高，使铁心发热大大增加； 电源电压过低，电动机又带额定负载运行，电流过大使绕组发热； 定子、转子铁心相擦，电动机过载或频繁启动； 笼形转子断条； 电动机缺相，两相运行； 环境温度高，电动机表面污垢多，或通风道堵塞； 电动机风扇故障，通风不良； 定子绕组故障（相间、匝间短路；定子绕组内部连接错误）	降低电源电压（如调整供电变压器分接头），若是电机Y、△接法错误引起，则应改正接法； 提高电源电压或换相供电导线； 消除擦点（调整气隙或锉、车转子），减载，按规定次数控制启动； 检查并消除转子绕组故障； 恢复三相运行； 清洗电动机，改善环境温度，采用降温措施； 检查并修复风扇，必要时更换； 检查定子绕组，消除故障
电动机空载电流不平衡，三相相差大	绕组首尾端接错； 电源电压不平衡； 绕组有匝间短路、线圈反接等故障	检查并纠正；测量电源电压，设法消除不平衡； 消除绕组故障
电动机空载电流平衡，但数值大	电源电压过高； Y接电动机误接为△接； 气隙过大或不均匀	检查电源，设法恢复额定电压； 改接为Y接； 更换新转子或调整气隙

7.1.7　柴油发电机

7.1.7.1　柴油发电机的运行

1. 机组启动前准备

（1）检查柴油发电机组各部分是否正常，各附件及紧固件的连接是否可靠，操作机构是否灵活可靠，如有不正常现象和妨碍机组运转的杂物，应立即排除和处理。

（2）发电机组的各电气线路的连接，在出厂前均已接好，但由于长途运输的颠簸和震动，在启动机组前，还应仔细逐个检查线路各接头的螺丝是否松动，接触是否良好，对照电气原理图和电气接线图，检查各电路是否正确。

（3）由于长期放置的电机，电气线路是否受潮、绝缘是否合格，主回路和控制回路应用 500V 摇表，测量冷态下的绝缘电阻不得小于 2MΩ。

（4）检查电启动系统的接线是否正常，蓄电池充电是否充足，电解液的密度不应低于 $1.27g/cm^3$（15℃时），液面过低应及时加注蒸馏水。

（5）检查冷却系统是否正常，开式冷却系统立接通水源，其水位应高于发动机，闭式冷却系统应检查冷却水是否已经加满，水量不足应加足冷却水。

（6）检查燃油系统是否正常，油箱内油量是否充足，打开燃油系统开关，必要时可用燃油手压泵充油，充油时旋松喷油泵上的放气螺钉和燃油滤清器上的放气小螺塞，排除燃油系统中的空气，直至溢出的燃油无气泡后，即可拧紧放气螺钉，再继续加泵油，直至回油管有回油后，再将手压泵旋紧。

（7）检查机油的油面是否在油标尺的刻度范围内，若机油量不足，必须用相同牌号的机油加足至刻线范围。

（8）检查进气系统是否正常，空气滤清器是否处于良好工作状态。

（9）检查发电机组输出电路接线有无异常，控制屏上的仪表、开关等是否正常可靠。

（10）输出空气开关处于断路状态。

2. 机组的启动

（1）调整转速至额定转速，将钥匙打开，带保护装置的机组应检查机油低油压警报灯是否良好，灯亮说明良好，4～5s 后即可启动机组。

（2）装有空气预热装置的发动机，需预热时，应先接通预热电热塞 10s。然后使柴油机启动，如果在 10s 以内未能启动，即应松开启动按钮，过 2min 后第二次启动，如果连续三次不能启动时，应停止启动，找出原因并排除故障后，才可再次启动。

（3）机组启动运转后，立即松开启动按钮。充电电流表指针转向正向位置，表明充电机工作正常。带保护装置的机组此时低油压警报灯应熄灭，若紧急灯不能熄灭，说明机油压力太低，应立即停车检查原因。

（4）机组启动后，应密切注意各仪表的读数是否正常，并立即检查机组各部位机件的运转情况，若发现异常，应立即排除和处理，正常后记录启动运行时间。

3. 机组的停车

（1）逐步卸去发电机负载，断开输出空气开关。

（2）逐步降低转速，运转 3～5min 后再停车，尽可能不要全负荷状态下急停车，以防出现过热等事故。把电钥匙打到关闭位置，取出钥匙。

（3）把燃油系统恢复到开机前的状态，关闭油箱供油阀。

（4）开式冷却系统，应断开水源及关闭水阀。在冬季环境温度低于 0℃时，为防止冻坏机件，停车后应把冷却系统中的水放净（添加防冻液的除外）。

（5）长期不工作的柴油发电机组，应按要求进行油封，未进行油封的每周必须启动一次，运转 5～10min，以防止机件特别是内部机件的锈蚀。

（6）柴油发电机组的紧急停车。在紧急或特殊情况下为防止机组发生严重事故，必须采取紧急停车措施，此时应迅速断开输出空气开关，卸去机组负荷按下紧急停机按钮或用力拨动紧急停车油门控制手柄至停止供油位置，机组即停止运转。

（7）机组停止运转后，应及时检查和清洁机组外部，擦净机组的油污灰尘，使机组处于随时即可工作状态，并记录其停车时间。

7.1.7.2 柴油发电机的维护保养

（1）做好日常维护工作，主要为：检查燃油箱燃油量；检查油底壳中机油平面；检查喷油泵调速器机油平面；检查三漏（水、油、气）情况；检查柴油机各附件的安装情况；检查各仪表；检查喷油泵传动连接盘；清洁柴油机及附属设备外表。

（2）累计工作 100h 或每隔 1 个月，应做好柴油发电机组一级技术保养，主要为：检查蓄电池电压和电解液相对密度；检查三角橡胶带的张紧程度；清洗机油泵吸油粗滤网；清洗空气滤清器；清洗通气管内的滤芯；清洗燃油滤清器；清洗机油滤清器；清洗涡轮增压器的机油滤清器及进油管；更换油底壳中的机油；加注润滑油或润滑脂；清洗冷却水散热器。

（3）累计工作 500h 或每隔 6 个月，应做好柴油发电机组二级技术保养，主要为：检查喷油器；检查喷油泵；检查气门间隙，喷油提前角；检查进、排气门的密封情况；检查水泵漏水情况；检查气缸套封水圈的封水情况；检查传动机构盖板上的喷油塞；检查冷却水散热器和机油散热器，机油冷却器；检查主要零部件的坚固情况；检查电器设备；清洗机油、燃油系统管路；清洗冷却系统水管道；清洗涡轮增压器的气、油道。

（4）累计工作 1 000～1 500h 或每隔一年，应做好柴油发电机组三级技术保养，主要为：检查气缸盖组件；检查活塞连杆组件；检查曲轴组件；检查传动机构和配气相位；检查喷油器；检查喷油泵；检查涡轮增压器；检查机油泵、淡水泵；检查气缸盖和进、排气管垫片；检查充电发电机和启动电机。

7.1.7.3 柴油发电机常见故障及处理方法

柴油发电机常见故障及处理方法见表 7.4。

表 7.4 柴油发电机常见故障及处理方法

故障现象	可能引起的原因	处理方法
机组无法启动	机组启动电瓶容量不足	对电瓶进行维护（充电、补液）必要时更换机组电瓶

表 7.4（续）

故障现象	可能引起的原因	处　理　方　法
机组无法启动	控制屏没有上电	检查控制上熔断器是否熔断
	启动继电器故障	更换此继电器
	启动马达故障	分析原因，必要时更换
	机组卡死，人工无法盘车	彻底检查，寻找原因
启动困难或启动时间过长	机组启动电瓶容量不足	对电瓶进行维护（充电、补液）必要时更换机组电瓶
	启动前预热不足	检查预热元器件
	部分电调机组启动油门电位器过小	参阅随机电子调速器说明书，适当调大该电位器
	机组处于低温状态	设法提高机体温度，建议选用机组加热器
	机组处于高原空气稀薄条件	不能一次全速启动，必须在怠速下运行下定时间后才能升到全速运行
	使用了错误类型或牌号的燃油	必须更换
	燃油中有水	更换燃油，建议加装油水分离器
	燃油系统中有空气或无燃油	将空气排除，通过手动燃油泵使燃油正常地从回油管中流出
	燃油滤清器堵塞严重	定期更换燃油滤清器
	进气系统堵塞严重	定期更换空气滤清器
	喷油泵及喷油嘴故障（堵塞）	请授权人员检查油泵，分析原因，大多数是由于长时间使用不合格的燃油所致
	输油泵故障	检查修理，必要时更换
	停机电磁阀故障	检查修理，必要时更换
	排气系统严重堵塞	检查并排除故障
	电子调速板故障	检查是否上电，必要时更换
机组启动后不能保持运行	燃油中有水	更换燃油，建议加装油水分离器
	燃油系统中有空气或无燃油	将空气排除，通过手动燃油泵使燃油正常地从回油管中流出
	燃油滤清器或空气滤清器堵塞	定期更换“二滤”
	空气稀薄地区怠速运行时间不足	适当延长怠速运行时间，确保机组暖机
	使用错误类型或牌号的燃油	必须更换燃油
机组启动时容易速速	电子调速机组启动油门及爬坡速度电位器调整不当	参阅随机电子调速器说明书，对油门及爬坡速度电位器略做调整
	超速保护值设定偏小	超速保护值略做调整，最大不超过 17%

表 7.4（续）

故障现象	可能引起的原因	处　理　方　法
机组启动时容易速速	对于机械式调速结构	检查油门拉杆是否灵活，并确保正确调节
	喷油泵（系统）故障	请授权人员检查维修
机组启动冒黑烟	进泵系统阻塞	定期更换三滤
	使用错误类型或牌号的燃油	必须更换燃油
	发动机温度过低	待发动机达到正常温度后再观察
	高原空气稀薄地区	高原发动机应减功率运行
	进气温度过高	进气温度不应高于 40℃
	燃油管及燃油滤清器堵塞	清洗燃油管，更换燃油滤清器及燃油粗滤
	涡轮增压器磨损严重	检修，必要时更换
	气门间隙不对	检查并调整气门间隙
	供油定时不对	查看喷油泵数据并请授权人员检修调整
冒蓝烟	发动机润滑油过多	检查润滑油油位
	使用错误类型或牌号的润滑油	更换润滑油和滤清器，确保使用正确类型的润滑油
冒白烟	使用错误类型或牌号的燃油	更换，并确保使用正确类型的燃油
	气缸头漏水	检查缸头和缸垫，必要时更换
	发动机已到大修期限	大修发动机
机组达不到额定转速	机组工作在超载状态	降低负载，不超过机组额定负载使用
	电子调速板转速电位器设置有错误	参阅电子调速器随机说明书，给予正确设置或更换
	电子调速系统故障	检修或给予更换
	机械调速机构油门控制调整不当（或有松动）	检查并调整
	燃油管阻塞（或太细）	检修（更换）
	燃油中有水	更换燃油，建议加装油水分离器
	三滤更换不及时	定期更换三滤
	频率（转速）表故障	更换
机组游车	机械式调速结构油门拉杆松动	检查，调整到正确位置
	电子调速系统调速器调整不当	参阅电子调速器随机说明书，正确设置“增益”“稳定度”电位器

表 7.4（续）

故障现象	可能引起的原因	处 理 方 法
机组游车	调速机构失控	请相关授权人员检修
	燃油系统有空气或水	检查并排除（更换燃油）
	负载起落较大且频繁	尽量控制负载
机组运行不稳，振动	燃油系统有空气或水	检查并排除（更换燃油）
	空气滤清器阻塞	定期更换三滤
	润滑油过多，或润滑油牌号不对	检查润滑油油位或更换润滑油和滤清器，确保使用正确类型的润滑油
	发动机进气温度过高	进气温度不应高于 40℃
	排气管阻塞（或背压过高）	减少背压，使发动机排气通畅
	喷油泵（系统）故障	请授权人员检修
	气门间隙不正确	检查并调整气门间隙
	冷却风扇受损	检查并修复，必要时更换
	机组基础不平整，减震器安装位置不正确	检查并调整位置
	使用条件恶劣，发动机提前进入大修期	大修发动机
润滑油压力过低	润滑油油位不正确	检查润滑油油位，增加或排放
	润滑油品牌不正确	更换正确的品牌润滑油
	润滑油长时间没有更换	定期更换润滑油
	润滑油滤清器堵塞	定期更换三滤
	润滑油温度超高	检查修理或更换润滑油冷却器
	曲轴轴承磨损或损坏	检修或更换并寻找原因
	减压阀损坏	更换减压阀
	油底壳吸油滤阻塞	检查修理或更换吸油管并清理吸油滤
	润滑油报警开关（传感器）或仪表故障	检查控制屏、仪表、机体传感器，修理或更换，排除故障
冷却液温度过高	冷却液不足	添加冷却液
	散热器散热片阻塞	寻找解决阻塞原因，清洗散热器
	散热器通风不畅	按安装要求，增大通风有效面积，确保通风畅通
	冷却风扇运行不正常	检查风扇皮带张紧度，必要时更换皮带
	风扇损坏	检修或更换

表7.4（续）

故障现象	可能引起的原因	处理方法
冷却液温度过高	水泵损坏	检修或更换
	节温器故障	更换
	喷油泵故障	请授权人员检修或更换
	供油定时不正确	查看喷油泵数据并请授权人员检修调整
	环境（进气）温度过高	保持机房通风，合理降低机房温度
	机组过载严重	控制负载，禁止机组长时间超载运行
	冷却液报警开关（传感器）或仪表故障	检查控制屏、仪表、机体传感器，修理或更换，排除故障
燃油消耗超标	外部或内部燃油泄漏	检查并排除泄漏
	空气滤清器阻塞	定期更换
	高原空气稀薄	降低功率运行
	发动机温度过低	寻找原因
	机组过载严重	控制负载，禁止机组长时间超载运行
	排气管受阻（背压过高）	检查排气管，控制背压
	供油定时不正确	查看喷油泵数据并请授权人员检修调整
	气门间隙不正确	检查并调整气门间隙
	机组进入大修期限	大修机组
滑油消耗超标	润滑油泄漏	检查并排除泄漏
	润滑油类型或牌号不对	更换润滑油和滤清器，确保使用正确的润滑油
	涡轮增压器密封圈和轴承磨损	检修或更换
	活塞、缸套、曲轴箱磨损严重	检查原因，是否进入大修期
机组输出功率不足	相对于额定功率机组已超载	降低负载运行
	高原地区造成功率不足	海拔超过1 000m对柴油机功率需修正
	燃油管过细或燃油滤器阻塞	检查，增大燃油管口径，减少燃油管阻力，更换燃油滤清器
	使用错误类型或牌号的燃油	更换燃油和滤清器，确保使用正确类型的燃油
	回油管阻塞或油箱排气孔阻塞	检查并排除故障
	排气管阻塞（背压过高）	检查气管，控制背压
	进气量不足（空滤阻塞）	定期更换三滤
	进气（机房）温度过高	保持机房通风，合理降低机组进气温度
	燃油温度过高	设法控制输入燃油温度小于70℃

表 7.4（续）

故障现象	可能引起的原因	处　理　方　法
机组输出功率不足	喷油泵或调速系统故障	请授权人员检修或更换
	涡轮增压器叶轮损坏或故障	检修或更换
	气门间隙不正确	检查并调整气门间隙
	供油定时不正确	查看喷油泵数据并请授权人员检修调整
	机组已进人大修期限	大修机组
机组无法停机	自启动机组，ATS 开机信号切断，机组仍运行	属正常情况．机组进入冷却运行后停机
	停机电磁阀失控	检查线路接线是否正确，必要是更换电磁阀
	电子（机械）调速器故障	请授权人员检修
	控制屏先断钥匙开关后，再按停机按钮	错误的操作，必须先按停机按钮后，再关断钥匙开关
	油机控制仪表故障	检修或更换
机组停机	无燃油或燃油中有水或空气	检查并排除，建议加装油水分离器
	燃油、空气滤清器阻塞	检查
	电子调速器故障	请授权人员检修
	停机电磁阀保护停机动作	检查报警内容（代码），排除停机故障
	机组控制屏（系统）故障	按控制屏使用说明书检修机组控制屏

7.2　水塔

7.2.1　水塔的构造

水塔由水箱（柜）、塔体、管道和基础等四部分组成。可用钢筋混凝土或砖建造。

水塔水箱（柜）的形状有平底式、球底式、圆筒球穹式和倒锥壳式等。水塔结构示意图见图 7.2。

7.2.2　水塔的运行与维护

1. 运行

水塔水箱必须装设水位计。水位计可与水泵组成自动上水、停启水泵系统，自动运行；机械式水位计应随时观察水位，及时开停水泵，保持水箱的一定水位，防止放空，防止出水管道进气；严禁超上限和下限水位运行。水箱应定期排空刷洗；经常检查水塔所有阀门的灵敏度和进、出水管及溢流管、排水管有无渗漏，保持水塔周围环境整洁。

2. 保养与维护

（1）定期对水位计进行检查校准；对水塔底部一定范围内的环境进行清扫整理，保持环境卫生；及时修复或更换破损、渗漏的水塔管道，修复渗漏水的管道法兰盘。

（2）每1～2年刷洗水箱一次，水箱刷洗后恢复运行前，应对水箱进行消毒；每月对水塔各种闸阀检查一次；每年雨季前检查一次避雷装置，重点是接地电阻；汛期后检查水塔基础有否被雨水冲刷，严重时应及时采取补救措施；入冬前检查水箱保温措施情况。

（3）每年检查水塔建筑、照明系统、栏杆、爬梯一次，发现问题及时修理；金属件每年油漆一次。

7.3 输配水基础知识

供水管道按其功能分为输水管和配水管。输水管通常是指从水源将原水输送到净水厂或配水厂的管道。其特点是输水管内流量比较均匀，且沿程无流出。配水管一般是指水厂通向用户的管道系统，也称配水管网。配水管按布置方式可分为树枝状管网和环状管网。农村饮水供水和其他小型集中供水工程往往采用树枝状配水管网。配水管的特点是管道内流量随用户用水量变化而变化。

给水管网是给水系统的主要组成部分，由输水管（渠）和配水管网组成。输水管（渠）是指从水源到水厂或者从水厂到相距较远管网的管道或渠道。配水管网是指将水从水源或水厂输送到用户的管网。

给水管网的布置应满足：按照村镇规划布置管网，布置时应考虑给水系统的分期建设，并留有充分的发展余地；管线布遍整个给水区内，保证用户有足够的水量和水压；管网布置必须保证供水安全可靠，当局部管网发生事故时，断水范围应最小。

生活饮用水管网要与非生活引用水管网及单位的自备供水系统相互独立。

7.3.1 输水管（渠）的布置

输水管（渠）是指从水源到水厂或水厂到配水区域的主管道，一般沿线不接用户，主要起输送水作用。一般按单管布置，有条件的Ⅰ型、Ⅱ型供水工程宜按双管布置。

输水管线应根据下列要求确定：

（1）选择较短的路线，满足管道地理要求，沿现有道路或规划道路一侧布置；

（2）避开不良地质、污染和腐蚀性地段，无法避开时应采取防护措施；

（3）减少穿越道路、高等级公路、河流等障碍物；

（4）少拆迁房屋，少占农田，少损毁植被，保护环境；

（5）施工、维护方便，降低造价，运行安全可靠。

规模较大（Ⅰ型、Ⅱ型）的工程，长距离输水宜按双管布置。双管布置时，应设连通管和检修阀，干管任何一段发生事故时仍能通过75%的设计流量。

7.3.2 配水管网的布置

配水管网是指把水从水厂输送、分配到各用水区域及各用水点的管线。其中，担负沿线供水区域输水任务且直径较大的配水管称为干管，配水给各用户的小口径管道称为支管。配水管网布置有两种基本形式：树状网和环状网。

当树状网中某一管段损坏需停水检修时，该管段以后所有管段就会断水，供水的可靠性较差，水质容易变差，有出现浑水和红水的可能。但树状网管线较短，管径随水流方向逐渐减小，结构简单，投资少，是村镇管网采用的管网形式。

在环状网中，管线连接成环状。当某一段管段损坏需停水检修时，可以关闭附近的阀门使之与其管段隔开，而水可流经其他管段供应用户，从而增加供水的可能性。环状网还可以大大减轻饮水锤作用产生的危害，但是环状网的造价比树状网高。

（1）从水厂到各用水村镇的配水干管布置应符合以下要求：

1）总体上应以树枝状为主，有条件时可采用环状、树枝状结合；应使供水系统布局合理、充分考虑节能。

2）在平原内，主管道应以较短的长度控制各个用水村镇；在山丘区，主管道的布置应与高位水池的布置相协调，充分利用地形重力流配水。

（2）村镇内的配水管网布置应符合以下要求：

1）可按树枝状布置；规模较大的村镇，有条件时可按环状布置或环状与树枝状结合布置。

2）应分区布置干管，干管应以较短的距离沿街道引向各分区，并符合有关建设分化。

3）应分区、分段设检修阀。

4）大于 500 人的村镇应按《建筑设计防火规范》(GB 50016—2014）和《农村防火规范》(GB 50039—2010）的有关要求在醒目处设置消火栓。

5）集中供水点应设在方便取水的地方，寒冷地区应有防冻措施。

6）入户管接口位置应考虑庭院站构和用水户意愿等。

在实际工程中，常将树状管网和环状管网结合起来进行布置。根据具体情况，在集镇主要供水区采用环状管网或双管供水，边远地区采用树状管网供水，或者近期采用树状管网供水，将来再逐步发展成为环状管网供水。

7.3.3　输配水管的附属设施布置

输水管道和配水干管上的附属设施主要有防治水锤破坏的空气阀、减压设施，以及运行维护需要的控制阀、泄水阀、检修阀，消火栓和水量、水压监测设施等。布置应符合以下要求。

（1）在管道凸起点应设空气阀；长距离无凸起点的管段，每隔 1.0km 左右也应设置空气阀。空气阀直径可为管道直径的 1/8 ~ 1/12。

（2）在管道低凹处应设泄水阀，泄水阀直径可为管道直径的 1/3 ~ 1/5。

（3）水源到水厂的输水管道始端和末端应设控制阀。

（4）在配水干管分水点下游侧的干管和分水支管上应设检修阀。

（5）重力流的配水干管，当地形高差超过 60m 并有富余水头时，宜在适当位置设减压设施。

（6）地理管道在水平转弯、穿越铁路（或公路、河流）等障碍物处应设标志。

室外管道上的空气阀、减压阀、消火栓、闸阀、泄水阀、水表、测压表等应设置在井内，并有防冻、防淹措施。

水源取水管上、出厂水总管上应能够计量瞬时流量和累计水量的流量计；向多个村镇供水时，每个村的干管上应设总表；需要在线检测时，可采用超声波流量计、电磁波流量计或智能水表等；用水单位的供水总管上、住宅的分户供水管上应设水表。

水泵出水管上应设压力表；出厂水总管上、入村（镇）的干管上应设压力表；各村镇和行政村应在最不利用户接管点处设压力表。当需在线检测时，可采用电接点压力表。

7.3.4 管材及附属设施

7.3.4.1 管材的选用要求

给水管道系统包括输水管、配水管及渠道，不同功能的管道，其材质要求不同。管材选择应根据设计内径、设计内水压力、敷设方式、外部荷载、地形、地质、施工和材料供应等条件，通过结构计算和技术经济比较确定，并应符合下列要求：

（1）应取得涉水产品卫生许可批准；

（2）应符合国家现行产品标准要求；

（3）管道的设计内水压力可按表7.5确定，公称压力不应小于设计内水压力。

表7.5　不同管材的设计内水压力　　单位：MPa

管材种类	最大工作压力	设计内水压力
钢管	p	$p+0.5\geq0.9$
塑料管	p	$1.5p$
球墨铸铁管	$p\leq0.5$	$2p$
	$p>0.5$	$p+0.5$
混凝土管	p	$1.5p$

注：最大工作压力根据工作时的最大内水压力和不输水时的最大静水压力确定。

（4）管道结构设计应符合《给水排水工程管道结构设计规范》（GB 50332—2002）的规定。

（5）地理管材可采用PE管或墨铸铁管、UPVC管或PP管等。PE管应符合《给水用聚乙烯（PE）管材》（GB/T 13660）和《给水用聚乙烯（PE）管道系统　第2部分：管件》（GB/T 13663.2）的要求，球磨铸铁管应符合《水及燃气用球墨铸株管、管件和附件》（GB/T 13295）的要求，UPVC管应符合《给水用硬聚氯乙烯（PVC-U）管材》（GB/T 10002.1）的要求，PP管应符合《冷热水用聚丙烯管道系统》（GB/T 18742.3）的要求。

（6）露天明设管道应选用金属管，采用钢管时应进行内外防腐处理，内防腐不应采用有毒材料，并严禁采用冷镀锌钢管。

（7）与管材链接的管件和密封圈等配件，应由管材生产企业配套供应。

7.3.4.2 常用管材

常用的给水管材有金属、非金属两大类。其中，金属管有球墨铸铁管、钢管；非金属管有自应力混凝土管、预应力混凝土管、预应力钢筋混凝土管、聚乙烯管、聚丙烯管、ABS 工程塑料管、玻璃纤维增强热固性树脂夹砂管。

7.3.4.2.1 金属管材

1. 球墨铸铁管（DIP）

该管材选用优质生铁，采用水冷金属型模离心浇注技术，并经退火处理，获得稳定均匀的金相组织，能保持较高的延伸率，故亦称为可延性铸铁管。球墨铸铁管具有高强度、高延伸度、抗腐蚀的卓越性能。

球墨铸铁管外壁采用喷涂沥青或喷锌防腐，内壁衬水泥砂浆防腐，最大口径达 DN2200。铸铁管均采用柔性接口。由于球墨铸铁管性能好且施工方便，不需要在现场进行焊接及防腐操作，由于产量、口径的增加，管配件的配套供应等情况，应用广泛。

2. 钢管（SP）

钢管钢材一般采用 Q235A-B 碳素镇静钢，有接钢管和无缝钢管之分。以防腐蚀性能来说，可分为保护层型、无保护层型与质地型钢管；按壁厚又有普通股钢材和加厚钢管之分。国内最大钢管直径可达 DN4 000，每节钢管的长度一般在 10m 左右。

保护层型（主要指的是管道内壁）有金属保护层型与非金属保护层型，金属保护层型常用的有表面镀层保护层型、表面压合保护层型。表面镀层保护层型中常见的是热镀锌管，热镀锌管保护层致密均匀、附着力强、稳定性比较好。

目前，国外普遍使用承插式焊接接口的钢管，是传统钢管的第二代产品。2000 年获得我国专利的“扩胀成型的承插式柔性接口钢管”是继“承接式刚性接口钢管”后发展的第三代新型高级钢管，具有安装方便、施工时间短、安全的优点。

7.3.4.2.2 非金属管材

1. 自应力混凝土（SPCP）管

自应力混凝土管采用离心工艺制造，依靠膨胀作用张拉环向和纵向钢丝，使管体混凝土在环向和纵向处于受压状态。

该管管材管长通常为 3 ~ 4m，主要用于覆土不大于 2.0m、设计内压不大于 0.8MPa、口径不大于 DN300 的给水管道工程。

2. 预应力混凝土（PCP）管

《预应力混凝土管》(GB5696—2006）中规定管径的规格为 DN400 ~ DN3 000。预应力混凝土管的静水压力为 0.4MPa、0.6MPa、0.8MPa、1.0MPa、1.2MPa 5 个等级，管长为 5m。

预应力混凝土管为承插式胶圈柔性接头，其转弯或变径处采用特制的铸铁或钢板配件进行处理。可敷设在未经扰动的地基上，施工方便、价格低廉，城镇给水应用多。

预应力混凝土管若在软土地基上敷设，需做好管道基础设施，否则易引起管道不均匀沉降，造成管道承插口处胶圈的滑脱导致严重漏水或停水事故。

3. 预应力钢筋混凝土（PCCP）管

该管属于管芯缠丝预应力管，其管芯为钢筋与混凝土复合结构。该管有两种结构形式：一种为内衬式（PCCP-L），即钢筋在管芯外壁，用离心法工艺浇筑管芯混凝土，其规格为 DN600-DN1 200；另一种为埋置式（PCCP-E）即钢筋埋在管芯混凝土中部，用立式振捣法工艺浇筑混凝土，其规格为 DN1 400 ~ DN3 000。该管内压等级为 0. 4 ~ OMPa 逢双数排列的 9 个等级。

预应力钢筋混凝土管现场敷设方便，接口的抗渗漏型性能好，管材价格比金属管便宜，因此得到较多的应用。但由于管体自重较大，选用时应结合运费、现场地质情况及措施等进行技术经济比较分析确定。

4. 聚乙烯（PE）管

PE 管常用的规格为 DN32 ~ DN500，工作压力为 0. 4MPa、0. 6MPa、0. 8MPa、OMPa，1. 25MPa、1. 6MPaoPE 管有 PE63、PE80 和 PE100 三种强度等级，PE63 不宜用于埋地给水管道。PE 管的优点是：化学稳定性好，不受环境因素和管道内输送介质成分的影响，耐腐蚀性好；水利性能好，管道内壁光滑，阻力系数小，不易积垢；相对于金属管材密度小、材质轻；施工安装方便，维修容易。

由于该管属柔性管对小口径管可用盘管供应，连接时采用热熔对接，连接方式可采用电热熔、热熔对接焊和热熔承插连接。管道敷设即可采用直埋方式施工，也可采用插入管敷设（主要用于旧管道改造中的插入新管，省去开挖工作量）。

5. 改性聚丙烯（PP-R、PP-C）管

PP-R 管具有无毒、卫生、耐热（最高耐热温度可达 100℃以上、正常情况下可在 20 笆长期使用）、保温性能好、安装方便、连接永久性、原料可回收的特点。它多用于工业、民用生活热水和空调供回水系统。PP-C 管管材的型号规格可达 DN100，连接方式为热熔连接。

PP-c 管是一种共聚聚丙烯管材。其主要特点有耐温性能好、长期高温和低温反复交替管材不变形、质量不降低、不含有害成分、化学性能稳定、无毒无味、输送饮用水安全性评价合乎卫生要求、抗拉强度和屈服应力大、延伸性能好、承受压力大、防渗漏性好。工作压力完全可以满足多层建筑供水的需要。PP-C 管管材的型号规格可达到 DN100，连接方式为热熔连接。

6. ABS 工程塑料管

ABS 工程塑料管是丙烯月青、丁二烯、苯乙烯三种化学材料的聚合物。其主要优点是耐腐蚀性极强、抗撞击性极好、韧性强，而且使用温度范围广（20 ~ 80 笆）。该产品除常温型塑料管外，还有耐热型、耐寒型树脂塑料管。

ABS 工程塑料管主要规格有公称通径 DN15 ~ DN400 十多种。管材最高许可压力为 0. 6MPa、0. 9MPa 和 1. 6MPa 3 种规格。其连接方式有承插式和冷胶熔接法，冷胶熔接法具有施工方便、固化速度快、黏接强度高等特点。ABS 工程塑料管应用于高标准水质的管道输送，使其质量和经济效果达到最佳。

7. 玻璃纤维增强热固性树脂夹沙管（RPMP）

该管材连接方式有承插式和外套式。该管材的特点是质量轻、施工运输方便、耐腐蚀

性好，且不许做外防腐和内衬；使用寿命长、维护费用低；内壁光滑且不结垢、可降低能耗；管材和接口不渗漏、不破裂，增强供水安全可靠性，管径相同时综合造价介于钢管和球墨铸铁管之间。

农村饮水管道工程的主要问题是漏损率较高。管道漏损的原因复杂，其影响因素也很多，主要是由于管材质量、接口质量和施工质量不佳引起的。

（1）管材的问题

早期给水管网使用的管材主要是灰口铸铁，小口径管多是镀锌管或石棉管。通过对管道运行的长期观察，发现管道漏损的主要原因是灰口铸铁的漏失。灰口铸铁管漏水是由于灰口铸铁管自身的材质以及管道的制作工艺等缺陷引起的。

对于不同口径的管道应该采取不同的管道材料。现在多使用球墨铸铁、UPVC、PE 等管材。

（2）接口的问题

供水管网中管道接口形式很多，接口的漏损概率较大，原因是接口处往往是应力的集中点。当管段由于温度变化而发生伸缩或者出现地势沉降时，应力传至接口处，容易使接口松动，甚至破裂。现在推荐采用柔性接口，可承受一定的纵向位移和扭转角度，如球墨铸铁管的橡胶圈接口韧性大，抗震性强，是现在普遍采用的接口方式。

（3）管道的腐蚀问题

金属管道随着使用时间的变化会发生变质现象也就是常说的管道腐蚀，主要表现为生锈、开裂、坑蚀以及脆化等。管道内壁防腐不好的金属管道一旦遇到 pH 较低的水就有可能发生腐蚀。管道的内壁腐蚀会增加管道粗糙系数，对管道输水能力以及水质有较大的影响，管道壁变薄，强度下降，形成漏损隐患。对于外壁防腐不佳的管道，同样会发生腐蚀现象，也会使管壁变薄，引起管道局部发生漏损，严重时会发生管道爆裂。所以在施工过程中一定要做好给水管道的防腐工作。

（4）水锤对管道的损坏

由于机泵突然停止，闸门关闭过快等原因，使水流突然变化，可能引起压力高低起伏的水锤现象，水锤会引起很高的压力，给水管道越长，关闭阀门越快，水锤引发的压强越大，这时水压非常大可能使管道产生很大的形变甚至破裂。当多家水厂输送的水交汇并产生水锤时，有时会引起共振水锤，此时水锤产生的压强比单个管道成倍增加，附近管道就很可能产生爆裂现象。要提高工作水压的合理性和管网调度的科学化，实现安全供水，减少水锤等现象的发生。

（5）给水管道附属设施漏水

管网中除管道本身出现漏水，管网的附属设施跑冒滴漏也很严重，是水量损失的一个重要部分，它们的单位时间漏量虽然有限，但因在闸井内，不易及时发现，通常都是水自井盖溢出后，才会被发现并修复的。因此这种管道漏损持续时间较长，而且发生漏水的现象十分普遍，数量大，使漏损水量由少变多。另外，当给水管网检修或者爆管时，有些阀门关闭不迅速甚至关闭不严，延长了抢修时间导致漏水时间增加。

加强对管道附属设施的维护，减少闸井表井的跑、冒滴漏，提高闸井的完好率，降低给水管道附属设备的漏损。

7.3.4.3 管网附属设施

在给水管网系统中，除用于管道连接的管配件外，还应设置各种必要的附属设施，以保证管网的正常运行。主要有防水锤破坏的空气阀、减压设施，以及运行维护需要的控制阀、泄水阀、检修阀、消火栓、水量和水压监测设施、伸缩节等。

1. 阀门

阀门是控制水流方向、调节管道内的水量和水压的重要设备，安装位置通常在管线分支处、较长的管线上、穿越障碍物及有特殊要求部位。因阀门的阻力大，价格昂贵，所以阀门的数量在保持调节灵活的前提下尽可能少。

配水干管上装设阀门的距离一般为400～1 000m，且不应超过3条配水支管，主要管线和次要管线交接处的阀门常设在次要管线上，配水支管上的阀门间距不应隔断5个以上消火栓，承接消火栓的水管上要接阀门。阀门的口径一般和水管的直径相同，但当管径较大、阀门价格较高时，可安装0.8倍标准水管直径的阀门以降低成本。

在城镇给水系统中常用的阀门按用途和作用分类，主要有截断阀类（用于截断或接通介质，如闸阀、蝶阀、球阀等）、调节阀类（用于调节介质的流量和压力等，如调节阀、节流阀和减压阀等）、止回阀类（用于阻止介质倒流，如拍门等）和排气阀类（用于自动排出管道内空气，如单口排气阀和双口排气阀等）；按驱动动力分为手动阀、电动阀、液压阀、气动阀等；按公称压力分为高压阀、中压阀和低压阀。

（1）闸阀。它是给水管上最常见的阀门。闸阀由闸壳内的闸板上下移动来控制或截断水流。根据阀内的闸板形式分为楔式和平行式两种。根据闸阀使用时阀杆是否上下移动，分为明杆和暗杆。明杆式闸阀的阀杆随闸板的启闭而升降，因此易于从阀杆位置的高低掌握阀门启闭程度，适用于明装的管道；暗杆式闸阀的闸板在阀杆前进方向留一个圆形的螺孔，当闸阀开启时，阀杆螺丝进入闸板内而提起闸板，阀杆不外露，有利于保护阀杆，通常适用于安装和操作的位置受到限制的地方，否则当阀门开启时因阀杆上升而妨碍工作。

（2）蝶阀。蝶阀是由阀体内的阀板在阀杆作用下通过旋转控制或截断水流的。蝶阀结构简单、尺寸小、质量轻、开启方便，旋转90°即可全开或全关。蝶阀宽度较一般阀门小，但闸板全开时将占据上、下游管道的位置，因此不能紧贴楔式和平行式阀门旁安装。由于密封结构和材料的限制，蝶阀只用在中、低压管线上，例如水处理构筑物和泵站内。

（3）球阀。球阀是启闭件（球体）由阀杆带动并绕阀杆的轴线做旋转运动的阀门。主要用于截断或接通管路中的介质，亦可用于流体的调节与控制。

（4）止回阀。它也称为单向阀或逆向阀，主要用来限制水流朝一个方向流动。阀门的闸板可绕轴旋转，若水从反方向流来，闸板会因自重和水压作用而自动关闭。止回阀一般安装在水压大于196kPa的水泵压水管上，防止因突然停电或其他事故时水流倒流而损坏水泵设备。

（5）排气阀。排气阀安装在管线隆起部分，使管线投产或检修后通水时，管内空气经此阀排除。平时用于排出从水中释放的气体，以避免由于空气积存管内导致过水断面减小，增加管道的水头损失。当管道损坏需放空检修时，可自动进入空气保持排水通畅。产生水锤时可使空气自动进入，避免产生负压。

（6）泄水阀。在管线低处和两阀门之间的低处，应安排泄水阀。它与排水管相连接，在检修时用来放空管内存水或平时用来排除管内的沉淀物。泄水阀和排水管的直径由放空时间决定。为加速排水，可根据需要同时安装进气管和进气阀。

2. 消火栓

消火栓主要是在火灾发生时，供消防车取水的设施。有地上式和地下式两种，均设置在给水管网的管线上，可直接从分配管接出，也可从配水干管上接出支管后再接消火栓，并在支管上安装阀门，以便检修。消火栓的流量为 10 ~ 15L/s。

地上式消火栓一般设在街道的交叉口便于消防车驶近的地方，并涂以红色标志。适用于不冰冻地区，或不影响交通和市容的地区。地下式消火栓用于气温较低的地区，需安装在阀门井内，使用不如地上式方便。

3. 水锤消除设备

水锤又称水击，当压力管上阀门关闭过快或水泵压水管上的单向阀突然关闭时，管中水压可能提高到正常值的数倍，会对管道或阀门产生破坏作用。为防止水锤对管网产生破坏，通常采用如下措施：延长阀门启闭时间，延缓水流的瞬间冲击；在管线上安装安全阀或水锤消除器；有条件时取消泵站的单向阀和底阀。

（1）安全阀。安全阀一般安装在压力管道上，或水泵压水管上的单向阀后面，可减小发生水锤时管道中的压力，有效防止管中水压过高而发生事故。按其构造可分弹簧式和杠杆式两种。弹簧式安全阀是利用阀上的调节螺栓来调节弹簧的松紧，使阀中下盘受到的弹簧压力与管道中正常工作压力平衡而压紧下盘，不让管道中的水从侧管流出。当管道中的压力由于水锤作用而增加并大于弹簧压力时，阀中下盘被顶起，水经侧管流出，管道中的压力被释放，从而达到减弱或消除水锤的目的。

杠杆式安全阀以平衡重锤左右移动来调节阀中下盘受到的压力，使之与管道中正常工作压力相平衡而封闭排水口。当发生水锤而使管道中压力增大时，阀中下盘被顶起失去平衡，水则从测管方向流出而释放水锤压力。

（2）水锤消除器。水锤消除器适用于消除因突然停泵产生的水锤，安装在止回阀的下游，距单项阀越近越好。

4. 伸缩节

长距离的管路因温度差会引起伸缩，在两只墩之间的管道应设伸缩节。当温度变化时，管身可沿管轴线方向自由伸缩，以消除管壁的温度应力，减小作用在支墩上的轴向力。伸缩节允许两侧钢管产生微小的角位移，以适应地基的少量不均匀沉降。为了减小伸缩节的内水压力，有利于支墩的稳定，伸缩节一般布置在支墩下面、靠近支墩处。

7.3.5　管网附属构筑物

为了便于管网的正常运行、维护和管理，管网附属设施设置在专门的构筑物内，称为附属构筑物，主要包括阀门井、水表井、管支墩等。

1. 阀门井

室外管道上的闸阀、泄水阀、排气阀、消火栓等应设置在阀门井内。阀门井的形式可根据所安装的阀件类型、大小和路面材料来选择。

2. 水表井

水表井是用来安装流量计、水表等计量设施，水表井内还要安装阀件、管道配件等，可按全国通用的给排水标准图 S145 进行设计。

3. 管支墩

承插式接口的管道，在弯管处、三通处及管道末端盖板上以及缩管处，都会产生拉力。当拉力较大时，会引起承插接头松动甚至脱节而使接口漏水，需在这些部位设支墩支承，以承受拉力和防止事故。但当管径小于 300mm，或管道转弯角度小于 10°，且水压力不超过 1MPa 时，因接口本身足以承受拉力，可不设支墩。

7.4 调节构筑物基础知识

由于水源来水、水厂净水设施出水比较均匀，而用户用水变化很大，需要在水厂或管网中设置调节水池。饮用水工程中的调节水池主要有清水池、高位水池、水塔和水箱等。一般情况下把位于水厂内的调节水池称之为清水池，把设在供水范围内高地上的调节水池称之为高位水池。水塔由于建设周期相对较长，施工工艺要求较高，运行期清洗维护不方便等原因，目前，农村饮水安全工程已较少采用。

由于水源来水、水厂净水设施出水比较均匀，而用户用水变化很大，需要在水厂或管网中设置调节构筑物。饮用水工程中的调节构筑物主要有清水池、高位水池、水塔和压力罐等。一般情况下把位于水厂内的调节水池称之为清水池，把设在供水范围内高地上的水池称之为高位水池。水塔由于建设周期相对较长，施工工艺要求较高，运行期清洗维护不方便，因此，农村饮水安全工程工程目前已较少使用。气压水罐是利用密闭贮罐内空气的可压缩性贮存、调节和压送水量的装置，其作用相当于高位水箱和水塔，仅在小型供水中使用。

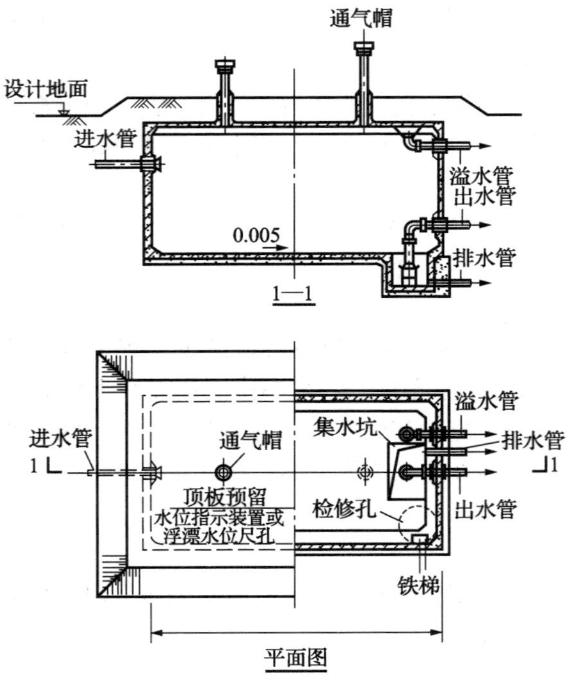

图 7.1 清水池示意图

7.4.1 调节水池

7.4.1.1 清水池的构造

清水池（图 7.1）常用钢筋混凝土、预应力钢筋混凝土或砖、石建造，其中尤以钢筋混凝土水池使用较广。清水池的主要附属设施有进水管、出水管、溢流管、透气孔、检修孔、导流墙等。清水池的形状可以是圆形，也可以是方形、矩形。

7.4.1.2 调节水池的一般要求

①水池应保持完整不漏水，表面无剥落；②通气孔无锈蚀，作用良好；③池内清洁无杂物；④铁梯应牢固安全，无锈蚀；⑤管路应通畅，无渗漏现象；⑥阀门启闭灵活；⑦水位显示装置明显、清楚、灵活、准确。

7.4.1.3 清水池、高位水池必须安装水位计

设置上、下限水位，每小时监测一次或采取连续监测的方式。供水中，严禁超上、下限水位运行。

7.4.1.4 清水池、高位水池顶部不得堆放有可能污染水质的物品

经常检查水池的覆土及护坡情况，保证覆土及护坡厚度。池顶覆土并有植被的，不得施肥。应保证清水池四周排水通畅，防止污水流（渗）入池内。

7.4.1.5 定期对液位仪、透气孔等进行检查清扫场地

每年清洗、消毒一次，检验合格后方可投入运行。完善安全防护设施；加强卫生防护，防止水质污染。

7.4.1.6 清水池水位降低后再清洗

清水池、高位水池清洗前，先将清水池水位降至下限运行水位后再进行清洗；清洗用水排至下水道。清洗清水池时，严防因地下水位过高将清水池浮起。清洗时要检查清水池结构，确保清水池无渗漏。

7.4.1.7 每月对阀门检修一次

每季对长期开、关的阀门操作一次。机械传动水位计宜每年进行校对和检修一次。每年对水池内壁、池底、池顶、通气孔、液位仪、伸缩缝等检查一次。每 5 年将阀门解体，更换易损部件，对池底、池顶、池壁伸缩缝进行全面检修。

7.4.1.8 清水试验

清水池大修后，必须进行满水试验，渗水量应按设计水位下浸润的池壁和池底总面积计算，钢筋混凝土清水池不得超过 $2L/(m^2 \cdot d)$，砖石砌体水池不得超过 $3L/(m^2 \cdot d)$。满水试验时，地上部分应进行外观检查，发生漏水、渗水必须修补。

7.4.2 水塔

7.4.2.1 水塔的构造

水塔由水箱（柜）、塔体、管道和基础等四部分组成。可用钢筋混凝土或砖建造。

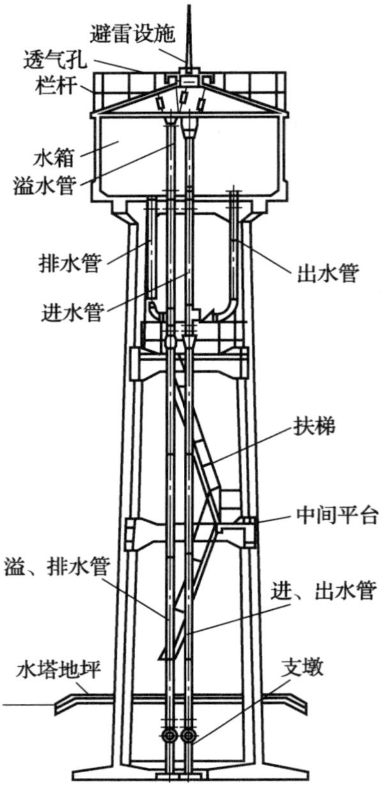

图 7.2　钢筋混凝土水塔示意图

水塔水箱（柜）的形状有平底式、球底式、圆筒球穹式和倒锥壳式等。水塔结构示意图见图 7.2。

7.4.2.2　水塔的保温、采暖

水塔的水来自地下水、地表水或地下水和地表水的混合水，在冬季对于室外温度为 -8 ~ -23℃的水塔应进行保温处理。冬季室外温度达到 -23℃以上的地区，水塔除了进行保温外，还应采暖。

7.4.2.3　水塔的运行管理

（1）水塔应定期进行检查、排空和清洗，及时清除沉淀物，避免沉淀物从出水管进入供水系统以确保水质良好。

（2）定期检修水塔内的所有阀门和管道接头，保证阀门的灵敏性和接头的密封性，以保证水塔的正常运行。

（3）避雷设施要定期检修，在冬季到来之前应对保温、采暖设施进行全面检修。

（4）水塔周围严禁挖土并防止雨水冲刷。

7.4.2.4　水塔检修

1. 塔体

塔体内外无脱熔及锈蚀现象。门窗、玻璃、照明等完好。上下梯子及栏杆牢固无脱焊及锈蚀情况。进人孔盖完整无缺损。

2. 水箱

水箱内部清洁无杂物。

3. 管道系统

管路完整无损，表面清洁，接头无渗漏。进、出水管路、排污、溢流管路均畅通无阻；所有的阀门启闭灵活，全部螺栓齐全、紧固。

4. 附属设施

避雷装置要完整无损，水位装置运用灵活，能准确地反映水塔的水位。防冻、采暖符合设计要求。水塔护坡完整无损。

7.4.3　气压罐

气压罐是利用封闭在受压容器内空气的可压缩性进行贮存和调节水量的装置。

罐体内外表面均应除锈，外面先涂两层防锈漆，再涂灰色或银灰色漆。罐内涂料应为无毒无污染的涂料，内壁应涂两遍环氧涂料。

气压罐进水管与水泵出水相连接，出水管则与供水管路连接。若采用排空方法补气，罐顶应装有进气阀，罐底应设排水阀，以排除罐内的沉积物。罐径大于 1m 的罐体，应设置检修孔，同时还应安装安全阀及水位计。

7.4.4　不锈钢水箱

（1）应经常观察水箱内、外部主件及配件使用情况，箱体如有碰伤、划痕会出现水锈，应采用柔软的布料擦拭后上蜡即可。

（2）水箱底部支架需定期检修，发现锈蚀需重新进行防锈处理，严重的需及时更换。

（3）不锈钢水箱一般每年需要清洗、保养两次，以保持水箱内的清洁，保护水箱；水箱清洗保养前关闭进水阀，打开排污孔堵头（或阀门），使水箱中的余水排尽；用干净拖把或抹布对水箱周边和底部进行清洗，底部积垢严重的，可用软毛巾加清洁剂擦洗；较长时间使用水箱必须清洗污浊，打开进水阀门，放入适量清水冲洗箱壁及底部，使污垢从排污口排净，必要时可反复进行多次，直到满意为止，旋紧排污堵头，打开进水阀门，让水箱重新装满水，清洗工作结束水箱即可直接使用（管道在水箱清洗后相应进行排放清理）。

（4）不锈钢水箱箱体和暴露于大气中的其他物体一样，也会脏，所以，不锈钢水箱尤其不得使用于工厂烟囱下方，中央空调排气板附近或废旧钢厂，石矿厂附近；在定期清洗或做其他施工时，不得使用硬物（如钢丝球，金属榔头等）撞击其表面。

（5）由于不锈钢热敏感，在 450～850℃ 温度区域内停留时间过长，因热影响区域耐腐蚀性严重下降，故非专业人员不得进行施工或修补；

（6）如在使用过程中出现问题要预先通知厂家技术维修人员，维修焊接人员，要求是专门从事焊接工作的专业人员，维修时要把水放掉方可操作。

7.5　输配水管理工作

7.5.1　输配水管道运行维护

7.5.1.1　供水管网运行管理的目的和内容

供水管网运行管理的目的是把符合标准的水送往每个用户，并最大限度地降低供水系统的运行成本，提高管网的安全运行，减小漏失率，改善管网水压、水质，保证供水系统的安全运行。

在正常供水的情况下，要控制管网的运行水压处于平稳状态，防止水压的忽高忽低，保证水池、阀门等的协调运行，并且能够有效地监视、预报和处理事故，特殊情况下（事故、消防及最大转输）能满足相关的要求。供水管网运行管理的主要内容包括建立管网技术档案，管道竣工水压试验，管网测压测流、检漏和修漏，管道设施的日常维护和事故抢修等。

7.5.1.2 建立管网技术档案

管线埋在地下，施工完毕覆土后难以看到，因此应及时绘制竣工图，将施工中的修改部分随时在设计图纸中订正。竣工图应在沟管回填土以前绘制，图中标明给水管线位置、管径、埋管深度、承插口方向、配件形式和尺寸、阀门形式和位置、其他有关管线（例如，排水管线）的直径和埋深等。竣工图上的管线和配件位置可用搭角线表示，注明管线上某一点或某一配件到某一目标的距离，便于及时进行养护检修。

管网维护时所需的技术资料有如下。

（1）管线图。标明管线的直径、位置、埋深以及阀门、消火栓等的布置，以及用户接管的直径和位置等。它是管网维护、检修的基本资料。

（2）管线的构造详图。

（3）阀门和消火栓记录卡。包括安装年月、地点、口径、型号、检修记录等；施工记录、变更说明，验收记录等。

（4）竣工图和竣工记录。完整的设计说明书、管网总平面图、水力计算图及所有输配水管道的施工图、竣工图，表明管线直径、材质、位置、埋深及各种阀门、消火栓等的布置、用户接管的管径和位置等。

7.5.1.3 管道水压试验

管道安装完毕后，应按设计要求对管道系统进行压力试验。按照不同管材和管道最大工作压力，确定不同的试验压力（表 7.6）。其中最大工作压力应根据管道最大动水压力和不输水时的最大静水压力确定。

表 7.6 各种管材的试验压力

管材种类	最大工作压力/MPa	试验内水压力/MPa
钢管	p	$p+0.5\geqslant 0.9$
铸铁管	$p\leqslant 0.5$	$2p$
	$p>0.5$	$p+0.5$
钢筋（筒）混凝土管	p	$1.5p$
塑料管	p	$1.5p$

注：根据 SL 310—2004《村镇供水工程技术规范》。

管道水压试验的程序、步骤方法如下：

1. 连接

将试压设备与试压的管道系统相连，试压用的各类阀门、压力表安装在试压系统中，在系统的最高点安装放气阀、在系统的最低点安装泄水阀。

2. 灌水

打开系统最高点的放气阀，关闭系统最低点的泄水阀，向系统灌水。试压用水应使用纯净水。待排气阀连续不断地向外排水时，关闭放气阀。

3. 检查

系统充水完毕后，不要急于升压，而应先检查一下系统有无渗水漏水现象。

4. 升压

充水检查无异常，可升压，升压用手动试压泵（或电动试压泵），升压过程应缓慢、平稳，先把压力升到试验压力的一半，对管道系统进行一次全面的检查，若有问题，应泄压修理，严禁带压修复。若无异常，则继续升压，待升压至试验压力的 3/4 时，再作一次全面检查，无异常时再继续升压到试验压力，一般分 2～3 次升到试验压力。

5. 持压

当压力达到试验压力后，稳压 10min，再将压力降至设计压力，停压 30min，以压力不降、无渗漏为合格。

6. 试压后的工作

试压结束后，应及时拆除盲板、膨胀节限位设施，排尽系统中的积水。

7.5.1.4　管网的水压和流量测定

管网的测压测流，是了解管网工作状况和薄弱环节、加强技术管理的重要内容。根据测压和测流结果分析了解管网是否存在供水不足的低压区，以便采取弥补措施，改善供水状况。

1. 管网的测压

（1）测压点的设置

测压点既要均匀合理布局，又要能真实反映附近地区的水压情况，一般设在较大干管上。测压点布置时一般应遵循以下原则：

① 管网水力分界线；

② 管网水力最不利点、控制点；

③ 大用户水压监测点；

④ 主要用水区域；

⑤ 大管段交叉处；

⑥ 反映管网运行调度工况点；

⑦ 管网中低压区压力监测点；

⑧ 供水发展区域预留监测点；

⑨ 管网测压点设置密度。

测压点一般设立在输配水干管的交叉点附近，大型用户的分支点附近，水厂、加压站及管网末端等处。按规定在供水管网干线末梢设立固定性测压点，进行定期测压，其服务压力不应低于工程设计压力；同时，也可按工程设计水力计算图的最不利点设置一处测压点，或在相对配水厂较远及地面高程相对较高的地方设置测压点。

供水管网在线测压点布置方法、步骤：

① 根据一定的水力计算结果并结合经验在给水管网总图上初选测压点位置。

② 现场勘察，具体分析所选拟建测压点位置建设的可行性，并且根据现场勘察情况可对初设测压点位置进行适当的调整以提高整个方案的可行性。

③ 在建设过程中采用分步建设的方法，先对必要性强，位置重要的测压点进行建设，待微观模型建立后，通过模拟计算结果对管网工况进行分析，在管网压力敏感区增设在线测压点并对先前设置的测压点位置进行适当调整。

（2）管网的测压

测压点都应有连续测定压力值，固定点每小时 4 次，临时点用水高峰期随时观测，地点、时间可变。固定点可用自动压力记录仪和无线遥测水压转示仪。无条件的水厂和临时测压点可用 U 形管和压力计测压。

记录填写管网各个测压点的压力变化表，绘制管道实际压力线图。水压线过密表示该地方水压降大，说明该段管线负荷过大，管径偏小。水压线过疏，说明负荷不大，管道尚有潜力。

根据测定的水压资料，绘制等自由水压线图，等水压线的标高减去各点的地面标高，即可绘出管道自由水压线图。从图上可以看高低压区位置，水压的合格与不合格地区范围的大小。

测定水压，有助于了解管网的工作情况和薄弱环节。根据最不利点的水压情况，合理调整水厂的出厂水压。

2. 管网的测流

测流的目的在于掌握管段内的水流方向、流速的变化和流量。管网流量测定首先应选好测流地点，根据管径大小，将毕托管管嘴插入水管中，根据压差计进行流量计算。采用便携式超声波流量计则更好。

测流点的布置。如需测定某干线的负荷状况，则将测流点布置在该管线的前端位置，如需研究提高某低压区水压的有效措施，则将该测流点设置的该区域有关的连接管或卡脖管段处。测流孔要设在直线管段上，前后管段的长度为 30 ~ 50 倍直径范围内不要分支管、弯头、闸门等。

测定时将毕托管插入待测水管的测流孔内。毕托管有两个管嘴，一个对着水流，另一个背着水流，液体为染色的 CCL、甲苯等，由此产生的压差 h 可在 U 形压差计中读出。即可算出管网流速，即

$$v = C\sqrt{2gh\ (1-r)}$$

式中 C——仪器系数；

h——U 形管内的液压差；

r——U 形管内的液体相对密度；

g——重力加速度。

7.5.1.5 管网巡检

管网的巡检周期可结合单位自身规模、管网特点、管线的重要性等情况来合理制定，巡检周期越短越有利于管道的安全运行，通常情况下对一般管线巡检周期不宜大于 5 ~ 7d，对重要管段巡检周期以 1 ~ 2d 为宜。巡检应包括以下内容：

1. 查明管道沿线有无自来水明漏或地面严重塌陷现象。

2. 查明井盖、标志装置、牺牲阳极测试桩等管网附件有无丢失或损坏现象。

3. 查看各类阀门、消火栓及设施井等有无被损坏、被埋压的情况，管道上堆压物体应符合管道承受的安全要求。

4. 查看明装管道、架空管的支座、吊环等是否正常。

5. 查看管线周围的地理环境有无明显变化，管道安全保护距离内不应有根深植物、正在建造的建筑物或构筑物、开沟挖渠、挖坑取土、堆压重物、顶进作业、打桩、爆破、排放生活污水和工业废水、排放或堆放有毒有害物质等危害城镇供水设施安全的活动。

6. 查明管线上是否有偷盗水等违章用水的现象。

7.5.1.6 管网检漏

1. 管道漏水特征

（1）地面有积水或湿印痕迹，局部路面下陷，晴天出现潮湿的路面；管道上面花草茂盛；冬季局部路面积雪融化较早等现象，均可能是漏水所引起的。

（2）因金属管道锈蚀加快，造成漏水。上下游检查井水质、水量变化较大。

（3）供水量与售水量差别较大，或是管网局部压力变低、水量不足，可能是管网中漏水所致。

（4）供水量正常，但末端水量不足、水压变低，也可能是管网漏水所致。

2. 检漏方法

及时发现和堵塞管道渗漏是防止路面和建筑物坍塌、降低供水成本、提高管网水压和充分发挥给水系统效益的重要工作，应定期分区进行。

（1）观察法。适用于明显漏水和即将漏水的管道。留意管线附近的地面排水沟、岸边有否清水渗出，地面有否沉陷，墙壁有否开裂，积雪有否局部融化。

（2）听漏法。漏水一般都有声音，但有时比较微弱。在夜深人静无杂音时可用听漏棒或听漏仪沿管线查听。此法比较简单，效果也较好，是测漏的主要方法。

使用仪器查漏应注意：①应在晴天的夜深人静时进行；②查找、听漏的间距不超过2m，每次听漏时间不少于5min。

一般管网每季度至少检漏一次，主要管网及薄弱环节，应缩短检漏周期。

（3）查漏水量法。在划定范围内，除一根支管外，关闭所有外通管道和用户支管上的阀门，通过支管流入测漏区内的水量，即得该区的漏水量。如果漏水量较大，先调度区内闸阀，找出漏水管段，然后听漏找出具体漏水处。如果漏水量小于规定数值，则不再查找漏水处。如果发现某一管段漏水情况频繁出现，应查找原因，必要时更新这一管段。

（4）示踪气体检漏法。在管道内注入溶解于水且对人体无害的易测定气体（如一氧化二氮），然后通过专用仪器在地面上寻找泄漏气体，以确定管道漏水点的检漏方法。

7.5.1.7 附属设施和配件的养护

管网上的各种阀门、消火栓、增压泵站、调节水池、水塔以及仪表等都要经常养护，应加油润滑的部位要按期加油。每年对各种阀门井等附属设施检修、清理一次，并对钢制外露部分涂刷防锈漆。备用的和不常用的水泵、阀门和消火栓等要定期启动，以便及时发现问题和修理。

对各种阀门都应进行编号、建立卡片、标明型号、口径、安装年月、详细位置、埋深、阀门井结构、阀门启闭方向和转数、启闭记录、开启程度、批准人和维护检修等。

干管的闸阀和蝶阀每年至少要启闭和维护一次，支管阀门每两年启闭维护一次；排气阀每季度检查维护一次，发现排气阀漏水，关闭排气阀下面的检修阀进行检修或更换；对减压阀的运行和振动情况经常检查，对水锤消除器也要经常检查，发现问题及时进行维修或更换。

7.5.1.8 管道的清垢和防止污染

由于流水的侵蚀，管内壁往往结垢，壁面变糙，阻力增加，以致流水不畅、供水能力下降，并影响水质，此时可开启消火栓冲出管道中的沉积物。整个管网必须保持水中有剩余氯，大型管网可以考虑在管网中补充加氯。特别要防止混接（与不合格的水相连通），混接会导致不合格的水进入给水管网而造成水污染。

1. 高速冲洗法

管内松软的积垢可提高流速进行冲洗。冲洗管道的流速比平时提高 3 ~ 5 倍，但压力不应高于允许值，每次冲洗长度为 100 ~ 200m。如采用压缩空气和水同时冲洗，效果会更好。因为清洗简便，水管中无须放入特殊的工具；操作费用比刮管法、化学酸洗法为低；工作进度较其他方法迅速；用水流或气一水冲洗并不会破坏水管内壁的沥青涂层或水泥砂浆涂层。

2. 刮管法

坚硬的积垢须用刮管法清除。刮管器有多种形式，都是用钢丝绳绞车等工具使其在积垢的水管内来回拖动，适用于刮除小口径水管内的积垢。大口径水管可用旋转法刮管。刮管后再用水冲洗管道。

刮管器由切削环、刮管环和钢丝刷组成，使用时，先由切削环在水管内壁积垢上刻划深痕，然后刮管环把管垢刮下，最后用钢丝刷刷净，如图 7.3 所示。大口径水管刮管时可用旋转法刮管，安装情况和刮管器相类似，但钢丝绳拖动的是装有旋转刀具的封闭电动机。

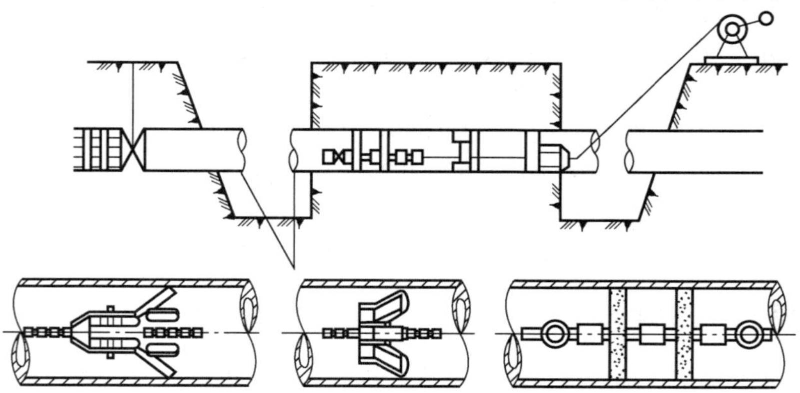

图 7.3　刮管器及刮管器安装

3. 清管器法

清管器用聚氨酯泡沫制成，其外表面有高强度材料的螺纹，外形如炮弹，外径比管道直径稍大，清管操作由水力驱动，大小管径均可适用。优点是成本低，清管效果好，施工方便且可延缓结垢期限，清管后如不衬涂也能保持管壁表面的良好状态。

清管时，通过消火栓或切断的管线，将清管器塞入水管内，利用水压力以 2 ~ 3km/h 的速度在管内移动。约有 10% 的水从清管器和管壁之间的缝隙流出，将管垢和管内沉淀物冲走。

4. 酸洗法

将一定浓度的盐酸或硫酸溶液放进水管内，浸泡 14 ~ 18h 以去除碳酸盐和铁锈等积垢，再用清水冲洗干净，直到出水不含溶解的沉淀物和酸为止。这种方法的缺点是酸洗后，水管内壁变为光洁，如水质有侵蚀性，以后管道锈蚀可能更快。

7.5.1.9　维持管网水质

维持管网水质也是管理工作的任务之一。为保持管网的正常水量或水质，除了提高出厂水水质外，可以采取以下措施：

（1）通过给水栓、消火栓和放水管，定期放去管网中的部分“死水”，并借此冲洗水管。

（2）长期未用的管线或管线尽端，在恢复使用时必须冲洗干净。

（3）管线延伸过长时，应在管网中途加氯，以提高管网边缘地区的剩余氯量，防止细菌繁殖。

（4）尽量采用非金属管道。定期对金属管道清垢、刮管和衬涂水管内壁，以保证管线输水能力不致明显下降。

（5）无论在新敷管线竣工后，或旧管线检修后均应冲洗消毒。

（6）定期清洗水塔、水池和屋顶高位水箱。

7.5.2　管道的损坏及修理

7.5.2.1　给水网管漏损的原因及控制

管道漏损的原因复杂，其影响因素也很多，主要是由于管材质量、接口质量和施工质量不佳引起的。

1. 管材的问题

早期给水管网使用的管材主要是灰口铸铁，小口径管多是镀锌管或石棉管。通过对管道运行的长期观察，发现管道漏损的主要原因是灰口铸铁的漏失。灰口铸铁管漏水是由于灰口铸铁管自身的材质以及管道的制作工艺等缺陷引起的。

对于不同口径的管道应该采取不同的管道材料，现在多使用球墨铸铁、UPVC、PE 等管材。

2. 接口的问题

供水管网中管道接口形式很多，接口的漏损概率较大，原因是接口处往往是应力的集中点。当管段由于温度变化而发生伸缩或者出现地势沉降时，应力传至接口处，容易使接口松动，甚至破裂。

现在推荐采用柔性接口，可承受一定的纵向位移和扭转角度，如球墨铸铁管的橡胶圈接口韧性大，抗震性强，是现在普遍采用的接口方式。

3. 管道的腐蚀问题

金属管道随着使用会发生变质现象也就是常说的管道腐蚀，主要表现为生锈、开裂、坑蚀以及脆化等。管道内壁防腐不好的金属管道一旦遇到 pH 较低的水就有可能发生腐蚀。管道的内壁腐蚀会增加管道粗糙系数，对管道输水能力以及水质有较大的影响，管道壁变薄，强度下降，形成漏损隐患。对于外壁防腐不佳的管道，同样会发生腐蚀现象，也会使管壁变薄，引起管道局部发生漏损，严重时会发生管道爆裂。所以在施工过程中一定要做好给水管道的防腐工作。

4. 水锤对管道的损坏

由于机泵突然停止，闸门关闭过快等原因，使水流突然变化，可能引起压力高低起伏的水锤现象，水锤会引起很高的压力，给水管道越长，关闭阀门越快，水锤引发的压强越大，这时水压非常大可能使管道产生很大的形变甚至产生破裂。当多家水厂输送的水交汇并产生水锤时，有时会引起共振水锤，此时水锤产生的压强比单个管道水锤成倍增加，附近管道就很可能产生爆裂现象。要提高工作水压的合理性和管网调度的科学化，实现安全供水，减少水锤等现象的发生。

5. 给水管道附属设施漏水

管网中除管道本身出现漏水，管网的附属设施跑冒滴漏也很严重，是水量损失的一个重要部分，它们的单位时间漏量虽然有限，但因在闸井内，不易及时发现，通常都是水自井盖溢出后，才会被发现。因此这种管道漏损持续时间较长，而且发生漏水的现象十分普遍，数量大，使漏损水量由少变多。另外，当给水管网检修或者爆管时，有些阀门关闭不迅速甚至关闭不严，延长了抢修时间以及漏水时间，也增加了漏损的水量。

加强对管道附属设施的维护，减少闸井表井的跑、冒滴漏，提高闸井的完好率，降低给水管道附属设备的漏损。

7.5.2.2 管网管道的维修及抢修

管道维修根据管道的口径和漏水程度，可分为小维修、大维修和抢修。小维修是指管径在 DN50 以下的管道维修及水表井内的维修；大维修是指 DN75 以上管道的维修；抢修是指管身爆裂，严重跑水的情况下，在维修基础上对速度、时间要求更高的管道维修。

1. 融化冻管的维修

当管道冻结时，把水嘴卸下，同时把表井内水门打开往管内浇灌开水，只要管壁间的冻融化，在一端水压的作用下，冰柱会被挤出来。

2. 管道维修

(1) 铸铁管的维修

① 承插式接口常由于种种原因，填料被局部冲走发生漏水。如果是灰口，一般将接口流出的填料剔除重新填打，如果漏眼较小，也可直接填口；如果是铅口，需要将已经冲走的局部青铅捻打入口内，再向口内补铅绒。如果是接口管道发生漏水，可以往大口内打

灰，也可以用卡盘压紧橡胶来止水。如果承插口漏眼较小，上述补口即可，若漏眼较大，在补完口后还需要用卡盘，以保证质量。

② 管子产生不均匀沉降或水平受力不均匀及受到侧向的挤压时，而导致大口掰裂漏水。现在常用承插口用两合揣袖，它可以将大头包在里面，两端依靠挤压橡胶皮产生密封作用而止水，至于要不要关闭，可以视情况而定。

③ 若管身出现环向裂缝或者纵向裂纹时，前者可以用两合揣袖把漏眼包在里面，两端打口，现在多用柔口，尤其是两合柔口直接将漏眼包在里面，两头紧螺栓挤压橡胶皮止水。如果是纵向裂纹，要在裂纹两端钻孔，止住裂缝的发展，再用两合揣袖或者柔口处理。

④ 若管身纵向裂纹较大或者管身断裂要换管时，多用柔口加一段短节修复。

⑤ 铸铁管弯头等损坏时，用一种类似“大佛头”的零件，可以将弯头包在里面，依靠两端橡胶皮受到挤压产生密封作用而止水。

⑥ 需要更换较长的铸铁管时，新管与新管之间必须是打口或者承口连接，新管与原管的两端可用柔口连接。一般不宜同时使用三个柔口修复直管。

（2）钢管的维修

钢管一般用于大口径给水管道，接口多为焊接。对于局部穿孔的管壁，若漏眼较小，可以垫 1 ~2 层胶皮后，用卡箍修复即可；若焊缝开裂，一般先用垫子把焊缝漏水量捻少，再用卡箍或者焊补一块钢板止水修复。对于腐蚀严重的管或者断裂的管道需要更换新管时，一般采用两个柔口外加一段短节修复。

（3）水泥压力管的维修

① 管身裂缝的修理。一般采用环氧砂浆修补的方法。当管身破裂严重，环氧砂浆修补述难于修复而换管有困难时，可采用管身外焊制一钢板套管，两端作石棉水泥接口处理。

环氧砂浆的修补，先将裂缝和管径大小，一般为 1.5 ~2.5cm 并露出钢筋。修补时先将开凿部位及周围刷净，然后抹环氧底胶和环氧砂浆。

② 管身砂眼或碰伤。管身砂眼或管外侧有较大碰伤，应将砂眼或碰伤外管皮凿开，露出钢筋，然后刷净，吹干后先抹环氧底胶。再用环氧砂浆填补。填补处也须刮平压实。必要时也可贴一钢板，用扁钢卡子卡紧。

③ 接口漏水。由于胶圆不严密产生漏水且不严重时，可用将插口橡胶圈凸台剔除，如漏水较严重（滴水）成接口缝太小，不宜改刚性接口时，则在缝内填塞环氧砂浆。承口侧面漏水或插口挡舌处漏水，如不严重则可将表面凿毛，用环氧砂浆处理。如漏水严重则在上面处理（环氧砂浆处理）基础上，将整个接口包玻璃钢。承插口部分严重漏水，则可以承口处焊接钢套圈方法。

④ 换管修理。当管子确实无法修理或修理无效时，方能考虑换管修理。一般是将管子砸断取出另换铸铁管。

3. PE 管的维修

（1）管身破坏。切除直管段被破坏部分，可采用电熔套筒或热熔对接方式进行维修。

（2）管件破坏。直接更换电熔套筒。

（3）接口漏水。应切除扩口及其连接的直管段部分，采用电熔套筒或热熔对接方式进行维修，胶圈漏水则必须更换胶圈。

4. 钢塑复合管的维修

钢塑复合管的维修也分管件和管身漏水两种方式，其维修方式与镀锌钢管大致相同。

5. 阀门常见故障及维修、防治

（1）闸阀常见故障及措施，见表7.7。

表7.7　闸阀常见故障及措施

常见故障	现　　象	维　修　措　施
阀体（阀件）破裂	阀体裂纹； 尘兰盘断裂； 阀杆断裂； 压盖爆裂	更换同型号阀件； 更换阀门； 加装伸缩部
传动故障	阀杆卡阻； 操作不灵活； 阀门无法正常操作	润滑传动部位，借助扳手，并轻轻敲打，可消除卡死、顶死现象； 停水维修或更换阀门
阀门启闭不良	阀门开不启； 或关不死； 阀门无法正常操作	注入煤油，并配合手轮操作，润滑传动部位；反复开闭阀门和用水力冲击异物； 停水维修； 更换阀件； 更换阀门
漏水	阀门芯漏水； 压盖漏水； 法兰胶垫漏水	轻微可将阀杆密封面抛光除锈； 关闭阀门、启用上密封、更换填料； 更换新螺栓、重新调整紧固螺栓位置

（2）蝶阀常见故障及措施，见表7.8。

表7.8　蝶阀常见故障及措施

常见故障	表　观　现　象	维　修　措　施
阀体、阀件爆裂	阀体裂纹； 传动箱体爆裂	调节限位螺钉； 更换传动箱体（同型号）； 更换阀门
传动故障	手动空转； 传动卡阻	打开传动箱体，对传动件进行清洁、更换定位润滑养护； 调节定位螺钉； 更换同型号传动箱体；更换阀门
阀门启闭	手轮能操作，阀板打不开或关不了； 手轮无法操作； 阀门启闭指示到位后仍有水声，阀板未处于全开或全关闭状态	参照“传动故障”部分，对传动件进行更换、维修、清洁； 调节限位螺钉、使齿、蜗轮、蜗杆传动与阀板同步； 停水状态下维修；更换阀门
漏水	传动箱体漏水； 阀轴漏水； 法兰连接胶垫漏水	更换部分传动件； 增加更换密封件介质； 更换连接螺栓调整阀门位置、加装伸缩器

7.5.2.3 抢修

在抢修工作开始前，阀门管理单位应根据现场情况，快速制定关阀方案，原则是停水范围尽量小，尽量少影响用户，因隔天抢修或阀门关闭不严等原因造成工作坑被水浸泡时，还要考虑开挖的基坑的安全保护措施，防止塌方现象的发生。

7.5.2.4 防冻应急措施

（1）对已冻住的水管，如果是塑料的 PP-R 管和 PVC 管，用水户可以用热毛巾敷住水管，再用热水冲淋化冻，切不可用火直接烘烤或用开水急烫，以免造成管道或水表爆裂。

（2）水龙头冻结无法开启用水时，用 40℃左右的温水沿裸露在外的水管冲淋两遍即可用水，或等气温升高后自然解冻也可自动恢复正常。千万不能用热水淋水表，不能用火烧、火烤水管。

（3）长期不用的水表，可关闭表前控制阀，并放尽水表及表后管中的水。冬季临时外出或长期不在家的用户，离开时应把联系方式留给邻居，防止一旦出现紧急情况无法处置造成自身经济损失或影响周围用户正常用水。

（4）严冬季节，因管道及水表夜间冰冻，次日不能解冻而影响用水的现象比较常见，特别是背阴位置情况更为突出，用水户可提前做好贮水准备。

7.5.3 管网上接装新用水户

为新报装的用水户接装入户管道，是水厂运行管理的工作之一，在农村一般可停水安装，必要时亦可不停水作业。

7.5.3.1 停水安装

通常可采取分区停水、短时避高峰停水的办法进行施工。

（1）截管加三通。小口径金属管上接支管时，按需要定位截去长度为三通、活箍、对丝长度合计的原管道管段，在原管两端套丝，然后装上三通、对丝，最后用活箍与原管接通。小口径塑料管上接支管时，可采用金属管件或塑料管件，采用与金属管相同的方法操作，亦可用事先准备好的带承口的三通，截断原管（长度不包括承口长度），将原管擦干净，做导角，抹上粘合剂后插入承口中。

（2）钻孔接支管。在大口径管道（DN≥75mm）上接支管，需在原管上钻孔，孔径≤1/2 管外径（孔距≥7 倍管径），有条件时可将支管焊上，无法焊接时，可将预先制好的止水栓、分水鞍装在原管上连接支管。管道弯曲段和弯头处不得开孔安装支管。

7.5.3.2 不停水安装

（1）小口径管道（DN≤25mm）接三通。截断原管，用木塞堵住管端后套丝，安装三通时拔下木塞带水作业。

（2）大口径管道（DN≥75mm）接支管。先定位，在原管上安装带支管的特制卡子，把水钻装在卡子上，搬动手柄，压下钻杆，把管壁钻透即可。如有条件，宜采用专用设备，在原管上装可打孔和连接支管的立式止水栓。先清理开孔部位管道、擦洗干净，牢固装上立式止水栓，用配套钻钻孔，孔径比支管直径小 2mm，钻孔完成后退至原位；及时关闭止水栓上的阀门，再安装支管。

7.5.4 管网的图纸档案管理

给水管网埋设于地下，属隐蔽工程，必须保存完整的设计与施工图纸和资料档案，以便于日常巡查、维护、检修、改扩建施工以及接装新用水户等使用。有条件的村镇水厂，可逐步建立供水管网管理信息系统。

7.5.4.1 管网技术档案

（1）设计资料档案。包括管网初建和每次扩建、改造时的设计资料，主要包括设计任务书、初步设计、工程总平面图、管网水力计算图、管道平面布置图、纵断图、附属构筑物图等。

（2）竣工资料档案。初建管网、新装或改造的管道工程的竣工资料。

（3）原有管道拆除、报废记录。

（4）历次测压记录。

（5）用户接装管道技术资料。

（6）管道爆管、损坏、维修记录资料。

7.5.4.2 管网现状图

比例尺应大于或等于 1∶500，可分幅绘制，发生较大变化时应及时修改补充；图中应标注管道位置如管径、材质，节点号和坐标、埋深，闸阀、水表、消火栓位置，用户接管位置等。

7.5.4.3 设备卡片

设备卡片主要包括：闸阀卡片按闸阀编号建卡，编号应与图中编号一致，卡片上填写编号、位置坐标、口径、型号、生产厂家、出厂日期、检修记录等；减压阀卡片、空气（进排气）阀卡片、消火栓卡片、村的总水表与用户水表卡片等。

7.5.5 供水管网管理要点

（1）规模化管理的管网系统，要做好管网档案记录；

（2）管道安装完毕后，要做水压试验；

（3）检漏四法：观（观察法）、听（听漏法）、查（查漏水量法）、寻（示踪气体检漏法），合理运用；

（4）附属设施也是关键点，需要经常养护、定期启动；

（5）针对积垢，软（松软的积垢）洗（高速冲洗法）、硬（坚硬的积垢）刮（刮管法），综合选择；

（6）管材熔接。PE 管材熔接：使用专用的热熔机进行连接，温度为 220℃。熔接口熔接时要保持清洁，DN63（含）口径以下管径需使用接头连接，否则容易产生爆管。PPR 管材熔接：使用专用的热熔机进行连接，温度为 260 摄氏度。熔接口熔接时要保持清洁，DN63（含）口径以下管径需使用接头连接，否则容易产生爆管。

第 8 章　分散供水工程管理

> **分散供水工程管水员管理要点**
>
> 供水管理靠村民，自建自管自受益。
> 协助管理互帮助，指导管水保安全。

分散供水工程指农村地区居住户使用或采用简易设施或工具直接从水源取水的供水方式，设计供水人口小于 20 人。我省常见的分散供水工程有雨水积蓄工程、引泉水工程和供水井工程。这类工程规模小、水质净化难、管理难，是农村饮水管理的难点和重点，需要管水员在分散供水工程的特殊条件下，协助并指导用水户正常用水。

8.1　分散式饮水水源保护

分散式饮水水源指供水小于一定规模（供水人口一般在 1 000 人以下）的现用、备用和规划饮用水水源地。根据供水方式可分为联村、联片、单村、联户或单户等形式。分散式饮水水源保护是为了防治饮用水水源地污染，保障分散式饮用水水源地环境质量，在以下区域内采取必要的污染防治措施。

① 地表水水源保护范围：河流型水源地取水口上游不小于 1 000m，下游不小于 100m，两岸纵深不小于 50m，但不超过集雨范围。

② 湖库型水源地取水口半径 200m 范围的区域，但不超过集雨范围。

③ 水窖水源保护范围：集水场地区域。

④ 地下水水源保护范围：取水口周边 30 ~ 50m 范围。

8.2　分散供水工程

分散供水工程指农村地区分散居住户使用或采用简易设施或工具直接从水源取水的供水方式，贵州省常见的分散供水工程有雨水积蓄、引泉水和供水井工程。

8.2.1　雨水积蓄供水工程管理

雨水积蓄供水工程的集雨方式，以屋顶集流面、人工硬化集流面（或二者结合）和植被良好的自然坡面集流为主。这类供水工程应避开畜食圈、粪坑、垃圾场、柴草垛、油污、农药、肥料等污染源，不应采用道路和茅草屋面作集雨面。供生活饮用水的蓄水构筑物，宜设计成地下式并加盖；采用水池时宜分成可独立工作的两格；采用屋顶集流面和人工硬化集流面时，蓄水构筑物前应设粗滤池；采用自然坡面集流时，蓄水构筑物前应设格栅、沉淀池和粗滤池。屋顶集流面和庭院集流面收集的雨水宜分别蓄存于两个独立的蓄水构筑物中。屋顶集雨宜设初雨自动弃流装置。

单户雨水集蓄工程的使用应符合下列规定。

（1）及时清除集流面上的粪便、垃圾、柴堆，集流面上不得堆放肥料、农药瓶、油桶和有油渍的机械等可能污染集流水的杂物；利用自然坡面集流时，集流坡面上的作物种植不应施农药和肥料。

（2）根据天气预报，降雨前应及时清面，及时清除汇流槽（或汇流管）、沉淀池、粗滤池中的淤泥；不收集雨水时，应封闭蓄水构筑物的进水孔和溢流孔，防止杂物和小动物进入。

（3）蓄水构筑物应每年清洗 1 次。

（4）水窖宜保留深度不小于 200mm 的底水。

（5）蓄水构筑物外围 5m 内不应种植根系发达的树木。

8.2.2　引泉供水工程管理

选择季节性涌水的泉水时，应设蓄水池，并定期清洗。

8.2.3　供水井工程管理

当分散用户所取的水源为高氟水、苦咸水或已受到轻度污染水时，当地限于条件，无法抽、调好水源时，净化可采用家庭终端用反渗透膜或纳滤膜净水装置。高氟水也可采用再生周期长、再生简单的家庭终端用吸附法除氟装置，微污染地下水可采用活性炭净水装置。

8.3　分散供水工程水处理方式

8.3.1　以山泉水、井水为饮用水源的分散供水

采用“望、闻、问、尝”等简单适宜方法进行水质现场评价，饮用水中无肉眼可见杂质、无异色异味、用水户长期饮用无不良反应的可煮沸后饮用。

水质浊度超标，可采用简易净水方式，在水池、水窖投加食用明矾，投加比例为 $750g/m^3$（可根据浑浊情况增加或减少投加量）。

8.3.2　以屋面水、坡面水为饮用水源的分散供水

应安装消毒净化设施，在设施检修或出现故障时应采用简易净水方式和简易消毒方式进行处理。

8.3.3　小水窖净水设备操作实例

以某品牌小水窖净水设备为例，操作方法如下：

1. 说明

该设备采用反渗透（RO）净水工艺，结合农村小水窖使用现场实际情况，专门开发

的双出水净水设备。分为生活用水龙头及饮用水龙头。

（1）生活用水龙头（图 8.1）该水龙头出水经过两次过滤，可直接用于非饮用外生活其他用水需要，使用方法见表 8.1、表 8.2。

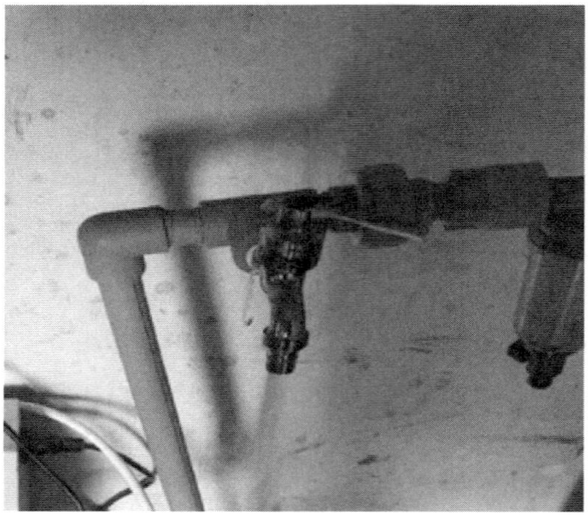

图 8.1　生活用水龙头

表 8.1　接电方法

步骤一：接通供水泵电源	步骤二：过滤器手柄指示旋转至“RUN”	步骤三：前置过滤器排放阀关闭
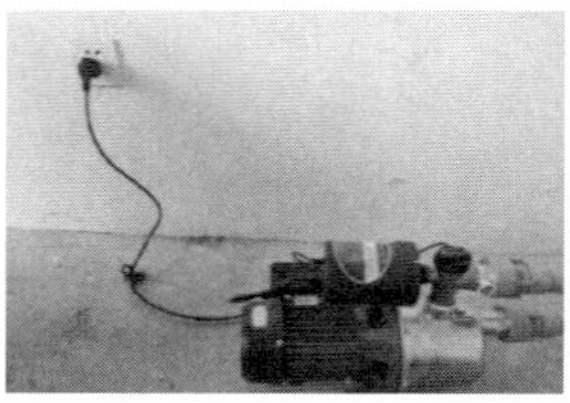	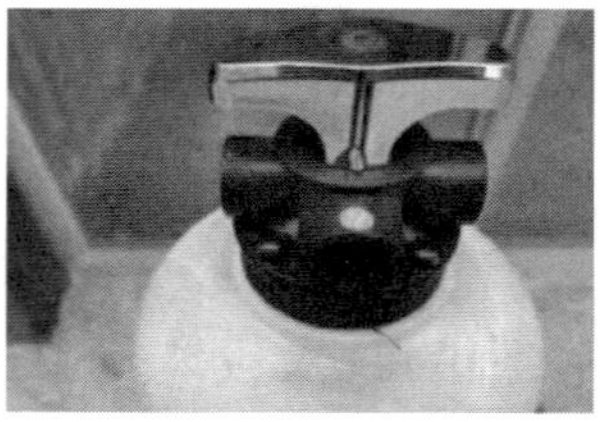	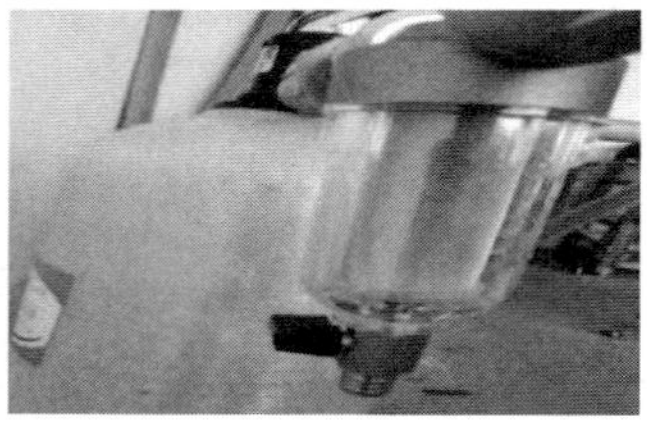

表 8.2　出水方法

步骤一：检查生活水龙头是否有水	步骤二：确认有水后，接通水窖净水机电源，打开运行开关	步骤三：打开饮用水龙头即可自动出水
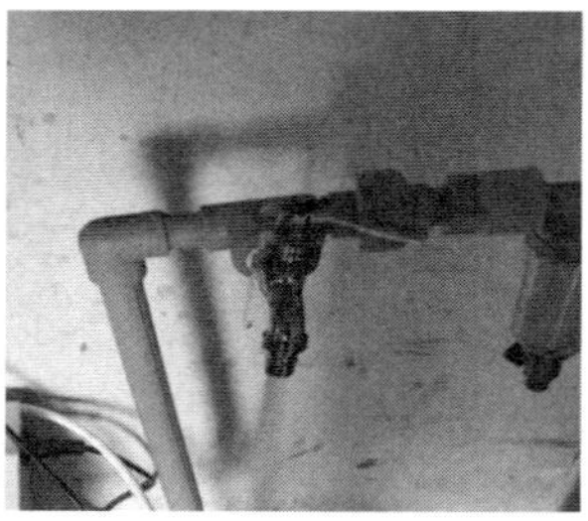	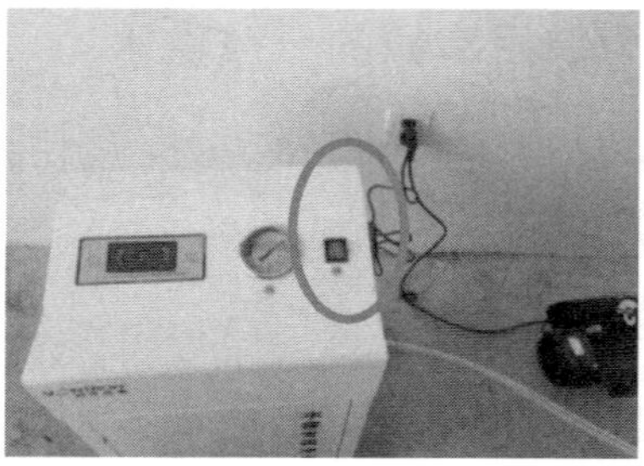	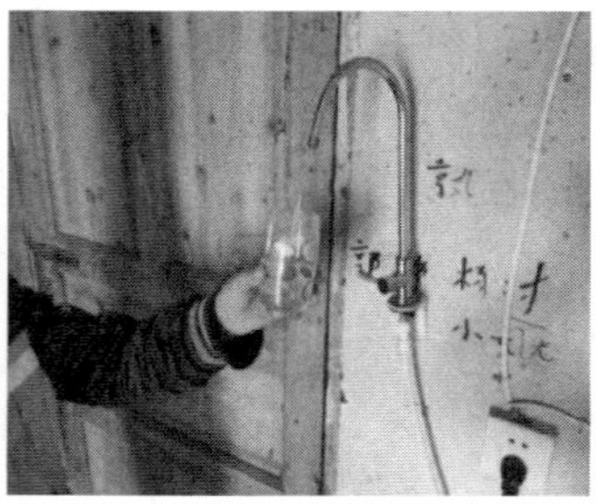

完成上述步骤打开水龙头即可出水。

（2）饮用水龙头及废水排放（如图 8. 2 所示）。

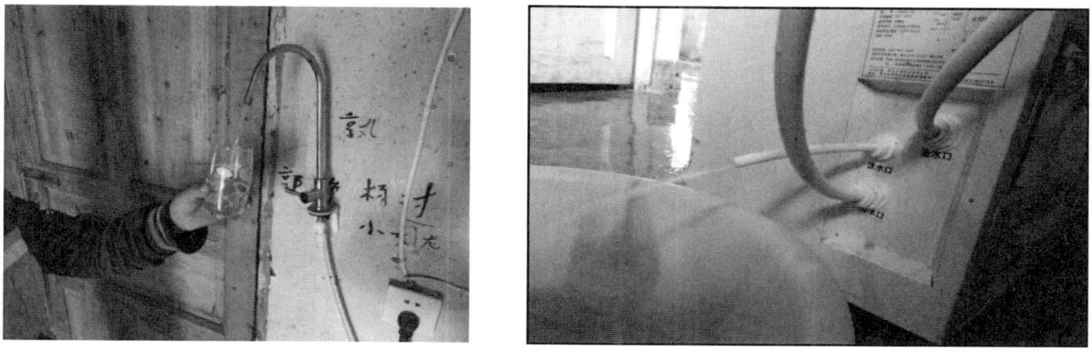

图 8. 2　饮用水龙头及废水排放

2. 注意事项及维护处理

（1）该设备附详细操作手册，或扫描净水机随机携带二维码查看设备操作说明。

（2）非专业人员禁止自行拆装设备，发生故障要及时联系供应方。

第 9 章　用 水 管 理

用水管理是农村供水管理制度中最关键也是容易被忽视的环节，是工程“建管养用、以水养水”中“养”字的具体体现，是管水员除工程理论和技术实操外需重点掌握的基础知识。本章重点学习的是用水管理中 4 项重点内容，包括水价管理、节能降耗与环境管理、安全生产管理以及突发事件应急处置。

9.1　水价管理

9.1.1　水价的组成

根据《水利部乡镇供水水价核订原则（试行）》，乡镇供水水价由成本、利润和税金三部分组成，其中乡镇供水成本包括以下几个部分。

1. 工资

供水工程设施运行人员、维护人员及管理人员的工资、补助工资以及按规定计提的职工福利费和工会经费。

2. 水源费或水资源费

支付使用上游水利工程的供水水费或按规定交纳的水资源费。

3. 燃料及动力费

提水及加压等机械所耗用的燃料及动力费用。

4. 材料费

指日常维修及净化处理所用的材料费用。

5. 折旧及大维修费

按规定提取的折旧费和大修理费，其固定资产包括群众投劳折资部门。

6. 管理费

指供水生产运行管理中所发生的办公费、差旅费、邮电费、劳动保护费、管理用房维修费、水质检验费等。

7. 其他费用

指上述给项以外按规定列入供水成本开支的费用。

在以上水费组成的基础上，鼓励执行“基本水价 + 计量水价”的两部制水价和阶梯式水价。千人以上供水工程的水价应能覆盖供水成本，企业化运行的工程应适当考虑利润。千人以下集中供水工程的水价，可按照当地有关规定，适当简化程序，由村委会、管水组织和用水户代表等协商确定。

9.1.2　水价管理

水价管理的目的是要建立农村供水工程维修养护机制，争取将农村供水工程维修养护资金纳入同级财政预算，基本解决工程建后管养问题，为农村饮水工程的正常运行提供保障，为建设节水型社会提供制度保障。管水员在上级管理部门的管理下开展水价管理工作，要贯彻学习水价制度相关政策，要接受社会和群众监督，做好计量收费和计量设施的维护等具体服务工作，协助管水部门有序推进农村饮水水价管理工作。

供水单位的水价管理如下。

(1) 供水单位应优先保证工程设计范围内农村饮水居民的生活饮用水，统筹兼顾第二、第三产业及其他用水，并按质、按量、按时，安全地将水送至用水户。

(2) 供水单位应合理设置岗位，择优配备运行管理人员。

(3) 未经上级主管部门批准，供水单位不得擅自改变供水用途和供水范围。

(4) 供水单位应强化内部管理，努力提高服务质量，降低运营成本。

(5) 供水单扗宜对用水户逐户进行登记，与用水户签订供用水协议，按协议供水。

(6) 供水区域内的临时用水，用水户应向供水单位提出申请。核准后，用水单位应按协议规定用水。

(7) 供水单位的运营活动，应有规范的原始记录和统计报表。

(8) 供水单位应建立档案制度，将工程规划、可行性研究、勘测设计、施工质量验收、水质化验等报告，工程更新改造资料，工商注册、经营许可、上级批复等相关证件，相关管理规章制度运行维护记录等及时归档，规范化管理。

(9) 供水成本应由供水单位按相关规定进行测算，生活饮用水按保本微利的原则核定，生产及经营用水按成本加合理利润的原则核定。水价应根据各地规定的程序，报有关部门审核、批准后执行。

(10) 水费标准应以公示等形式向供水覆盖区公开，接受社会和群众监督。经核准的水价需要变更的，应按有关程序重新报批。

(11) 供水单位应规范水费计收行为，定期抄表收费。用水户应按计量的用水量，按时足额交纳水费。

(12) 供水单位应加强对供水计量设施的维护管理，保证计量设施灵敏准确。

(13) 供水单位应加强财务管理，按照有关规定建立健全财务管理制度。

(14) 水费开支应符合有关财务规定，保证水费用于补偿供水成本支出；任何单位和个人不得平调、挤占、挪用。

9.1.3 用水管理实例

从江县水务局制定了针对本县用水管理制度，规定管水员工资由两部分组成：一是基础工资，每人每月按公益性岗位400元补助；二是从收缴水费不超过50%部分予以提成平分给管水员。每月公开收缴水费，建立台账，并在村内公示7天，村民无异议后方可提成（台账长期保存备查）。收缴水费资金管理方面，水费收缴后及时存入账户，按收支两条线管理，除支付管水员提成后，结余水费仅能用于该村寨供水设施日常维修养护，不能挪作他用。同时，要求管水员工资发放前必须由村指挥所（村两委）出具履职证明并报乡镇片区中心管水员核实存档。

9.2 节能降耗与环境管理

9.2.1 节能降耗工作的意义

节能降耗，顾名思义，就是要节约能源耗费，降低资源、材料、物资等消耗。节能降耗要求通过合理利用、科学管理、技术进步和经济结构合理化等途径，以最少的能源消耗获取最大的经济效益，即加强用能管理，减少从能源生产到消费各个环节中的损失和浪费，更加有效合理地利用能源。我国人口众多，能源资源相对不足，人均拥有量远低于世界平均水平。目前我国又处于工业化、城镇化加快发展的重要阶段，能源资源的消耗强度高，消费规模不断扩大，能源供需矛盾比较突出。随着经济社会发展，能源需求还会持续较快增长。能源供需矛盾尖锐，对外依赖程度越来越高。

我国水资源和许多种类矿产资源人均占有量远低于世界平均水平。它是关系我国经济社会发展的一个重大战略问题。节能降耗是科学发展观的本质要求，是降低能源资源需求最有效、最快捷、最廉价的途径。我国是能源和资源消耗大国，能源与资源开发方式粗放、利用效率较低、污染严重，有些能源与其他资源开采、加工、利用集中的地方，已接近生态环境可承受的极限。因而，节能降耗、提高能源与资源利用效率和效益对于落实科学发展观，实现经济社会可持续发展具有特别重要的现实意义。

近年来，党中央、国务院和各级地方党委、政府对农村饮水安全问题高度重视，资金投入力度不断加大，村镇集中式供水水厂建设加速发展。除了个别有自然落差水头条件，绝大部分村镇水厂都是要用电提水加压，电能消耗是水厂生产成本的主要组成部分。由于在设计、设备选型或运行调度等方面存在缺陷和不足，以及普遍存在的实际供水量低于设计供水能力而发生的“大马拉小车”的现象，不少水厂能源消耗偏高，超出单位供水量平均能耗水平较多。水厂生产过程中要消耗水资源，使用多种净水消毒药剂。村镇水厂的节能降耗潜力很大，意义重大。各级水行政主管部门和村镇供水厂要充分认识节能工作的重要意义，坚持节能降耗优先的方针，以提高能源和其他资源利用效率为核心，强化节能降耗意识，建立严格的管理制度，实行有效的激励政策，进一步做好节能降耗工作。

9.2.2 节能降耗的途径和措施

9.2.2.1 调整运行方式

1. 利用峰谷电政策节约电费，降低运行成本

在采用峰谷电分时收费制的地区，尽可能地避开高峰电时段，多用低谷电，合理使用平峰电。通常规定谷电的时段为 23：00 ~ 7：00 时，峰电时段为 10：00 ~ 12：00 时、

18：00～22：00时。峰电的电价为1.2元/(kW·h)，谷电的电价为0.3元/(kW·h)。通过调整水处理工艺的时段不仅可以降低运行成本，对电网的高效安全运行也有好处。例如，将水厂滤池反冲洗和沉淀池排泥均安排在晚间操作，避开峰电时段。

2. 降低自耗水量

水厂的自耗水主要用于沉淀池或澄清池的排泥和滤池的反冲洗，约占水厂日产水量的3%～7%。降低这部分水用量并对其进行回用，是提高水资源利用率的重要途径。生产废水回用的方式主要分为直接回用和处理回用。直接回用是目前采用较多的方式，主要有滤池反冲洗废水直接回收和生产废水的上清液回收。生产废水回用需加强水质监测，一旦回用水水质不能满足回用标准，就不能回用。处理回用是对生产废水先进行处理，使其水质满足原水的常规化学指标和生物指标后再回用。

3. 保持清水池在较高的水位运行

清水池位于泵站之前，其水位直接影响水泵的用电负荷，水位高对水泵的正压大，可减少水泵的吸程。

9.2.2.2 供水设施技术改造

1. 改造不合理的管道布置

由于水厂的设计、施工以及其他因素造成管网的管径、走向等管网布置不合理，有的造成管道阻力损失加大，末端压力不足，有的末端余压过高，能量浪费，需要通过认真的可行性分析论证后进行改造。

2. 水泵节能

水厂运行中消耗能源最多的是水泵，其耗电量约占水厂总耗电量的85%，因此首先要合理选择水泵。因为村镇供水的水量是随时变化的，要注意选择高效区较宽的水泵，使其能在大部分时间内在高效区范围内运行。根据流量、扬程的变化合理调节水泵运行方式是水厂节电的主要途径之一。当水泵长期偏离设计工况运行时，可以通过车削叶轮的方法，使水泵在高效区工作。在供水量较大的区域，供水系统可采用多台水泵并联的方法，以适应用水高峰和低峰的不同供水量需求。采用变频调速可节电10%～30%。

3. 厂用电节能

包括低压电器加装节电器，普通照明灯改用节能型灯，合理调整照明灯具的布置和开启关闭制度，加强对办公室、职工宿舍用电取暖的管理，做到人走灯灭，消灭长明灯等。

由于低压电器在启动瞬间，功率因数较低，稳定性差，浪费大量的电能，可以通过加装节电器，进行无功补偿，提高功率因数，达到节电的目的。

变压器节能是指随着变压器制造技术水平的提高，新型低损耗产品不断涌现，通过设备更新和技术改造达到节能的效果。降低变压器的空载损耗，可采用更新铁芯材料、改变结构等方法。在设备更新时，要选用节能型变压器。

4. 完善节电制度

包括完善厂用电的节电制度、用电定额管理制度、节电考核与奖惩制度等。

9.2.2.3 节约药剂消耗

1. 合理选择水处理药剂

由于水质、水温等各种因素的影响，混凝剂的溶解度和稳定性不同，在不影响水处理效果的前提下，根据不同条件选择不同的混凝剂可减少耗药量。

2. 调整沉淀池的运行负荷

同向絮凝即流体运动造成的颗粒碰撞在混凝过程中占有十分重要的地位，速度梯度是控制混凝效果的水力条件。通过调整沉淀池的负荷，创造混凝过程中良好的水力条件，可以起到节约药剂的作用。

3. 合理控制药剂投加量

根据源水水质的变化合理控制药剂的投加量，能够减少药剂浪费。

9.2.3 环境管理

9.2.3.1 厂区环境的绿化和美化

厂区绿化是城乡绿化的重要组成部分，可以美化环境、陶冶情操，是水厂文明的外在标志之一。要根据当地的气候特点，因地制宜地选择树种，宜树则树、宜花则花、宜草则草，使植物充分发挥生态效益。

水厂自身的环境要做到“净化、绿化、美化和安全有序”，引入长效管理机制实现环境管理制度化。生产车间和管理设施以及职工的生活设施要常年保持整洁优美、安全有序。

9.2.3.2 减少周边环境对水厂的影响

1. 水厂周边的环境管理

水厂周边的环境管理和生态保护涉及供水水质的安全，直接影响到人民群众的饮水安全和身体健康，应当引起当地政府和有关单位的高度重视。通过加强宣传教育，广泛宣传这项工作的重要意义，引导水厂所在地群众自觉保护饮用水源。

水厂周边严禁违法建设污染水源的一切项目，特别是要清理排放有毒有害污染物的化工、农药、造纸、印染、皮革、养殖、旅游餐饮和生活污水的单位，分别采取关闭、迁移、改造等措施，恢复生态环境，确保水源地的水质良好。

在水厂的水源地保护区内，严禁污水灌溉，严禁施用剧毒农药，严格规范使用化肥和农药，防止滥用化肥农药对水源地的污染。

水厂水源地的上游严禁建设水泥、石灰、矿粉加工等企业。它们产生的粉尘尤其是重金属粉尘，将严重影响水源的水质。

2. 水源水的防污染管理

根据《中华人民共和国水法》和《中华人民共和国水污染防治法》的规定，水厂应建立明确的水源保护区，确定保护范围，制定相关的责任制度，制定应急预案；定期监测水质，发现污染，及时采取措施并报告上级和有关部门；对水源保护区内影响水源水质的工业污染源和城镇污水污染源进行清理；区别情况，要建设污水处理、垃圾处理和禽畜粪便处理等设施。

9.2.3.3 水厂对环境的影响

1. 水处理设施排污的影响

村镇水厂在制取卫生合格的饮用水的同时，水处理工艺流程中所产生的污泥、废水需要排放，在这个意义上，水厂也是一个排污单位。水厂排泥水中的污泥干固体含量，由净水过程中截留去除的原水中泥沙、腐殖质、藻类等悬浮杂质和水厂投加的混凝剂、助凝剂等两部分组成。排泥水如不经处理就直排入江河湖泊等水体，会成为水体的污染源，还会淤积抬高河床，影响江河的航运和行洪排涝能力。

水厂应当采用合理的方法和有效措施，对生产工艺中产生的底泥进行处理，规范排污口设置并向环保部门申报排放污物的数量和浓度。

2. 消毒药剂对环境的影响

氯气是具有腐蚀性剧毒的气体，只要人吸入浓度为2.5mg/m^3的氯气时，就会死亡。液氯钢瓶及加氯设施（尤其液氯钢瓶）一旦发生泄漏，将可能造成多人伤害的严重后果。因此，在使用过程中要避免发生漏氯事故对周边环境产生的不利影响。

现场制取的次氯酸钠属强氧化剂和消毒剂，适用于小型水厂，使用中要防止对容器和设备的腐蚀。

9.3 安全生产管理

本章主要介绍村镇水厂安全生产管理和节能降耗工作的重要意义；安全教育与安全检查的内容与方法；节能降耗的途径和措施以及水厂与周边的环境管理；供水应急事故的分类、应急管理原则和应急处理机制。

做好村镇水厂的安全生产管理既是国家法规政策的强制要求，也是规范生产运行、保护劳动者的生命安全、身体健康和社会稳定的需要。安全生产在一定程度上也关系着水厂供水安全目标能否顺利实现。村镇水厂生产过程中会使用可能对人体健康和安全构成威胁的消毒药剂，有些药剂为易燃易爆物品，运输、存储、配制、投加等诸多环节都涉及安全生产管理。水厂的机电设备操作运行也涉及防触电、防火、防人身伤害等要求。安全生产管理的效果如何，主要取决于管理者和员工对安全的认识水平和责任感。安全生产管理的基础是“全员参与”。

9.3.1 安全教育

安全生产教育是指对村镇水厂人员进行安全生产法律、法规及安全专业知识等方面的教育，安全意识的培养以及岗位技能训练、应急救援演练等。安全生产检查是消除村镇水厂安全隐患，防止事故发生，改善劳动条件的重要手段，也是安全卫生管理工作的一项重要内容。

9.3.1.1 安全教育培训是确保安全生产的基础

开展切实有效的安全生产教育培训，提高水厂管理人员和作业人员的安全意识、安全防护和操作技能，杜绝违章指挥、违章作业、违反劳动纪律的“三违”现象，减少、防止伤亡事故的发生，是安全管理的一项基础性工作，是保证安全生产的基础。

1. 开展安全教育培训的必要性

安全生产需要多方面工作的协调才能实现，在众多的因素中，人和物是安全生产的两大关键要素。

人的要素包括人的安全素质（心理与生理、安全能力、文化素质）和人的不安全行为。

对安全生产而言，一方面，人的综合能力和意识可以使安全生产向积极方向发展，表现为事故减少的趋势；另一方面，人的不安全行为又是事故发生的最直接因素，同时也是最终受害者。凡是“人”应尽的责任没有做到而发生事故，应确认为“人”的不安全因素。

物的要素是指物的安全可靠性（设计安全性、制造安全性、使用安全性）和不安全状态。而物的安全可靠性和不安全状态是由人操作的。“人”是安全的决定性因素，一切事故的发生都与人的劳动或管理上的失误、失职行为有必然的因果关系。

因此，人和物互相影响，构成了人的不安全行为和物的不安全状态，而这一切只有通过教育培训才能提高。

2. 安全教育培训的强制性

国家十分重视安全教育培训工作，并以法律法规的形式予以明确。《中华人民共和国安全生产法》第二十条、第二十一条、第二十二条、第二十三条，对生产经营单位的主要负责人、安全生产管理人员、从业人员、特种作业人员的教育培训及经费等都饭了明确规定；第四十五条对从业人员的教育培训提出了要求；在法律责任上，第八十二条规定了未按要求对从业人员进行教育培训，特种作业人员未经培训持证上岗的生产经营单位要进行处罚。《中华人民共和国劳动法》第五十二条、第五十五条也对安全教育培训提出明确要求。安全教育培训是法律所规定的，村镇水厂必须认真贯彻执行，确保安全生产。

9.3.1.2 安全教育的内容

对村镇水厂主要负责人的安全教育，重点在国家有关方针政策、安全法规、标准的教育。通过培训使之能树立安全生产第一的意识，承担起“安全生产第一责任人”的责任。对职工的安全教育，主要是掌握安全生产的知识和规律，训练职工的生产安全技能，以保证在水厂生产过程中安全操作、提高工效。安全教育的形式包括：日常教育、季节教育、节日教育、检修前的安全教育等。

归纳起来，安全教育的内容主要包括以下几个方面。

1. 劳动保护方针政策教育

对职工进行国家有关安全生产的方针、政策、法令、法规、制度的宣传教育，通过教育提高全体职工对安全生产重要意义的认识，了解和懂得国家对安全生产的法律、法规和水厂各项安全生产规章制度的内容，贯彻执行“安全第一，预防为主”的方针，依法进行安全生产，依法保护自身安全与健康权益。

2. 安全生产情感教育

根据职工的心理特点，对职工进行安全生产的情感教育，用亲情编织安全网络，用真情教育职工，用感情呼唤安全行为，促使职工树立做好安全生产工作的情感和情绪，使职工明白安全生产与自己的安全、健康及家庭幸福密切相关，与集体的荣誉密切相关。以此来激发职工做好安全生产工作的良好情感和情绪，用心搞好安全生产。

3. 安全技术知识教育

安全技术知识教育包括生产技术知识、一般安全技术知识和专业安全技术知识教育。

生产技术知识的主要内容是：班组的生产概况，生产技术要点，作业方法或工艺流程，与之配套的各种机器设备，所用药剂的性能和有关知识，本厂操作人员在制水生产中积累的经验，重点是与安全生产有关的生产技术知识。

一般安全技术知识主要包括：班组内危险设备和区域，安全防护基本知识和注意事项；本水厂有关防火、防爆、防尘、防毒等方面的基本要求，个人防护用品性能和正确使用方法；本岗位各种工具、器具和安全防护装置的作用、性能，以及使用、维护、保养方法等有关知识。

专业安全技术知识教育，是指对某一工种的职工进行必须具备的专业安全知识教育。对村镇水厂来说，主要包括净水、消毒剂的购买、加工制作、储存、运输等各个环节中的防火、防泄漏等方面的内容，机电设备使用中的防雷击、防触电等也包括在内。

通过教育，可提高生产技能，防止误操作。掌握操作人员必须具备的安全技术知识，

能适应对水厂危险因素的识别、预防和处理；而对于特殊工种的工人，则是进一步掌握专门的安全技术知识，防止受特殊危险因素的危害。

4. 安全管理理论和方法的教育

通过教育使水厂负责人乃至中层干部掌握基本的安全管理理论和方法，提高安全管理水平；使操作员工了解事故发生的一般规律，增强遵章守纪的自觉性。总结以往安全管理的经验，推广现代安全管理方法的应用。

5. 典型案例和事故教训教育

典型经验教育是在安全生产教育中结合典型案例进行的教育。它具有榜样的作用，有影响力大、说服力强的特点。结合这些典型案例进行宣传教育，可以对照先进找差距，有现实的指导意义。

在安全生产教育中结合厂内外典型事故教训进行教育，可以直观地看到由于事故给受害者造成的危害，给家人带来的影响，给水厂财产造成的损失，使职工能从中吸取教训，举一反三，经常检查，排除各自岗位上的事故隐患。熟悉本班组易发生事故部位，从而采取措施，避免各种事故的发生，还可以有针对性地开展预防事故演习活动，以增强职工控制事故的能力。

6. 新入厂职工的安全教育内容

（1）本班组的生产特点、作业环境、危险区域、设备状况、消防设施等。重点介绍高温、高压、易燃易爆、有毒有害、腐蚀、触电等方面可能导致发生事故的危险因素，本

班组容易出事故的部位和典型事故案例的剖析。

(2)讲解本工种的安全操作规程和岗位责任。重点讲思想上应时刻重视安全生产，自觉遵守净水消毒药剂加工储存、投加等安全操作规程，不违章作业；爱护和正确使用机器设备和工具；介绍作业环境的安全检查和交接班制度；告诉新职工出了事故或发现了事故隐患，应及时报告领导，采取措施。

(3)讲解如何正确使用、爱护劳动保护用品和文明生产的要求。强调在有毒有害物质场所操作规范，佩戴符合防护要求的面具等。

(4)工作场地要文明整洁，药剂材料、零件、工具应摆放得井井有条，物件堆放要整齐，及时清除通道上的杂物，保持通道畅通。

(5)凡挂有“严禁烟火”“有电危险”“易燃易爆”“有人员作业，切勿合闸”等危险警告标志的场所，或挂有安全色标的标记，都应严格按要求执行。严禁随意进入危险区域和乱动闸门、闸刀等设备。

(6)实行安全操作示范。组织重视安全、技术熟练、富有经验的老工人进行安全操作示范，边示范、边讲解，重点讲安全操作要领，说明怎样操作是危险的，怎样操作是安全的，不遵守操作规程将会造成的严重后果。

培训内容既要全面，又要突出重点，讲授要深入浅出，最好边讲解、边参观、边试操作。培训后进行考试，以便加深印象。

9.3.1.3 切实做好安全教育

安全教育与安全生产有着密切的关系，要搞好安全生产必须重视安全教育工作，要充分认识到安全教育在安全生产中的重要性、必要性和强制性，在安全教育培训的过程中不断探索培训的方法和途径，只有真正重视和持久地抓好安全教育培训，才能全面提高职丁的综合素质。

1. 安全教育需每天进行

班前会要讲解一天的工作内容和安全要求，并要求操作人员互相提醒检查、互相监督。提高工作人员“我要安全”的意识及“我懂安全”的技能，落实“我要安全”的责任，完成“我保安全”的任务，实现班组“三无”(个人无违章、岗位无隐患、班组无事故)。

2. 注重教育培训形式和效果

安全培训必须保证质量，切不可搞形式主义，走过场，满足于应付检查。要采取形式多样、培训对象易于接受的形式，才能起到事半功倍的效果。培训教育应坚持“四化”：

①步骤程序化，从制定计划、挑选安排教员、教师备课、实施培训、建立培训档案等，均按步骤进行；②内容规范化，在一个县级或地市范围内，尽量做到统一教材、统一教学大纲、统一考试试题、统一评分办法、统一建档保存；③形式多样化，课堂培训、电视录像要结合案例宣传违章作业的危害性，启发学员进一步增强责任感。现场讲课，找隐患、找违章，提出整改措施，如何应对事故、急救演习。此外，还可利用电视、标语、宣传画等新闻媒体和宣传工具进行教育，利用安全知识竞赛、演讲会、研讨会、座谈会等多种形式进行广泛的连续性的安全教育。

3. 坚持安全教育全员化

安全培训教育应针对生产实际和职工的作业安全需求，采取集中与分散、班前会、专业会、脱产外培等多种形式，分析典型经验或事故案例，对要害岗位、特种作业人员、新上岗或换岗人员进行经常性安全知识和操作技能培训，不断增强职工自保、互保和联保责任意识，提高处理和防范事故能力和自我保护能力，从而避免和杜绝各类事故发生。

9.3.2 安全检查

安全生产检查是消除安全隐患，防止事故发生和职业危害，改善劳动条件的重要手段，是村镇水厂卫生安全管理工作的一项重要内容。通过安全检查可以发现水厂生产过程的危险危害因素，采取措施，保证安全生产。安全检查是发动和依靠群众做好劳动保护工作的有效办法，是落实安全生产方针和法规，检查和揭露不安全因素的好形式，也是预防和杜绝工伤事故，改善劳动条件的一项得力措施，还可以达到交流经验、互相促进、互相学习的作用。

9.3.2.1 安全检查的内容

为了保证村镇水厂安全生产，要进行扎实的安全生产检查。安全生产检查主要有以下内容。

1. 查思想、查纪律

查水厂领导对安全生产工作是否有正确认识，是否真正关心职工的安全、健康，是否认真贯彻执行国家有关安全生产的法律法规，进而提高水厂领导的安全意识；检查职工“安全第一”的思想是否建立，提高职工遵章守纪，克服“三违”的自觉性；检查水厂领导与员工是否存着违反安全生产纪律的现象。

2. 查管理、查制度

检查安全生产责任制是否落实，安全组织机构和安全管理网络是否建立和发挥应有的作用，安全生产管理各项规章制度是否健全和落实，对水厂的安全机构、人员、职能、制度、经费投入等安全生产管理的效能进行全面系统检查。通过系统分析和检查，促使水厂完善安全生产管理、提高安全生产管理效能。

3. 查现场、查隐患

深入生产现场，检查劳动条件、生产设备、操作情况等是否符合有关操作规程安全要求；检查生产装置和生产工艺是否存在事故隐患等，提高设备设施的内在安全程度；检查易燃、易爆、易泄漏毒害物质的危险点，提高危险作业的安全保障水平；检查危险品保管，提高防盗防爆的保障措施；检查防火管理，提高全员消防意识和灭火技能；检查事故处理，提高防范类似事故的能力；检查个人劳动防护用品是否齐备及正确使用，提高个体安全防护能力；检查安全生产宣传教育和培训工作是否经常化和制度化，提高全员安全意识和素质。

9.3.2.2 安全检查的方法

安全检查是手段，目的在于发现问题，及时整改，消除隐患。对安全检查发现的问题要按照“三定”，即定整改项目、定完成时间、定整改负责人的做法，及时进行整改，同时要对整改情况进行复查，确保彻底解决问题。安全检查的一般方法如下。

1. 经常性检查

指安全负责人、安全员和职工对安全工作进行的日查、周查、月查和抽查，其目的是辨别生产过程中物的不安全状态和人的不安全行为，通过检查加以控制和整改，以防止事故发生。

2. 定期安全检查

有关部门根据生产活动情况组织的全面安全检查，如季节性检查、季度检查、年中或全年检查，还有节假日前的例行检查等。

3. 专业性安全检查

根据设备和工艺特点进行的专业检查，如药剂管理、防火防爆、制度规章、防护装置、锅炉设备、电器保安等专业检查。

4. 群众性检查

群众性检查是指发动群众普遍进行的安全检查，如安全月、安全日活动及群众性大检查。

另外，要求班组成员养成时时重视安全、经常注意进行自我安全检查的习惯，是实现安全生产，防止事故发生的重要方式。自我安全检查包括以下内容：工作区域的安全性，注意周围环境卫生，工序通道畅通；使用药剂材料的安全性，注意堆放或储藏方式等；工具的安全性，注意是否齐全、清洁、有无损坏，有何特殊使用规定、操作方法等；设备的安全性，注意防护、保险、报警装置情况，控制设施、使用规程等要求的完好情况；其他防护的安全，注意通风、防暑降温、保暖情况，防护用品是否齐备和正确使用，有无消防和急救物品等措施。

9.4 突发事件应急处置

9.4.1 供水应急事故的分类和应急管理原则

9.4.1.1 供水应急事故分类

按照《国家突发公共事件总体应急预案》中的定义，突发公共事件是指突然发生，造成或者可能造成重大人员伤亡、财产损失、生态环境破坏和严重社会危害，危及公共安全的紧急事件。突发性事件超越了传统安全的概念。对于农村供水而言，主要的突发事件有自然和人为之分。突发事件的出现具有偶然性，但是一旦发生，将严重影响供水安全。农村供水突发性事件包括：一是发生特大旱情，导致饮用水源取水量严重不足；二是饮用水源保护区或供水设施遭受生物、化学、毒剂、病毒、油污、放射性物质等污染，致使水质不达标；三是地震、洪水、泥石流、火灾等自然灾害导致供水水源枢纽工程、供水工程建筑物、构筑物、机电设备或输配水管网遭到破坏；四是爆破、采矿等生产活动导致供水工程水源枯竭；五是因人为破坏导致供水安全突发事件等。

供水安全突发性事件一般按照事件性质、严重程度、可控性和影响范围等因素分级，并采取相应的应急管理措施。各地的分级不尽相同，现以四川村镇供水安全突发性事故分级为例加以说明。四川省将村镇供水安全突发性事件分为三级：Ⅰ级（重大）、Ⅱ级（较大）、Ⅲ级（一般）。

1. Ⅰ级（重大供水安全事件）

凡符合下列情形之一的，为重大供水安全事件：

（1）因供水工程水源枯竭造成连续停水 48h 以上（含 48h，下同）或严重缺水（指人均日饮用水量不到 5L 72h 以上），影响范围为集镇 5 000 人以上或分散农户 1 万人以上（2km 范围内找不到替代水源）。

（2）因供水水质不达标等原因致使 3 人以上死亡或 50 人以上集体中毒事件发生。

（3）因自然灾害或人为破坏造成农村 5 000 人以上的突发性停水事件。

2. Ⅱ级（较大供水安全事件）

凡符合下列情形之一的，为较大供水安全事件：

（1）因供水工程水源枯竭造成连续停水 48h 以上或严重缺水 72h 以上，影响范围为集镇 3 000 人以上 5 000 人以下（不含 5 000 人，下同）或分散农户 5 000 人以上 1 万人以下（2km 范围内找不到替代水源）。

（2）因供水水质不达标等原因致使 2 人死亡或 30 人以上 50 人以下集体中毒事件发生。

（3）因自然灾害或人为破坏造成农村 3 000 人以上 5 000 人以下的突发性停水事件。

3. Ⅲ级（一般供水安全事件）

凡符合下列情形之一的，为一般供水安全事件：

（1）因供水工程水源枯竭造成连续停水 48h 以上或严重缺水 72h 以上，影响癌围为集镇 1 000 人以上 3 000 人以下或分散农户 3 000 人以上 5 000 人以下（2km 范围内找不到替代水源）。

（2）因供水水质不达标等原因致使 1 人死亡或 5 人以上 30 人以下集体中毒事件发生。

（3）因自然灾害或人为破坏造成农村 1 000 人以上 3 000 人以下的突发性停水事件。

9.4.1.2 应急管理原则

村镇供水工程的正常运行关系到农村居民的饮水安全。供水单位必须正确应对和高效处置村镇供水安全突发性事件，最大限度地减轻供水事故对群众生活、生产的影响，保障人民群众饮水安全，维护人的生命健康和社会稳定。在遇到突发事件的情况下，应遵循“以人为本，预防为主，统一领导，分级负责，分工合作，快速反应”等原则，提高应对突发供水事故的能力，保障当地农村居民的正常生产生活和社会稳定。

（1）以人为本，预防为主。把保障人民群众的生命健康和饮水安全作为首要任务，建立健全预防预警机制。加强培训、演练，强化应急准备和应急响应能力，鼓励群众报告突发性供水安全事件及其隐患，及时处置可能导致事故的隐患。

（2）统一领导，分级负责。分级建立村镇供水安全应急指挥机构，制定当地的应急预案，确定不同等级的安全事件及其对策，落实应急责任机制。

（3）统筹安排，分工合作。以政府为主体，整合资源，统筹安排各部门应急工作任务，加强协调配合和分工合作，处理好日常业务和应急工作的关系。

（4）快速反应，有效控制。突发性事件发生以后，各级应急指挥小组应根据应急要求快速做出反应，组织会商，启动相应预案，有效控制事态蔓延。

9.4.2 突发事件的应急处理机制

9.4.2.1 机构和职责

突发事件的应急管理机制，一般包括以下六个方面的内容：①健全应急管理机构；②建立、完善、规范各类各级应急响应机制；③制定供水应急预案；④储备应急物资，建立应急辅助决策专家库；⑤完善汛情、险情、灾情信息的收集、传输体系；⑥做好应急事件的事后评估和总结工作。

对于突发事件，政府、监管机构和企业需要投入足够力量预防，并且在突发事件出现的情况下确保供水安全。村镇供水单位应在当地政府的村镇供水事故应急指挥机构的领导和指挥下，开展供水应急处置及管理工作。各村镇供水单位都应成立供水应急管理机构，领导和指挥本单位的供水事故应急工作，具体负责供水工程的抢修、除险，临时供水，以及当地供水事故应急预案的相关工作。村镇供水管理单位的供水应急机构由单位领导和各有关部门负责人及其有关人员组成，单村供水工程的应急机构由村民委员会和水管站负责人组成，主要职责包括：

（1）组织编制供水应急预案；

（2）督促、检查供水系统的安全运行，开展供水应急预案的经常性宣传，组织相关人员定期进行供水应急演练；

（3）提前储备供水应急的材料、设备及物资等，对供水隐患进行经常性排查，做好重大节假日的供水安全检查工作；

（4）在供水事故发生后按规定做好供水应急事故（事件）的信息报告和传达，具体做好供水单位应急预案的组织实施工作，负责供水工程的抢修、除险以及临时供水等工作；

（5）参与供水事故（事件）的调查和后期处理，总结经验教训，修订和完善供水应急预案；

（6）指挥机构委托和交办的其他工作。

9.4.2.2 突发事件应急处理程序

当初步判断发生水污染事件时，要立即启动安全饮水突发事件应急预案。首先，要立即切断供水水源，采取临时供水措施，如图 9.1 所示。其次，要迅速上报信息，建立上下互动的处理机制。最后，要做好事发地群众的安抚工作，保障社会稳定。

9.4.3 管理制度

农村供水单位应针对供水突发事件，应建立突发事件管理制度。

1. 供水单位应设 24h 服务热线，并向用水户及社会公布，保持通信顺畅。

2. 应急保障能力建设宜依托规模较大的水厂、供水站或供水公司等建立。有条件时，

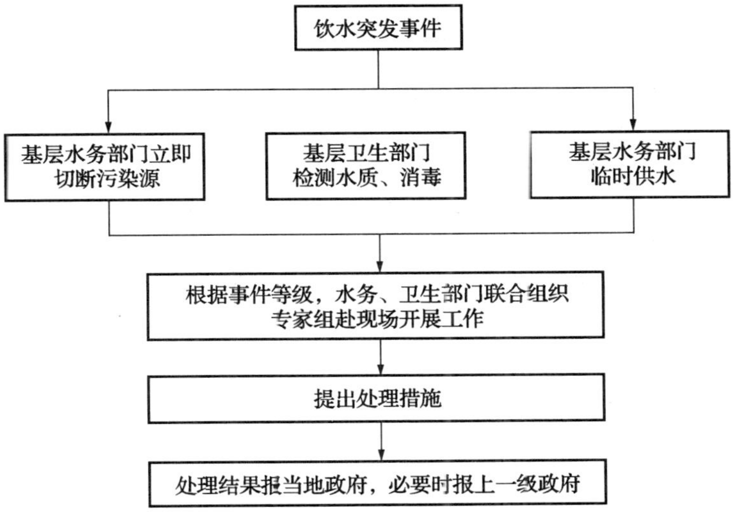

图 9.1　应急突发事件紧急处理程序

还可配备移动式水处理、便携式水质检验、管道捡漏设备等，提供应急物资保障。

3. 供水单位应制定服务范围供水应急预案。

4. 发生供水突发事件时，供水单位应及时上报主管部门，并通告用水户，启动应急预案。

5. 供水突发事件处置后，恢复正常供水应遵循“谁启动、谁终止”的原则进行应急终止程序，并公告于众。供水系统应急终止后的 10 天内，供水单位应向上级主管部门提交供水突发处理的书面报告。

6. 供水单位应加强对运行管理人员应急处理业务培训。

9.4.4　如何上报

遇到群体疾病（3 人以上）、水质变化、投毒、化学药品泄漏等水污染突发性事件以及任何有碍饮水安全的情况时，管水员应立即切断污染源（断电、关阀等），并及时上报供水管理单位。

1. 突发事件上报内容：时间、地点、原因、污染物名称、现场状况。

2. 拨打供水管理单位热线：我是×××县××乡（镇）××村管水员，我叫×××，我的电话是×××。×日×时在××地方发生了××事……

3. 保护好现场，并配合供水管理单位开展应急处理工作。

参 考 文 献

[1] 冯广志，等. 村镇水厂运行管理 [M]. 中国水利水电出版社，2014.
[2] 曹升乐，王少青，等. 农村饮水安全工程建设与运行管理 [M]. 中国水利水电出版社，2007.
[3] 倪福全，邓玉，等. 农村饮水安全工程—设计、施工与管理 [M]. 中国水利水电出版社，2018.
[4] 刘福臣. 村镇供水与饮水安全 [M]. 中国水利水电出版社，2017.
[5] 刘俊红，彭燕莉，等. 广西农村饮水安全建设与管理 [M]. 中国水利水电出版社，2019.
[6] 汪宝会. 北京市管水员技能培训教材 [M]. 中国水利水电出版社，2012.